Das Multiple Myelom – Diagnose und Therapie

UNI-MED

UNI-MED Verlag AG
Bremen - London - Boston

Goldschmidt, Hartmut:
Das Multiple Myelom – Diagnose und Therapie/Hartmut Goldschmidt –
3. Auflage – Bremen: UNI-MED, 2023
(UNI-MED SCIENCE)
ISBN 978-3-8374-1659-6

Printed in Europe

Die Erkenntnisse der Medizin unterliegen einem ständigen Wandel durch Forschung und klinische Erfahrungen. Der Autor dieses Werkes hat große Sorgfalt darauf verwendet, dass die gemachten Angaben dem derzeitigen Wissensstand entsprechen. Das entbindet den Benutzer aber nicht von der Verpflichtung, seine Diagnostik und Therapie in eigener Verantwortung zu bestimmen.

Geschützte Warennamen (Warenzeichen) werden nicht immer besonders kenntlich gemacht. Aus dem Fehlen eines solchen Hinweises kann also nicht geschlossen werden, dass es sich um einen freien Warennamen handele.

UNI-MED. Die beste Medizin.

In der Reihe UNI-MED SCIENCE werden aktuelle Forschungsergebnisse zur Diagnostik und Therapie wichtiger Erkrankungen "state of the art" dargestellt. Die Publikationen zeichnen sich durch höchste wissenschaftliche Kompetenz und anspruchsvolle Präsentation aus. Die Autoren sind Meinungsbildner auf ihren Fachgebieten.

Der Verlag dankt den Firmen Janssen-Cilag GmbH, Sanofi-Aventis Deutschland GmbH und Takeda Pharma Vertrieb GmbH & Co. KG für die Unterstützung der Produktion dieser Auflage. Der Verlag versichert, dass die Industriepartner keinerlei Einflussnahme auf den Inhalt des Buches, insbesondere auch nicht auf Therapieempfehlungen, nehmen konnten. Für den Inhalt des Buches sind die Industriepartner nicht verantwortlich.

Vorwort und Danksagung

Die Diagnostik und Therapiemöglichkeiten des Multiplen Myeloms haben sich entscheidend verbessert. Das Verständnis für die Pathogenese wurde erweitert. Mittels neuer Methoden zum Nachweis der messbaren Resterkrankung und durch innovative bildgebende Verfahren können Therapieergebnisse sehr sensitiv gemonitort werden. So gelingt der Nachweis von einer Zelle des Myelomklons unter 1 Million polyklonaler kernhaltiger Zellen. Das Erreichen solcher tiefen Remissionen korreliert mit einer Prognoseverbesserung.

Die therapeutischen Möglichkeiten haben dazu geführt, dass bei neudiagnostizierten fitten Patienten in über 95% ein Ansprechen der Therapie nachgewiesen werden kann. Die Remissionsdauer wird durch die neuen Behandlungen verlängert. Ziel ist es, die Langzeitremission in Heilung zu überführen.

Die 3. Auflage des Buches "Das Multiple Myelom – Diagnose und Therapie" wurde gründlich überarbeitet. Eine Vollständigkeit der Therapielandschaft wurde nicht angestrebt, da Studienergebnisse monatlich publiziert werden und neue Erkenntnisse bringen. Aktuelle Übersichten zur Therapie sind im Internet zu finden. Hier verweise ich insbesondere auf die S3-Leitlinie Multiples Myelom.

Ich möchte mich bei allen Kolleginnen und Kollegen, welche zum Gelingen des Buches beigetragen haben, vielmals bedanken.

Ein besonderer Dank gilt meiner Familie, insbesondere meiner Frau Marion, welche für meine Tätigkeit großes Verständnis aufbringt und mich kontinuierlich unterstützt.

Herzlich danke ich Frau Annette Hluzek für Ihre präzise redaktionelle Arbeit.

Weiterhin einen nachhaltigen Dank an Herrn Priv.-Doz. Dr. Maximilian Merz für seine geschätzte Mitarbeit, welche zur Aktualisierung und Finalisierung des Buches entscheidend beigetragen hat.

Heidelberg im Juli 2023 *Prof. Dr. Hartmut Goldschmidt*

Autoren

Prof. Dr. med. Hartmut Goldschmidt
Leiter der GMMG-Studiengruppe am Universitätsklinikum Heidelberg
Medizinische Klinik V
Im Neuenheimer Feld 410
69120 Heidelberg

Priv.-Doz. Dr. med. Maximilian Merz
Universitätsklinikum Leipzig
Klinik und Poliklinik für Hämatologie, Zelltherapie und Hämostaseologie
Liebigstraße 22
04103 Leipzig

Inhaltsverzeichnis

1. Terminologie und Historie

1.1. Terminologie

Das Multiple Myelom (MM) ist eine maligne lymphoproliferative B-Zell-Erkrankung, die durch Vermehrung von monoklonalen Plasmazellen gekennzeichnet ist. Das MM gehört zu den "reifen B-Zell-Neoplasien" innerhalb der WHO-Klassifikation.

Als Folge der malignen Entartung akkumulieren die Zellen eines Plasmazellklons, welche sich bevorzugt im Knochenmark ansiedeln und ein monoklonales Immunglobulin (Ig) (☞ Abb. 1.1) produzieren. Komplette Ig bestehen aus je zwei Schwer- und zwei Leichtketten, inkomplettes Ig besteht meist nur aus Leichtketten. Extrem selten findet sich nur aus Schwerketten bestehendes monoklonales Protein. Die sezernierten monoklonalen Schwerketten werden den Klassen IgG, IgA, IgM, IgD und IgE zugeordnet. Die monoklonalen Leichtketten sind entweder *lambda* oder *kappa*. Falls die Proteine nur aus leichten Ketten der Immunglobuline bestehen, handelt es sich um ein MM vom Bence-Jones-Typ. Diese Krankheitsform wird auch Leichtkettenmyelom genannt. Beim seltenen asekretorischen Multiplen Myelom (1 % aller MM) ist kein monoklonales Protein im Serum und Urin nachweisbar.

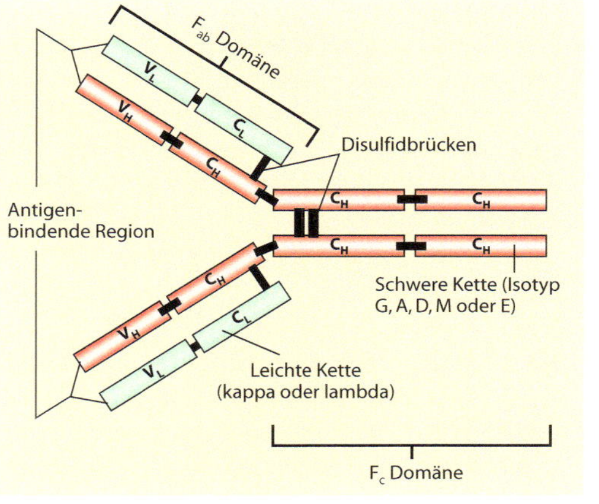

Abb. 1.1: Grundstruktur der Immunglobuline. Das Gerüst besteht aus zwei identischen leichten und zwei identischen schweren Polypeptidketten, welche durch Disulfidbrücken miteinander verbunden sind und die Klasse des Immunglobulins bestimmt (z.B. IgG *lambda*). V_L: variable Region der Leichtkette; V_H: variable Region der Schwerkette; C_L: konstante Region der Leichtkette; C_H: konstante Region der Schwerkette.

Im angloamerikanischen Sprachraum wird die als "*multiple myeloma*" bezeichnete Erkrankung streng von dem "*plasmocytoma*" getrennt. Diese Trennung sollte auch in der deutschen Terminologie konsequent erfolgen, denn ein Plasmozytom ist laut Definition ein solitärer Plasmazelltumor. Dieser Plasmazelltumor kann entweder im Knochen (ossäres oder medulläres Plasmozytom) oder außerhalb des Knochens, meist in einem Lymphknoten (extraossäres oder extramedulläres Plasmozytom) lokalisiert sein. Eine Übersicht über die häufigsten plasmazellulären Erkrankungen gibt Abb. 1.2.

Weitere terminologische Festlegungen sind:

- Die Monoklonale Gammopathie Unbekannter Signifikanz (MGUS) ist eine nichtmaligne monoklonale Immunglobulin- oder Leichtkettenvermehrung ohne Organschädigung und gilt als Vorform des MM.
- Die Monoklonale Gammopathie Renaler Signifikanz (MGRS) ist durch eine Einschränkung der Nierenfunktion gekennzeichnet. Insbesondere können bereits geringe Mengen von Leichtketten die Nieren schädigen.

- Andere MGUS-assoziierte Erkrankungen werden meist durch die Ablagerung von Leichtketten in Organen (z.B. Nerven, Herz oder Leber) induziert.
- Die monoklonalen Leichtketten können sich zu Proteinen, meist interstitiell, formieren. Diese AL-Amyloidose ist sehr selten (1:100.000), die Prognose ist bei Organmanifestationen sehr schlecht. Insbesodere die kardiale Beteiligung beeinflusst die Prognose sehr negativ. Die AL-Amyloidose soll an spezialisierten Zentren behandelt werden.
- Vom behandlungspflichtigen MM ist das *Smouldering Myeloma* (SMM) abzugrenzen, welches oft Monate bis Jahre ohne die Notwendigkeit einer Therapie beobachtet werden, aber in ein progressives, behandlungspflichtiges MM übergehen kann.
- Finden sich mehrere Plasmazelltumoren im Patienten, so ist der Terminus Multiples Myelom für diese Form der Plasmazellerkrankung anzuwenden.
- Verlassen die malignen Plasmazellen den Plasmazelltumor oder das Knochenmark und sind im peripheren Blut nachweisbar, verschlechtert sich die Prognose des MM. Sind 5 % Plasmazellen im Differentialblutbild nachweisbar, sind die Kriterien der Plasmazell-Leukämie erfüllt.
- Das MM mit Eigennamen als Morbus Kahler oder Morbus Bozzolo zu bezeichnen ist international unüblich.

Die malignen Plasmazellerkrankungen unterscheiden sich in ihren Prognosen. So haben Patienten mit solitärem Plasmozytom eine mittlere Lebenserwartung von über 10 Jahren. Patienten mit MM lebten vor Einführung der “neuen Substanzen” im Durchschnitt ca. 2-4 Jahre und mit neuen Substanzen ca. 4-10+ Jahre (Kumar *et al.*, 2013; Rajkumar *et* Kumar, 2020). Patienten mit sekundär Myelom-assoziierter Plasmazell-Leukämie haben ohne die “neuen Substanzen” hingegen ein medianes Überleben von ca. 1-12 Monaten (Tiedemann *et al.*, 2008). Die Hochdosistherapie gefolgt von der Transplantation hämatopoetischer Stammzellen in Kombination mit den “neuen Medikamentengruppen”, Immunmodulatoren, Proteasom-Inhibitoren und monoklonalen Antikörpern haben die Prognose der Myelomerkrankung entscheidend verbessert (Kumar *et al.*, 2013; Goldschmidt, 2022). In Abb. 1.3 ist ein Vorschlag von Stobbe (1955, 1960) zur Terminologie der drei wichtigsten malignen Plasmazellerkrankungen dargestellt.

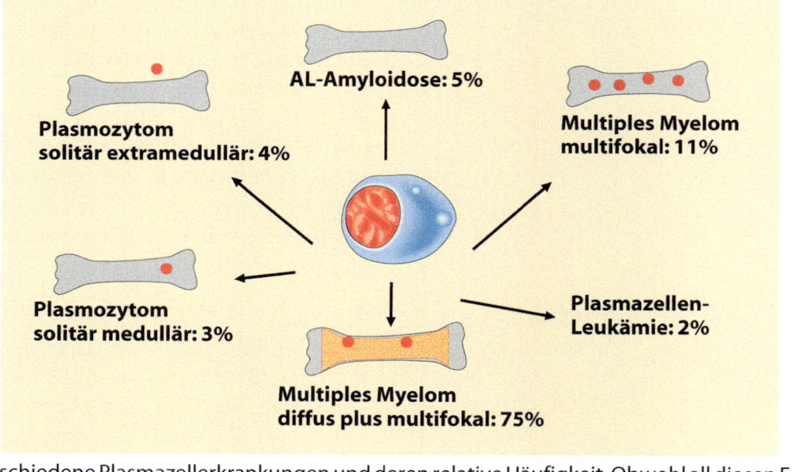

Abb. 1.2: Verschiedene Plasmazellerkrankungen und deren relative Häufigkeit. Obwohl all diesen Erkrankungen eine monoklonale Plasmazellerkrankung zu Grunde liegt, können sie sich ganz unterschiedlich beim Patienten manifestieren. Am häufigsten ist das Multiple Myelom, welches über 80 % aller malignen Plasmazellerkrankungen ausmacht. **Grau:** Knochen mit Knochenmark. **Gelbe Fläche mit kleinen roten Punkten** beim Multiplen Myelom: diffuse (gleichmäßige) Infiltration des Knochenmarks durch bösartige Plasmazellen. **Rot gefüllte Kreise:** Plasmozytome (Tumoren der Plasmazellen). Modifiziert nach Bartl 1988 und Hastka 2001.

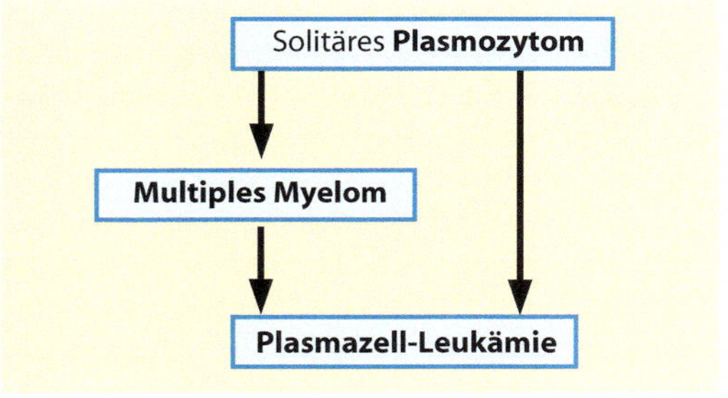

Abb. 1.3: Terminologie der wichtigsten Plasmazellerkrankungen nach Stobbe (1960). Die Prognosen hinsichtlich des Überlebens von Patienten mit Plasmozytom, Multiplem Myelom und Plasmazell-Leukämie unterscheiden sich signifikant.

1.2. Historie

Die zeitnah dokumentierte Geschichte des MM ist über 150 Jahre alt. Zum ersten Mal wurde die Erkrankung bei einem lebenden Patienten 1845 in London durch den Harley-Street-Facharzt W. Macintyre als "*molles et fragilitas ossium disease*" diagnostiziert (Übersicht bei Kyle, 1998). Die ungewöhnliche Art des Urins dieses Patienten wurde durch Henry Bence-Jones erkannt. Er publizierte seine Ergebnisse 1848. Die vollständige Krankengeschichte veröffentlichte William Macintyre 1850. Heute ist bekannt, dass der durch Samuel Solly bereits 1844 publizierte Erkrankungsverlauf von Sarah Newbury ebenfalls einer Myelom-Krankengeschichte entspricht. Um das Vorhandensein von multiplen Plasmazellherden im Skelett zu charakterisieren, führte der Chirurg J. von Rustizky 1873 die Bezeichnung "Multiples Myelom" ein. Im deutschsprachigen Raum publizierte Otto Kahler im Jahr 1889 erstmals detailliert die Krankheitsgeschichte eines Patienten mit MM. Weber *et al* berichteten 1903, dass durch Röntgenaufnahmen Osteolysen bei Patienten mit MM bereits vor dem Auftreten einer pathologischen Fraktur darstellbar sind. Den Ausdruck "*Plasmocytoma*" verwendete erstmals der Berliner Charité-Pathologe Kurt Apitz.

Bis in die 30er Jahre des zwanzigsten Jahrhunderts blieb die Diagnosestellung schwierig. Erst die zytomorphologische Knochenmarkuntersuchung erleichterte die Diagnosesicherung. Die Nutzung der Ultrazentrifugation zur Eiweißdiagnostik und Serumelektrophorese verbesserte das Screening. 1953 wurde die Immunfixation eingeführt und erlaubte die Identifikation monoklonaler Proteine. Korngold und Lipari erkannten 1956 die Beziehung der Bence-Jones-Proteine zu den Immunglobulinen. Ihnen zu Ehren wurden die Leichtketten der Immunglobuline mit *kappa* und *lambda* benannt.

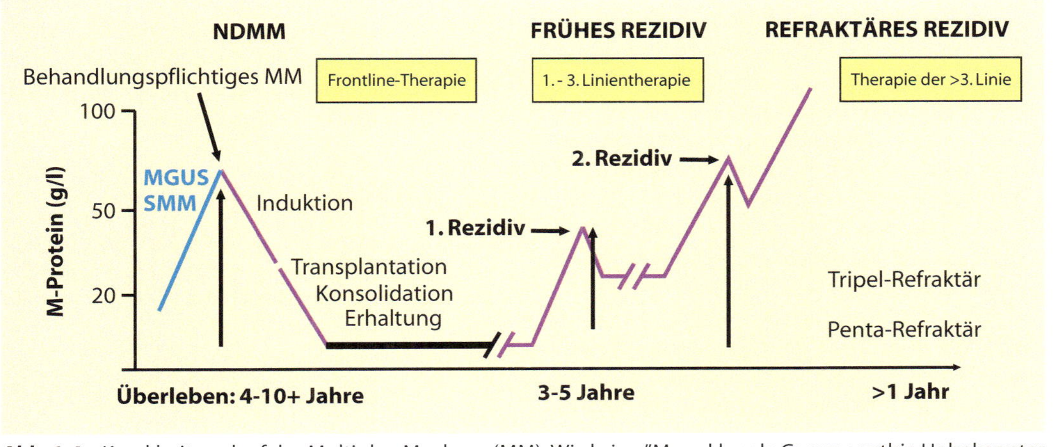

Abb. 1.4: Krankheitsverlauf des Multiplen Myeloms (MM). Wird eine "Monoklonale Gammopathie Unbekannter Signifikanz" (MGUS) oder ein *Smouldering Myeloma* (SMM) diagnostiziert, ist der Patient asymptomatisch. Durch Krankheitsprogression mit Zunahme des monoklonalen Proteins entwickelt sich ein behandlungspflichtiges MM (NDMM). Die Initialtherapie induziert meist eine laborchemische und klinische Response. Im weiteren Verlauf des MM entwickeln sich im Sinne eines Progresses erneut Krankheitsaktivitäten, welche durch die zunehmende Resistenzentwicklung der Myelomzellen ungenügend behandelbar sind. Neue Substanzen haben die Prognose der Myelomerkrankung verbessert (mod. n. Durie 1992).

1958 wurde die erste erfolgreiche zytostatische Therapie mit Sacrolysin bei 3 von 6 Patienten beschrieben. Daniel E. Bergsagel berichtete 1962 über Behandlungserfolge durch Melphalan bei 14 von 24 Myelompatienten. Erstmalig konnte die Lebenserwartung der Patienten mit fortgeschrittener Myelomerkrankung von wenigen Monaten auf ca. 2-4 Jahre verlängert werden. Alexanian *et al.* (1969) kombinierten Melphalan mit Prednison (MP) und beschrieben die Überlegenheit dieser Kombinationsbehandlung gegenüber einer Melphalan-Monotherapie. Die MP-Therapie hatte sich über viele Jahre als *First-line*-Behandlung bei älteren Patienten etabliert und wird oft als Alexanian-Schema bezeichnet. In Europa war die MP-Therapie eine wichtige Basis für die Kombinationstherapie mit den "neuen Substanzen" Thalidomid, Bortezomib und Lenalidomid sowie monoklonalen Antikörpern bei nicht-transplantationsfähigen Patienten. Zunehmend werden "Zytostatika-freie" Therapieformen angewendet.

Jedoch dauern die Remissionen nach konventioneller Therapie meist nicht länger als 3-5 Jahre an und der Krankheitsverlauf ist durch eine zunehmende Resistenz der Myelomerkrankung mit kürzeren Remissionsphasen und zunehmenden Komplikationen gekennzeichnet. In Abb. 1.4 sind exemplarisch typische Krankheitsentwicklungen des MM dargestellt.

Die autologen und allogenen Knochenmark- und Blutstammzelltransplantationen werden seit ca. 40 Jahren evaluiert. Nach der Veröffentlichung mehrerer erfolgversprechender Phase-II-Studien wurde 1996 durch die Auswertung einer randomisierten prospektiven Phase-III-Studie erstmals ein Überlebensvorteil für Patienten, die mit einer Hochdosistherapie mit autologer Knochenmarktransplantation behandelt wurden, gegenüber einer Polychemotherapie belegt (Attal *et al.*, 1996). Im gleichen Jahr beschrieben Berenson *et al.* die Reduktion von Skelettdestruktionen und damit eine Verbesserung der Lebensqualität für Myelompatienten durch die regelmäßige Therapie mit einem Bisphosphonat. Die Arbeitsgruppe um Barlogie berichtete 1999 über Remissionen des refraktären MM durch die Therapie mit Thalidomid (Singhal *et al.*, 1999). Bortezomib und Lenalidomid sind weitere Medikamente, welche zu einer Lebensverlängerung der Myelompatienten führen (Rajkumar 2022; Rajkumar *et* Kumar 2020). Seit 2016 stehen monoklonale Antikörper für die Behandlung des MM zur Verfügung (Usmani *et al.*, 2016). Ziel der Therapie des fitten Myelompatienten ist das Erreichen einer maximalen Remissionstiefe. Die "molekulare Remission" ist eine Voraussetzung für das Erreichen einer Langzeitremission. Eine Auswertung der *International Myeloma Working Group* (IMWG) hat gezeigt, dass eine Subgruppe von fitten Studienpatienten als "*cured group*" identifiziert werden kann (Usmani *et al.*, 2018). Jedoch sollte eine Übertherapie insbesondere des fragilen Myelompatienten vermieden werden. Durch mangelnde Dosisanpassungen der Medikamente können toxisch bedingte Frühtodesfälle induziert werden (Larocca *et* Palumbo, 2015), welche die Gesamtprognose in dieser Patientengruppe signifikant verschlechtert. Gegenwärtig werden beim MM immunonkologische Therapieformen, wie CAR-T-Zellbehandlung und neuartige Antikörperkonstrukte (Rasche *et al.*, 2021), evaluiert und führten zur Zulassung der CAR-T-Zelltherapie bei einer fortgeschrittenen MM-Erkrankung. Bispezifische Antikörper können in Deutschland in *"patient named"* Programmen angewendet werden. Die Zulassung und Kostenerstattung für die spezifischen Antikörper wird in Deutschland 2023 erwartet. Die Behandlungsdaten aus Phase-II- und Phase-III-Studien belegen eine weitere Steigerung der Remissionstiefe. Zunehmend häufiger wird die "*Measurable Residual Disease*" (MRD) genutzt um die Remissionstiefe zu beschreiben. Es ist zu erwarten, dass die Myelomerkrankung für einen Teil der Patienten zu einer heilbaren Krankheit wird.

1.3. Literatur

Alexanian R, Hant A, Khan A. (1969) Treatment for multiple myeloma: combination chemotherapy with different melphalan doses regimen. J Am Med Ass, 208, 1680-1685

Apitz K. (1940) Die neuen Anschauungen vom Plasmozytom des Knochenmarks, dem sog. Multiplen Myelom. Klin Wschr, 19, 1025-1058

Attal M, Harousseau JL, Stoppa AM et al. (1996) A prospective, randomized trial of autologous bone-marrow transplantation and chemotherapy in multiple myeloma. N Engl J Med, 335, 91-97

Berenson JR, Lichtenstein A, Porter L et al. (1996) Efficacy of pamidronate in reducing skeletal events in patients with advanced multiple myeloma. Myeloma Aredia Study Group. N Engl J Med, 334, 488-493

Bergsagel DE, Spragul CC, Austin C, Griffith KM. (1962) Evaluation of new chemotherapeutic agents in the treatment of multiple myeloma. IV. L-phenylalanine mustard (NSC-8806). Cancer Chemotherapy Reports, 21, 87-99

Durie BGM. (1992) Multiple Myeloma: A concise review of the disease and treatment options (booklet). Los Angeles, CA, International Myeloma Foundation

Goldschmidt H. (2022) Clinical Update – Multiple Myeloma. Radiologe, 62(1), 3-11

Kahler O. (1889) Zur Symptomatologie des Multiplen Myeloms. Prag Med Wschr, 14, 45-51

Korngold L, Lipari I. (1956) Multiple myeloma proteins. III: The antigenic relationship of Bence Jones proteins to normal gamma-globulin and multiple myeloma serum proteins. Cancer, 9, 262-272

Kyle RA. (1998) Multiple myeloma: a brief history. In: Myeloma: Biology and Management, Malpas JS, Bergsagel DE, Kyle R, Anderson K, 2nd ed., Oxford Medical Publications, Oxford-New York

Larocca A, Palumbo A. (2015) How I treat fragile myeloma patients, Blood, 126(19), 2179-85

Rajkumar SV. (2022) Multiple Myeloma: 2022 update on diagnosis, risk stratification, and management. Am J Hematol, 97(8), 1086-1107

Rajkumar SV, Kumar S. (2020) Multiple Myeloma current treatment algorithms. Blood Cancer Journal, 10(9), 94

Rasche L, Wäsch R, Munder M, Goldschmidt H, Raab MS. (2021) Novel immunotherapies in Multiple Myeloma - Chances and challenges. Haematologica, 106(10), 2555-2565

Rustizky JV. (1873) Multiples Myelom. Dtsch Z Chir, 3, 162-174

Singhal S, Mehta J, Desikan R et al. (1999) Antitumor activity of thalidomide in refractory multiple myeloma. N Engl J Med, 341, 1565-71

Stobbe H. (1955) Zur Symptomatik und Zytologie des Plasmozytoms. Zeitschr gesamte Innere Med und Grenzgebiete, 10, 1085-1098

Stobbe H. (1960) Die Plasmazelle: Zytomorphologie und Funktion, reaktives und neoplastisches Verhalten. Habilitationsschrift, Berlin

Tiedemann RE, Gonzalez-Paz N, Kyle RA et al. (2008) Genetic aberrations and survival in plasma cell leukemia. Leukemia, 22(5), 1044-52

Usmani SZ, Weiss BM, Plesner T et al.(2016) Clinical efficacy of daratumumab monotherapy in patients with heavily pretreated relapsed or refractory multiple myeloma. Blood, 128(1), 37-44

Usmani SZ, Hoering A, Cavo M et al. (2018) Clinical predictors of long-term survival in newly diagnosed transplant eligible multiple myeloma - an IMWG Research Project. Blood Cancer J, 8(12), 123

Weber FP, Hutchinson R, Macleod JJR. (1903) Multiple myeloma (myelomatosis) with Bence-Jones protein in the urine (myelopathic albumosuria of Bradshzaw, Kahler`s disease) Amer J Med Sci, 126, 644-665

2. Epidemiologie und Ätiologie

2.1. Epidemiologie

In Europa und Nordamerika wird die relative Häufigkeit des Multiplen Myeloms mit ca. 1 % aller malignen Erkrankungen angegeben. Das MM ist mit ca. 10 % die häufigste B-Zell-Erkrankung innerhalb der malignen hämatologischen Erkrankungen. Die Inzidenz des MM beträgt in Industriestaaten ca. 3-6 pro 100.000 Einwohner (Anderson *et al.*, 1998). Jedoch bestehen erhebliche Unterschiede in der Inzidenz zwischen Europäern (6/100.000), in den USA lebenden Afrikanern (10/100.000) und Asiaten (1/100.000). Neuere Auswertungen bundesdeutscher Krebsregister beschreiben die nach Europanorm altersstandardisierte Inzidenz bei Männern im Zeitraum von 2005-2009 durchschnittlich mit 5,4 Erkrankungen pro 100.000 Einwohner und für Frauen mit 3,7 Erkrankungen pro 100.000 Einwohner (Krebs in Deutschland 2015/2016, 12. Ausgabe) (☞ Abb. 2.1).

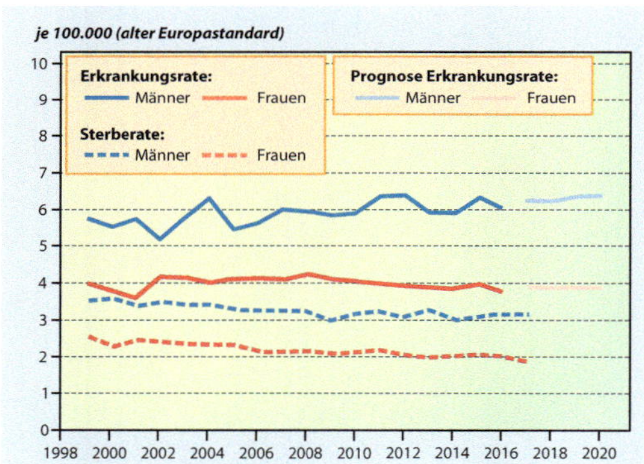

Abb. 2.1: Altersstandardisierte Erkrankungs- und Sterberaten (Multiples Myelom) nach Geschlecht, ICD-10 C90, Deutschland 1999-2016/2017, Prognose (Inzidenz) bis 2020 (mod. n. Robert Koch-Institut und Gekid).

> Das Multiple Myelom ist eine Erkrankung des höheren Lebensalters. In Mitteleuropa liegt das mittlere Patientenalter zum Zeitpunkt der Diagnosestellung bei ca. 70 Jahren.

In Deutschland und Nordamerika wird die höchste altersspezifische Inzidenz in der 8. Lebensdekade erreicht. In den USA beträgt sie in der Dekade 70- bis 79-Jähriger für männliche Schwarze 70 pro 100.000 und für weibliche Schwarze 55 pro 100.000 Einwohner. Die altersentsprechenden Inzidenzen für Weiße in den USA sind mit 45 pro 100.000 Männer und 25 pro 100.000 Frauen niedriger. Männer erkranken im Vergleich zu Frauen 1,4 Mal häufiger (Mehnert *et al.*, 1992).

Die globale Inzidenz der Myelomerkrankung ist von 1990 bis 2016 um 125 % gestiegen (Cowan *et al.*, 2018). Mögliche Ursachen für die diskutierte Mortalitäts- und Inzidenzzunahme können sein:

- eine verbesserte, sensitivere Diagnostik insbesondere bei älteren Patienten
- die Zunahme der Lebenserwartung, dadurch steigender Anteil älterer Menschen
- die bessere Erfassung der Tumorpatienten in Krebsregistern
- eine veränderte Berufs- und Umweltexposition

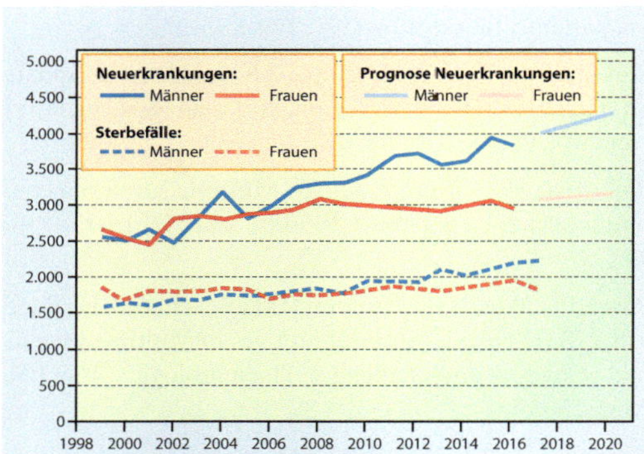

Abb. 2.2: Absolute Zahl der Neuerkrankungs- und Sterbefälle (Multiples Myelom) nach Geschlecht, ICD-10 C90, Deutschland 1999-2016/2017, Prognose (Inzidenz) bis 2020 (mod. n. Robert Koch-Institut und Gekid).

2.2. Ätiologie

Der am stärksten prädisponierende Risikofaktor für das MM ist die MGUS (monoklonale Gammopathie unklarer Signifikanz). Die MGUS tritt altersabhängig in ca. 1-3 % der über 60-Jährigen und ca. 4-5 % der über 80-Jährigen auf (Herrinton, 1996). In Abhängigkeit von zahlreichen Faktoren (Konzentration des monoklonalen Proteins, Leichtketten-Ratio im Serum, Zytogenetik der klonalen Zellen, Auffälligkeiten im MRT, Grad der Immunsuppression) beträgt das Progressionsrisiko der MGUS in ein Multiples Myelom mit Endorganschädigung 0,5-3 %/Jahr (Kyle *et al.*, 2010; Merz *et al.*, 2018; Mateos *et al.*, 2020). Es gilt als gesichert, dass jedem MM eine MGUS vorausgeht (Landgren *et al.*, 2009). Welche Ereignisse bei der MGUS die maligne Proliferation der Plasmazellen und damit die Transformation in ein MM induzieren, ist nicht ausreichend geklärt.

In *Case-Control*- und prospektiven Untersuchungen wurde eine Beziehung zwischen dem Kontakt mit Pestiziden und dem vermehrten Auftreten eines MM dargestellt (Morris *et al.*, 1986). Als Pestizide, assoziiert mit erhöhtem Myelomrisiko, wurden u.a. Phenoxysäure-Herbizide, Chlorphenole, Substanzen der Organochlorid-, Carbamat- oder Dinitroanilinklassen genannt. Auch eine Exposition gegenüber verschiedenen Metallen kann mit einer erhöhten Inzidenz des MM korrelieren (Morris *et al.*, 1986).

Epidemiologische Studien beschrieben ein gesteigertes Risiko für Landarbeiter. Die erhöhte Inzidenz betraf Arbeiter in der Schweine-, Schaf- und Rinderzucht, Milchproduktion, Tierfarmen und Obstplantagen (Pearce *et al.*, 1986).

Eine Beschäftigung in der Petroleumindustrie wurde als Risikofaktor für das MM angesehen. Während die induzierende Wirkung von Benzol für Leukämie bewiesen ist, wurde ein Zusammenhang zwischen MM und langjähriger Benzolexposition jedoch bestritten (Bezabeh *et al.*, 1996). Bergsagel *et al.* (1999) arbeiteten die Daten zur Kausalität zwischen Benzol und MM sorgfältig auf und fanden keine ausreichenden Evidenzen für einen Zusammenhang zwischen der Exposition mit Benzol oder anderen Erdölbestandteilen und dem Risiko an einem MM zu erkranken. Andere Umwelt- oder berufsbedingten Faktoren, welche das Myelomrisiko erhöhen können, sind Haarfärbemittel sowie der Kontakt mit Auto- und Zeichenfarben (Bethwaite *et al.*, 1990).

Die Strahlenexposition, als ursächlicher Faktor für das Entstehen eines MM, ist gut untersucht und ist bei einer *hohen* Strahlenexposition belegt. So wurde bei den Überlebenden des Atombombenabwurfes über Hiroshima ein um 60 % gesteigertes MM-Mortalitätsrisiko im Vergleich zu nichtexponierten Japanern publiziert. Jede dritte tödliche Myelomerkrankung zwischen 1950 und 1985 in Japan ließ sich auf die atombombenbedingte radioaktive Strahlung von 1945 zurückführen (Shimizu *et al.*, 1990). Untersuchungen bei Radiologen ergaben bereits vor 30 Jahren eine erhöhte Inzidenz des MM in dieser Berufsgruppe. Die Studie von Matanowski (1982) zeigte bei Radiologen mit *niedrigerer* Strahlenexposition im Vergleich zu den Pionieren der Radiodiagnostik und -therapie ein etwa zweifach geringeres Risiko am MM zu erkranken. Aufgrund der heute sehr reduzierten Strahlenexposition im diagnostischen und therapeutischen Bereich ist aktuell keine erhöhte Inzidenz eines MM für Radiologen und klinische Assistenten mehr nachweisbar.

Neuere Untersuchungen haben ferner einen Zusammenhang zwischen dem Auftreten einer Gammopathie und der *Agent Orange*-Exposition, die militärische Bezeichnung eines chemischen Entlaubungsmittels, bei Veteranen des Vietnamkrieges (Landgren *et al.*, 2015) gefunden. Des Weiteren traten Gammopathien im Vergleich zur Normalbevölkerung häufiger bei Ersthelfern der Anschläge auf das *World Trade Center* (Landgren *et al.*, 2018) auf.

Auch ein familiäres Auftreten des MM ist als mögliche Ursache beschrieben, es handelt sich jedoch nicht um eine Erbkrankheit im Mendel'schen Sinne. Verwandte ersten Grades weisen ein 2-4-fach erhöhtes Risiko auf, ebenfalls am Myelom zu erkranken. Basierend auf der Annahme, dass das erhöhte familiäre Risiko auf erblichen Varianten der Keimbahn-DNA beruht, wurden in genomweiten Assoziationsstudien bisher mehrere erbliche Varianten, sogenannte Einzelnukleotid-Polymorphismen (SNP), identifiziert. Bestimmte Varianten der SNP erhöhen das Risiko, an einem MM zu erkranken. Inwieweit sie jedoch ursächlich für die Entstehung des MM sind, ist Gegenstand aktueller Untersuchungen (Weinhold *et al.*, 2013; Broderick *et al.*, 2011; Catalano *et al.*, 2021).

Neben der hereditären Prädisposition könnten gemeinsame Umweltnoxen oder Infektionen das Auftreten von MM-Erkrankungen in einer Familie begründen. Die ursächliche Rolle viraler oder bakterieller Infektionen wurde durch eine chronische Antigenstimulation begründet. Die Untersuchungen von Doody *et al.* (1992) konnten die Rolle einer chronischen Antigenstimulation als Ursache des MM jedoch nicht bestätigen. Eine Fallkontrollstudie berichtet über ein erhöhtes Myelomrisiko bei familiär gehäuft auftretenden allergischen Erkrankungen wie z.B. Heufieber (Pearce *et al.*, 1986).

Die Arbeitsgruppe um Michael Pfreundschuh (Grass *et al.*, 2009) beschrieb eine erhöhte Phosphorylierung von Paratarg-7. Vermehrt ist eine immunologische Reaktion gegen Paratarg-7 bei Patienten mit MM und deren Familienangehörigen gerichtet. Das hyperphosphorylierte Paratarg-7 könnte eine chronische Antigenstimulation verursachen.

Ätiologisch und pathogenetisch neu war der durch Rettig *et al.* 1997 beschriebene, hochsignifikante Zusammenhang zwischen dem MM und einer Infektion durch das "Humane Herpes-Virus-8" (HHV-8) bei MM-Patienten an der Westküste der USA. Das HHV-8-Virus und Antikörper gegen dieses Herpesvirus konnten dagegen bei europäischen Myelompatienten im Vergleich zu Normalpersonen oder Patienten mit anderen Krebserkrankungen nicht vermehrt nachgewiesen werden (Bellos *et al.*, 1998; Schönrich *et al.*, 1998). Um methodische Differenzen des Virusnachweises auszugleichen (Berenson *et al., 1999; Tarte et al.*, 1999) wurden Proben von europäischen und nordamerikanischen Patienten ausgetauscht und analysiert. Ein pathogenetischer Zusammenhang zwischen HHV-8-Infektion und MM konnte im Anschluss ausgeschlossen werden.

2.3. Literatur

Anderson KC, Kyle RA, Berenson JR, Dalton WS. (1998) Recent advances in the biology and treatment of multiple myeloma. Education Book, ASH-Meeting 1998, Miami

Bellos F, Ehrbrecht E, Goldschmidt H, Moos M. (1998) Leukapheresis cells of patients with multiple myeloma collected after mobilisation with chemotherapy and G-CSF do not bear Kaposi's sarcoma-associated herpesvirus DNA. Brit J Haematol, 103, 1192-1197

Berenson JR, Vescio RA. (1999) HHV-8 is present in myeloma patients. Blood, 93, 3157-3159; discussion 3164-3166

Bergsagel DE, Wong O, Bergsagel PL et al. (1999) Benzene in multiple myeloma: Appraisal of the scientific evidence. Blood, 94, 1174-1182

Bethwaite PB, Pearce N, Fraser J. (1990) Cancer risks in painters: study based on the New Zealand Cancer Registry. Brit J Ind Med, 47, 742-746

Bezabeh S, Engel A, Morris CB, Lamm SH. (1996) Does benzene cause multiple myeloma? An analysis of the published case-control literature. Envir Health Perspect, 104, 1393-1398

Broderick P, Chubb D, Johnson DC, Weinhold N, Försti A, Lloyd A, Olver B, Ma YP, Dobbins SE, Walker BA, Davies FE, Gregory WA, Child JA, Ross FM, Jackson GH, Neben K, Jauch A, Hoffmann P, Mühleisen TW, Nöthen MM, Moebus S, Tomlinson IP, Goldschmidt H, Hemminki K, Morgan GJ, Houlston RS. (2011) Common variation at 3p22.1 and 7p15.3 influences multiple myeloma risk. Nat Genet, 44(1), 58-61

Catalano C, Paramasivam N, Blocka J, Giangiobbe S, Huhn S, Schlesner M, Weinhold N, Sijmons R, de Jong M, Langer C, Preuss K-D, Bilsson B, Durie B, Goldschmidt H, Bandapalli OR., Hemminki K, Försti A. (2021) Characterization of rare germline variants in familial multiple myeloma. Blood Cancer Journal, 11-33

Cowan AJ, Allen C, Barac A et al. (2018) Global burden of multiple myeloma: A systematic analysis for the global burden of disease study 2016. JAMA Oncol, 4(9):1221-1227.

Doody MM, Linet MS, Glass AG et al. (1992) Leukemia, lymphoma, and multiple myeloma following selected medical conditions. Cancer Causes Control, 3, 449-456

Grass S, Preuss KD, Ahlgrimm M et al. (2009) Association of a dominantly inherited hyperphosphorylated paraprotein target with sporadic and familial multiple myeloma and monoclonal gammopathy of undetermined significance: a case-control study. Lancet Oncol, 10, 950-954

Herrinton LJ. (1996) The epidemiology of monoclonal gammopathy of unknown significance: a review. Curr Top Microbiol Immunol, 210, 389-395

Krebs in Deutschland 2015/2016. 12. Ausgabe. Robert Koch-Institut (Hrsg) und die Gesellschaft der epidemiologischen Krebsregister in Deutschland e.V. (Hrsg). Berlin, 2019

Kyle RA, Durie BG, Rajkumar SV et al.; International Myeloma Working Group. (2010) Monoclonal gammopathy of undetermined significance (MGUS) and smoldering (asymptomatic) multiple myeloma: IMWG consensus perspectives risk factors for progression and guidelines for monitoring and management. Leukemia, 24(6), 1121-1127

Landgren O, Shim YK, Michalek J et al. (2015) Agent orange exposure and monoclonal gammopathy of undetermined significance: An Operation Ranch Hand veteran cohort study. JAMA Oncol, 1, 1061-1068

Landgren O, Zeig-Owens R, Giricz O et al. (2018) Multiple myeloma and its precursor disease among firefighters exposed to the World Trade Center disaster. JAMA Oncol, 4(6), 821-827

Landgren O, Kyle RA, Pfeiffer RM et al. (2009) Monoclonal gammopathy of undetermined significance (MGUS) consistently precedes multiple myeloma: a prospective study. Blood, 113, 5412-5417

Matanoski GM. (1982) Risk of cancer associated with occupational exposure in radiologists and other radiation workers. In Burchenal J.H., & Oettgen H.F. (eds): Cancer, achievements, challenges, and prospects for the 1980's. Grune & Stratton, New York

Mateos MV, Kumar S, Dimopoulos M Gonzalez-Calle V, Kastritis E, Hajek R, Fernandez De Larrea C, Morgan G, Merlini G, Goldschmidt H et al. (2020) International Myeloma Working Group risk stratification model for smoldering multiple myeloma (SMM). Blood Cancer J, 10(10), 102

Mehnert WH, Smans M, Muir CS et al. (1992) Atlas der Krebsinzidenz in der ehem. DDR 1978-1982. Zentralinstitut für Krebsforschung, Berlin

Merz M, Hielscher T, Hoffmann K, Seckinger A, Hose D, Raab MS, Hillengass J, Jauch A, Goldschmidt H. (2018) Cytogenetic abnormalities in monoclonal gammopathy of undetermined significance. Leukemia, 32, 2717-2719

Morris PD, Koepsell TD, Daling JR et al. (1986) Toxic substance exposure and multiple myeloma: a case-control study. J Natl Cancer Inst, 76, 987-994

Pearce NE, Smith AH, Howard JK et al.(1986) Case-control study of multiple myeloma and farming. Br J Cancer, 54, 493-500

Rettig MB, Ma HJ, Vesico RA et al. (1997) Kaposi's sarcoma-associated herpesvirus: Infection of bone marrow dendritic cells from myeloma patients. Science, 276, 1851- 1854

Schönrich G, Raftery M, Schnitzler P, Rohr U, Goldschmidt H. (1998) Absence of a correlation between Kaposi's associated herpervirus (KSHV/HHV-8) and multiple myeloma. Blood, 92, 3474-3475

Shimizu Y, Kato H, Schull W. (1990) Studies of the mortality of A-bomb survivors. 9. Mortality, 1950-1985: part 2. Cancer mortality based on the recently revised doses (DS86). Rad Res, 121, 120-141

Tarte K, Chang Y, Klein B. (1999) Kaposi's sarcoma-associated herpesvirus and multiple myeloma: lack of criteria for causality. Blood, 93, 3159-3163; discussion 3163-3164

Weinhold N, Johnson DC, Chubb D, Chen B, Försti A, Hosking FJ, Broderick P, Ma YP, Dobbins SE, Hose D, Walker BA, Davies FE, Kaiser MF, Li NL, Gregory WA, Jackson GH, Witzens-Harig M, Neben D, Hoffmann P, Nöthen MM, Mühleisen TW, Eisele L, Ross FM, Jauch A, Goldschmidt H, Houlston RS, Morgan GJ, Hemminki K. (2013) The CCND1 c.870G>A polymorphism is a risk factor for t(11;14)(q13;q32) multiple myeloma. Nat Genet, 45(5), 522-525

3. Pathogenese

Beim Multiplen Myelom kommt es zu einer **klonalen Expansion terminal differenzierter B-Zellen**, den Plasmazellen. Diese malignen Plasmazellen sind überwiegend im Knochenmark lokalisiert und stehen in engem Kontakt mit den dortigen Stromazellen. Maligne Plasmazellen werden im folgenden **Myelomzellen** genannt.

3.1. Mechanismen der malignen Transformation

Als **Tiermodell** für das Plasmozytom oder das Multiple Myelom dient meist die **Maus**. In Mausstämmen können Plasmozytome beziehungsweise Myelome durch Paraffin-Öl und Silikon-Gele induziert werden (Potter *et* Morrison, 1996). Für die Induktion eines Multiplen Myeloms in der Maus existieren zwei grundsätzlich verschiedene Arten von Mausmodellen. Zum einen gibt es Modelle, bei denen Tumoren nach zufälligen Mutationen entstehen, zum anderen jene, bei denen die maligne Transformation mit künstlich überexprimierten Onkogenen (z.B. c-myc), Wachstumsfaktoren (z.B. Interleukin-6) oder anti-apoptotischen Faktoren assoziiert ist (Übersicht bei Potter, 2003). Rutsch *et al.* konnten durch die Kreuzung von hemizygoten IL-6-transgenen Mäusen mit hemizygoten c-myc-transgenen Mäusen zeigen, dass die Tumorinzidenz bei den doppel-transgenen Mausstämmen im Vergleich zu den einfach-transgenen Mäusen beschleunigt und die Überlebenszeit signifikant verkürzt ist (Rutsch *et al.*, 2010). Die Myelome in diesen doppel-transgenen Mausstämmen zeigen Charakteristika eines aggressiven Myeloms beim Menschen.

Ob eine chronische Auseinandersetzung mit einem Antigen für die Entwicklung eines MM beim Menschen von Bedeutung ist, wird diskutiert. Für diese Hypothese sprechen molekularbiologische Befunde, die aufzeigten, dass die malignen Zellen bereits Kontakt mit einem Antigen hatten, und die sogenannte Phase der somatischen Hypermutation abgeschlossen ist, welche die Spezifität der Antikörper für ihr Antigen erhöht. Ergebnisse epidemiologischer Studien geben Hinweise auf eine erhöhte Inzidenz des MM durch chronische Antigenstimulation z.B. durch Infektionen oder Autoimmunerkrankungen (Übersicht bei de Roos *et al.*, 2004). Grass *et al.* fanden bei systematischen Untersuchungen an MGUS und MM als häufige Zielstruktur des monoklonalen Antikörpers das Protein Paratarg-7 (Grass *et al.*, 2009). Bei der Analyse von Paratarg-7 zeigte sich eine Hyperphosphorylierung bei 14 % der untersuchten Patienten durch eine zusätzliche Phosphorylierung eines Serin-Restes im Bereich des Paraprotein-bindenden Epitops. Diese Hyperphosphorylierung von Paraprotein-Zielstrukturen ist durch eine verringerte Aktivität des dephosphorylierenden Proteins Phosphatase 2A (PP2A) verursacht (Preuss *et al.*, 2011) und tritt gehäuft in Familien auf. Die Hyperphosphorylierung von autoantigenen Paraprotein-Zielstrukturen stellt vermutlich einen generellen Mechanismus dar, der die MGUS/MM-Entstehung fördert (Grass *et al.*, 2011). Weitere Studien, die die Hypothese unterstützen, dass die chronische Auseinandersetzung mit einem pathologischen Agens zur Entstehung eines Multiplen Myeloms beiträgt, zeigen Untersuchungen an Veteranen des Vietnamkrieges sowie Ersthelfer der Anschläge auf das *World Trade Center* 2001 (Zeig-Owens *et al.*, 2022; Landgren *et al.*, 2015; Landgren *et al.*, 2018; Maura *et al.*, 2021). Sowohl die Exposition zu dem Entlaubungsmittel *Agent Orange* im Vietnamkrieg, als auch der Aufenthalt am Ground Zero am 11. September 2001 sind mit einem im Vergleich zur Normalbevölkerung signifikant erhöhtem Risiko vergesellschaftet eine Plasmazellerkrankung zu entwickeln.

3.2. Stammzell- und B-Zell-Kompartiment des Multiplen Myeloms

Bei den meisten bösartigen hämatologischen Erkrankungen ist es möglich, die Stammzelle des malignen Klons einer entsprechenden Entwicklungsstufe der normalen Hämatopoese zuzuordnen. Das MM weist als auffälligsten hämatologischen Befund die Vermehrung der sehr langsam proliferierenden Plasmazellen im Knochenmark auf. Zellen einer früheren Stufe der B-Zellentwicklung fungieren als Stammzellen dieses malignen Klons. Dies wird durch folgende Beobachtungen gestützt:

- Nur ein kleiner Prozentsatz der Myelomzellen proliferiert. Die malignen Plasmazellen haben lange Zellzyklen und selten Mitosen.
- Kinetische Studien weisen darauf hin, dass der Proliferationspool der Myelomzellen nicht allein selbsterhaltend ist, sondern auch ein transitorisches Kompartiment darstellt (Pileri *et* Tarocco, 1974). Daraus kann man schließen, dass es Vorläuferzellen gibt, die das Plasmazellkompartiment speisen (☞ Abb. 3.1).
- Das MM ist eine disseminierte Krankheit, obwohl sich morphologische Plasmazellen im peripheren Blut nur bei 0,5-3 % aller Myelompatienten finden (Witzig *et al.*, 1992; Sher *et al.*, 2010). Es wurde mehrfach gezeigt, dass es im peripheren Blut maligne B-Vorläuferzellen gibt, welche für die Dissemination verantwortlich sind (Thiago *et al.*, 2014) (☞ Abb. 3.3).

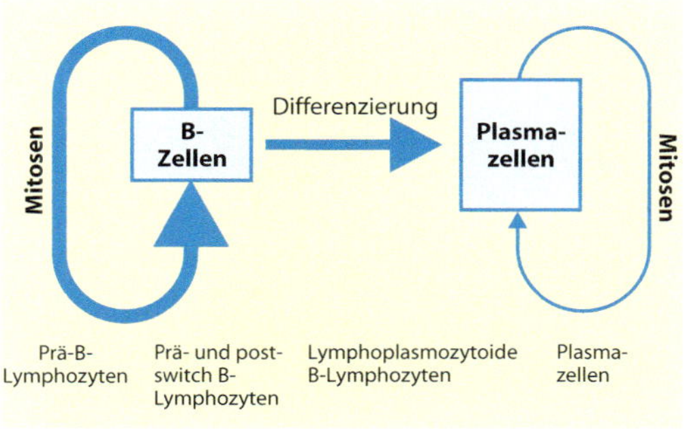

Abb. 3.1: Proliferationspool und Myelomzellpool. Aufgrund der geringen Teilungsaktivität der malignen Plasmazellen wurde die Hypothese formuliert, dass ein Kompartiment zirkulierender B-Zellen existiert, die zum Myelomklon gehören, stark proliferieren, sich differenzieren und das Kompartiment der malignen Plasmazellen auffüllen (mod. n. Berenson *et al.*, 1995).

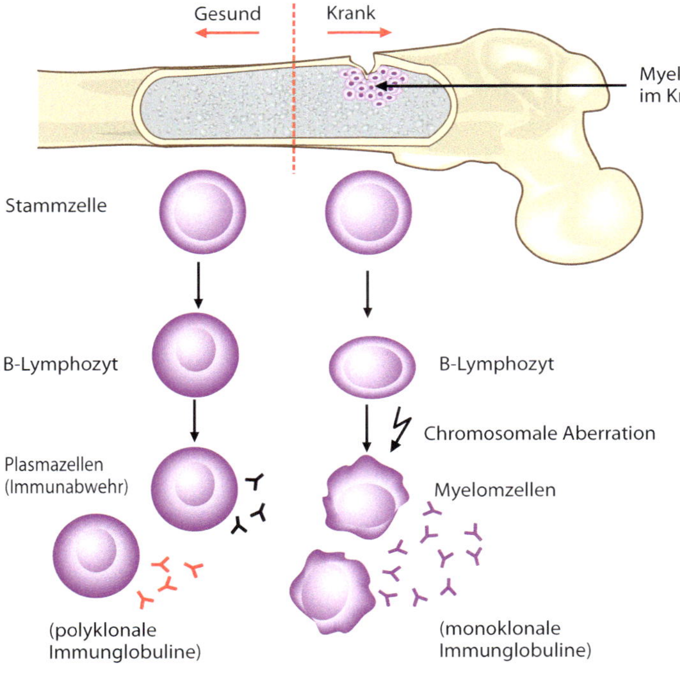

Abb. 3.2: Beim gesunden Menschen entstehen Plasmazellen aus Knochenmarkstammzellen und spezialisieren sich nach dem Kontakt mit potenziellen Krankheitserregern (sog. Antigene). Ist diese Spezialisierung vollzogen, produzieren zahlreiche verschiedene Plasmazellen vielartige (sog. polyklonale) Abwehrkörper (sog. Immunglobuline). Bei der Myelomerkrankung kommt es zu einer starken Veränderung genetischen Materials (chromosomale Veränderungen) von Plasmazellvorstufen (B-Lymphozyten). In der Folge entstehen die Myelomzellen, welche sich im Knochenmark vermehren und ein Immunglobulin oder Bruchstücke von diesem übermäßig produzieren.

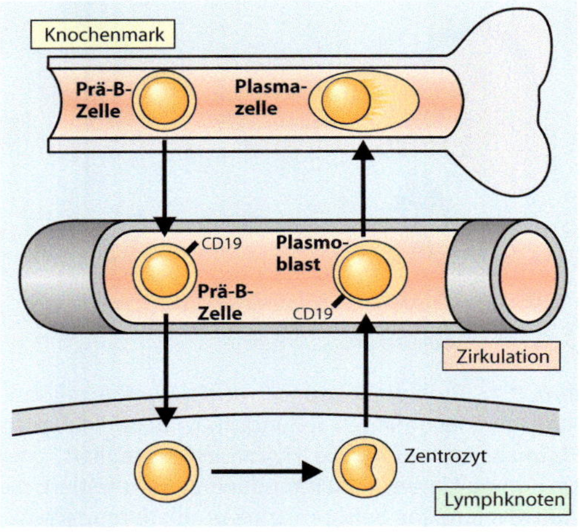

Abb. 3.3: Zirkulation von Zellen des Myelomklones während der Differenzierung und Reifung.

Mit der Durchflusszytometrie werden bei den meisten Patienten mit MM zirkulierende Zellen des Myelomklons im Blut detektiert. Mit der **Polymerase-Ketten-Reaktion**, welche eine höhere Sensitivität erreicht, konnten in allen Krankheitsstadien bei konventionell behandelten Patienten Zellen, die zum malignen Klon gehören, im peripheren Blut nachgewiesen werden. Diese zirkulierenden Zellen exprimieren teilweise die B-Zell-Marker CD19 und CD20 (Rottenburger *et al.*, 1999). In Verlaufsuntersuchungen zeigte sich, dass diese B-Zell-Marker-positiven myelomklonotypischen Zellen gegenüber einer Hochdosistherapie mit Melphalan weitgehend resistent sind (Kiel *et al.*, 1999).

Die Hypothese, dass CD19-positive B-Vorläuferzellen den Ursprung des Multiplen Myeloms darstellen, wird durch die positiven Effekte von CD19-gerichteten *Chimeric Antigen Receptor* (CAR)-T-Zellen beim refraktären Myelom unterstützt (Garfall *et al.*, 2015). Mittlerweile existieren duale CAR-T-Zellen, die z.B. sowohl CD19 als auch das *B Cell Maturation Antigen* (BMCA) sehr erfolgreich attackieren, um sowohl den Pool der reifen Myelomzellen (BCMA-positiv) als auch den Pool der unreiferen Vorläuferzellen (CD19-positiv) zu eliminieren (Garfall *et al.*, 2023).

Auf dem Chromosom 14 wird die schwere Kette des Immunglobulins codiert. Nach einem Antigenkontakt erfolgen dort typische Veränderungen, die die Affinität des Antikörpers erhöhen sollen (sog. VDJ-Umlagerungen). Dies wird als **somatische Hypermutation** bezeichnet. Sequenzierungen dieser Regionen der Myelomzellen zeigten die nach einem Antigenkontakt typische Sequenzstruktur für den Myelomzellklon und können somit als hochsensitive Möglichkeit zum Nachweis von Residuen der Myelomerkrankung herangezogen werden.

Im Verlauf der Erkrankung kommt es wahrscheinlich zu keinen weiteren Mutationen in dieser Region (Vescio *et al.*, 1995). Dies deutet darauf hin, dass die Phase der somatischen Mutationen bei den malignen Zellen abgeschlossen ist. Damit muss die Entartung in einer reifen, bereits antigenstimulierten B-Zelle erfolgen, beispielsweise im Keimzentrum eines Lymphknotens.

Während das erste produzierte Immunglobulin einer gesunden Plasmazelle immer IgM ist, treten in späteren Phasen der Immunantwort vorwiegend IgG, IgA, selten IgD oder IgE auf. Dieser Ig-Klassenwechsel (*Class-Switch*-Rekombination) ist physiologisch und ein Indiz, dass die maligne Transformation nicht zwingend auf der Ebene der B-Zelle stattfindet.

Dem gegenüber wurden bei Patienten maligne Zellen beschrieben, die eine andere Antikörperklasse als die Mehrzahl der Myelomzellen exprimieren (Corradini *et al.*, 1993). Dies deutet darauf hin, dass die neoplastische Transformation zumindest bei einem Teil der Patienten schon vor dem Klassenwechsel der B-Zellen erfolgt. Damit würde dieses Ereignis vor der Reifung der Plasmazelle, dem MM-typischen Zelltyp, stattfinden. Aufgrund dieses Befundes wurde auch eine entartete Gedächtnis-Zelle der B-Reihe als Stammzelle des Myelomklons diskutiert (Bakkus *et al.*, 1995).

Weitere Befunde lassen darauf schließen, dass die Myelomzellen mit langlebenden Knochenmark-Plasmazellen korrespondieren. Beide Zelltypen haben drei entwicklungsbedingte DNA-Umstrukturierungen durchlaufen, die die Struktur der IgH (*heavy*)- und IgL (*light*)-Loci verändern: Bei der physiologischen Reifung der B-Zellen entwickelt sich im Knochenmark nach Rearrangierung der Gene für die schweren und leichten Ketten der Immunglobuline (VDJ-Rekombination) ein unreifer B-Lymphozyt. Nach Antigenstimulation im sekundären lymphatischen Gewebe erfolgt die Proliferation und Differenzierung zu Plasmoblasten, welche nur wenige Tage leben. Im Keimzentrum

	Normal (KM)	Reaktiv (PB)	MM (BM)	PCL (PB)	HMCL
CD138	+++	+++ und –	+++	+++	+++
CD38	+++	+++	+++	+++	+++
CD28	–	–	+	+	+
CD56	–	–	+++	–	+ oder –
CD19	+	+	–	–	–
CD27	+	+	+ oder –	–	–
CD45	+	+	–	–	+ oder –

Tab. 3.1: Die am häufigsten auftretenden Phänotypen der normalen, reaktiven und malignen Plasmazellen (mod. n. Jevremovic D, 2022; Bataille *et al.*, 2006).
– nicht exprimiert, + exprimiert, +++ stark exprimiert.
BM = Knochenmark, MM = Multiples Myelom, PCL = Plasmazell-Leukämie, KM = Knochenmark, PB = peripheres Blut, HMCL = *"Human Myeloma Cell Line"* = Myelom-Zell-Kultur.

der Lymphknoten kommt es zur somatischen Hypermutation der rearrangierten Immunglobulin-Gene der antigenstimulierten B-Lymphozyten. Diese Keimzentrumsplasmoblasten schalten bei der Immunglobulinsynthese von IgM zu anderen Isotypen (IgG, IgA, IgD, IgE) um (*Switch*-Rekombination) und wandern in das Knochenmark, wo sie zu langlebigen Plasmazellen differenzieren. Myelomzellen korrespondieren mit Post-Keimzentrums-B-Zellen. Auch der Immunphänotyp der Myelomzellen ist in wesentlichen Charakteristika dem der physiologischen Plasmazellen ähnlich (☞ Tab. 3.1).

Die "Stammzelle" des Multiplen Myeloms, in der das onkogene Ereignis stattfindet, ist somit entweder eine B-Zelle, welche nach Antigenkontakt bereits das Keimzentrum des Lymphknotens verlassen hat (plasmoblastische Myelomstammzelle), oder entstammt einer wenig differenzierten B-Zell-Population, deren Differenzierung zu Plasmazellen durch die onkogene Transformation nicht beeinflusst wird.

3.3. Genetische Veränderungen und Immortalisierung

Bei vielen malignen B-Zell-Erkrankungen sind Translokationen bekannt, die zu einer Überexpression von Onkogenen führen. Als einer der Partner findet sich bei den B-Zell-Erkrankungen häufig der Lokus der schweren Immunglobulin-Kette (14q32). Die Partner-Loci sind unterschiedlich, tragen aber zumindest teilweise Onkogene, die zur Immortalisierung beitragen können. Wahrscheinlich betreffen diese Translokationen das nicht-produktive Allel des Immunglobulins, und stellen ein frühes Ereignis in der Pathogenese dar, dem später aktivierende Mutationen folgen. Die beim MM gefundenen Schwerkettentranslokationen (IgH-*Rearrangements*) werden bereits bei der Hälfte aller Merkmalsträger eines MGUS nachgewiesen. Diese Erkenntnis lässt vermuten, dass primäre IgH-Rearrangements entscheidende, jedoch nicht universelle Ereignisse bei der Pathogenese des Myeloms sind. Die Inzidenz der fünf häufigsten IgH-*Rearrangements* sowie die durch die Translokalisation dysregulierten Onkogene sind in Tab. 3.2 aufgeführt. Die Häufigkeit dieser primären IgH-Rearrangements ist beim MGUS und dem MM gleich und bleibt im Krankheitsverlauf des MM stabil (Bochtler *et al.*, 2018). Im Gegensatz zu diesen primären B-Zell-spezifischen 14q32-Translokationen werden bei extramedullären Myelomen, Plasmazell-Leukämien und Myelom-Zellkulturen zusätzliche sekundäre Translokationen und weitere chromosomale Aberrationen nachgewiesen. Hier sind insbesondere die sonst mit einer günstigen Prognose assoziierte Translokation (11;14) (q13;q32) sowie Deletion 17p (p53-Inaktivierung) und der Zugewinn von Chromosom 1q21 (CKS1b Überexpression) zu nennen.

Bei fast allen Patienten mit Multiplem Myelom lässt sich eine Aneuploidie der Myelomzellen nachweisen (☞ Abb. 3.4). Die häufigsten numerischen Aberrationen sind Monosomien der Chromosomen 1, 13, 14, 16, 17 und 22 sowie Trisomien der Chromosomen 3, 5, 9, 11, 15, und 19. Es wurden vier Kategorien der Aneuploidie definiert: Hypodiploidie (44-45 Chromosomen), Pseudo-

Subtyp	Betroffene Gene/Chromosome	Mittlerer Prozentsatz der MM-Patienten
Hyperdiploides MM *	Rekurrente Trisomien der ungeraden Chromosomen mit Ausnahme der Chromosomen 1, 13 und 21	45
IgH-Translokationen beim MM		40
t(11;14) (q13;q32)	*CCND1 (cyclin D1)*	20
t(6;14) (p21;q32)	*CCND3 (cyclin D3)*	5
t(4;14) (p16;q32)	*NSD2*	10
t(14;16) (q32;q23)	*C-MAF*	4
t(14;20) (q32;q11)	*MAFB*	<1
Andere IgH-Translokationen oder zytogenetische Abnormalitäten, evtl. zytogenetischer Normalbefund		5

Tab. 3.2: Primäre zytogenetische Klassifikation des Multiplen Myeloms (MM) modifiziert nach Kumar *et al.*, 2018, Liebisch *et* Drach, 2012.
* Wenn eine Immunglobulin-Schwerkettentranslokation nachgewiesen werden kann, dann erfolgt die Klassifikation entsprechend der Immunglobulin-Schwerkettentranslokation.

diploidie (44/45 bis 46/47 Chromosomen), Hyperdiploidie (>46/47 Chromosomen) und *near tetraploidy* (>75 Chromosomen). *Near tetraploidy*, Pseudodiploidie und Hypodiploidie wurden aufgrund des häufigen Nachweises von Verlusten von Chromosomen innerhalb dieser Kategorien als *non-hyperdiploid* den hyperdiploiden Myelomen gegenübergestellt. Diese beiden Gruppen sind etwa gleich groß und zeigen Unterschiede in der Häufigkeit bestimmter struktureller Veränderungen. Daraus resultierend wurde gezeigt, dass die Hyperdiploidie gegenüber der Hypodiploidie prognostisch günstiger ist.

Die hohe Koinzidenz von IgH-Translokationen und Hypodiploidie stützt die Hypothese des entscheidenden Einflusses der primären B-Zell-spezifischen 14q32-Translokationen bei der Plasmazell-Immortalisierung (☞ Abb. 3.4). Bei den hyperdiploiden Myelomen finden sich die primären Translokationen in weniger als 30 % der Untersuchungen. Die chromosomalen Zugewinne führen in dieser Gruppe zu einer Überexpression kritischer Gene und beginnen im Sinne eines Gen-Dosis-Effektes einen Transformationsprozess. Hier spielt prognostisch insbesondere die Amplifikation des Chromosomenabschnitts 1q21 eine signifikante Rolle (Zhan *et al.*, 2007).

Der Übergang des MGUS in das *Smouldering Myeloma* und das symptomatische MM und die Malignisierung der Myelomerkrankung wird durch das Auftreten und die Zunahme sekundärer genomischer Veränderungen, wie z.B. *FGFR3*-Mutationen sowie der p53-Inaktivierung durch Deletion/Mutation und c-myc-Translokationen geprägt (Neben *et al.*, 2013). So treten N-Ras- und K-Ras-Mutationen bei solitären Plasmozytomen und MGUS selten auf, in 9-30 % der MM-Patienten, mit hoher Frequenz in terminalen Stadien und bei Plasmazell-Leukämien in ca. 70 % (Übersicht bei Hallek *et al.*, 1998; Korde *et al.*, 2011).

Die genannten chromosomalen Aberrationen können häufig nicht in allen analysierten Plasmazellen gefunden werden. Dies gilt vor allem für den Verlust und den Zugewinn ungeradzahliger Chromosomen, weniger für Schwerkettentranslokationen (Bochtler *et al.*, 2018). Das Auftreten dieser sogenannten Subklone, d.h. chromosomale Veränderungen, die in nur einem Bruchteil der Plasmazellen nachgewiesen werden kann, ist bei Patienten mit Hochrisiko-Zytogenetik sowohl mit einem erhöhten Progressionsrisiko eines SMM in ein MM, als auch mit einer schlechteren Prognose des therapiepflichtigen MM verbunden (Merz *et al.*, 2020; Merz *et al.*, 2017)

Eine aberrante oder gesteigerte Überexpression von D-Typ-Zyklinen ist ein frühes und gemeinsames Ereignis beim Multiplen Myelom (Bergsagel *et al.*, 2005). Für hyperdiploide Myelomzellen ist die

Zytogenetische Veränderung	Klinisches Setting	
	Smouldering Multiple Myeloma	Multiples Myelom
Trisomien	• intermediäres Risiko der Progression, mediane TTP 3 Jahre	• Gute Prognose, Standard-Risiko-MM, medianes OS 7-10 Jahre • Knochenerkrankung zum Zeitpunkt der Diagnose bei den meisten der Patienten • sehr gutes Ansprechen auf eine Lenalidomid-basierte Therapie
t(11;14) (q13;q32)	• Standard-Risiko der Progression, mediane TTP 5 Jahre	• Gute Prognose, Standard-Risiko-MM, medianes OS 7-10 Jahre
t(6;14) (p21;q32)	• Standard-Risiko der Progression, mediane TTP 5 Jahre	• Gute Prognose, Standard-Risiko-MM, medianes OS 7-10 Jahre
t(4;14) (p16;q32)	• hohes Risiko der Progression, mediane TTP 2 Jahre	• MM mit mittlerem Risiko, medianes OS 5 Jahre • Bortezomib-basierte initiale Therapie empfohlen, Frontline autologe Blutstammzelltransplantation für geeignete Patienten
t(14;16) (q32;q23)	• Standard-Risiko der Progression, mediane TTP 5 Jahre	• Hochrisiko-MM, medianes OS 3 Jahre • assoziiert mit hoher Konzentration von freien Leichtketten im Serum, in 25 % der Patienten initial Nierenschädigung
t(14;20) (q32;q11)	• Standard-Risiko der Progression, mediane TTP 5 Jahre	• Hochrisiko-MM, medianes OS 3 Jahre
Gain(1q21)	• hohes Risiko der Progression, mediane TTP 2 Jahre	• MM mit mittlerem Risiko, medianes OS 5 Jahre
Del(17p)	• hohes Risiko der Progression, mediane TTP 2 Jahre	• Hochrisiko-MM, medianes OS 3 Jahre
Trisomie und eine IgH-Translokation	• Standard-Risiko der Progression, mediane TTP 5 Jahre	• die Trisomie kann die schlechte Prognose der Hochrisiko-IgH-Translokation der Deletion 17 verbessern
Isolierte Monosomie 13, oder isolierte Monosomie 14	• Standard-Risiko der Progression, mediane TTP 5 Jahre	• Einfluss auf die Prognose nicht eindeutig geklärt
Normal	• niedriges Risiko der Progression, mediane TTP 7-10 Jahre	• Gute Prognose, möglicherweise korreliert mit geringer Tumormasse • medianes OS >7-10 Jahre

Tab. 3.3: Zytogenetische Veränderung und Prognose des Multiplen Myeloms. Modifiziert nach Rajkumar 2022. MM = Multiples Myelom, OS = Gesamtüberleben, TTP = Zeit bis zum Progress.

Überexpression ribosomaler Proteine charakteristisch. Mittels globalen Genexpressionsanalysen (GEP, *Gene Expression Profiling*) kann das gesamte Transkriptom der Myelomzellen untersucht und auf dieser Basis das MM in unterschiedliche ätiopathogenetische Gruppen eingeteilt werden. Mehrere Klassifikationen des MM sind vorgeschlagen worden, die auf Genexpressionsdaten basieren (Bergsagel *et al.*, 2005; Hose *et al.*, 2004; Broyl *et al.*, 2010). Diese vier Klassifikationen unterscheiden sich bezüglich der angewandten statistischen Methoden, der Gruppierung, der Untersuchung zytogenetischer Aberrationen und der Prädiktivität von ereignisfreiem und Gesamtüberleben. Die Klassifikation der Gruppe von Shaughnessy und Barlogie (Zhan *et al.*, 2006) basiert auf der Gruppierung mithilfe eines *Unsupervised Clustering* und der Prädiktion der in diesem Verfahren auftretenden Gruppen. Die TC-Klassifikation von Bergsagel *et al.*, 2005 baut auf der Hypothese auf, dass eine D-Typ-Zyklin-Expression ein frühes und gemeinsames (*unifying*) Ereignis beim MM ist. Die EC-Klassifikation (Hose *et al.*, 2004; Hose *et al.*, 2005) basiert auf der Definition von 4 Gruppen, die klonale chromosomale Aberrationen (durch iFISH detektiert) und ein resultierendes Genexpressionsmuster zeigen. Entsprechend definierte Gruppen haben ein signifikant unterschiedliches ereignisfreies und Gesamtüberleben, wobei die Gruppe von Patienten mit einer Zyklin-D2-Überexpression und einer Translokation t(4;14) das schlechteste klinische Outcome nach Hochdosistherapie und autologer bzw. allogener Stammzelltransplantation aufwies. In der Klassifikation der Gruppe um Pieter Sonneveld wurde die Klassifikation der Arkansas-Gruppe (Zhan *et al.*, 2004) um weitere Gruppen von 7 auf 10 differente Subsets des MM erweitert (Broyl *et al.*, 2010).

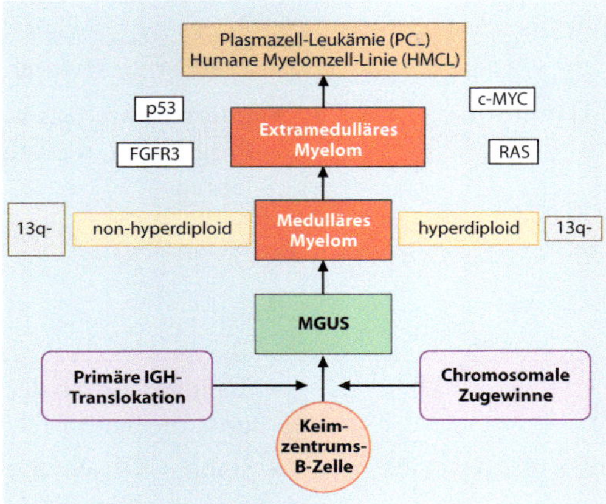

Abb. 3.4: Genetisches Modell der Myelompathogenese (mod. n. Liebisch und Drach, 2010).

3.4. Zytokine und Knochenmarkstroma

Die Proliferation, Entwicklung und Funktion normaler lymphoider Progenitorzellen wird durch eine Reihe von Wachstumsfaktoren und korrespondierenden Rezeptoren auf der Zelloberfläche reguliert. Es besteht eine fein regulierte Wechselwirkung von Hemmung und Stimulierung zwischen den Stromazellen des Knochenmarks und den Progenitoren. Somit ist die sogenannte Mikroumgebung für den Erhalt des malignen Klons wichtig.

Auch die Proliferation und das Überleben der Zellen des Myelomklons hängen von einem derartigen Netzwerk von Zytokinen ab (Klein *et al.*, 1995; Mahtouk *et al.*, 2010). Die Wachstumsfaktoren entsprechen denen, die auch bei der normalen Hämatopoese die Proliferation von Plasmoblasten und ihre Differenzierung zu Plasmazellen steuern.

Für das MM von besonderem Interesse ist **Interleukin-6** (IL-6; ☞ Abb. 3.5), das eine Vielzahl von Effekten hat (Klein *et al.*, 1995; David *et al.*, 2020). So regt es B-Zellen zur Differenzierung zu Immunglobulin produzierenden Plasmazellen an und wirkt auch als Wachstumsfaktor für die malignen Zellen (Klein *et* Bataille, 1992). Die malignen Zellen exprimieren den Rezeptor für IL-6 und stimulieren die Freisetzung von IL-6 aus den Stromazellen z.B. mittels TGF-beta. Folglich bewirken Antikörper gegen IL-6 eine Wachstumshemmung von Myelomzellen. Monoklonale Antikörper gegen IL-6 wurden getestet und zeigen einen Antitumor-Effekt (Brighton *et al.*, 2019). Dieser Effekt konnte für eine effektive Therapie nicht etabliert werden. Doch nicht nur für den Erhalt und die Expansion, sondern auch für die Pathogenese spielt IL-6 eine Schlüsselrolle. IL-6-transgene Mäuse bestimmter Stämme weisen eine hohe Inzidenz von Plasmozytomen auf (Suematsu *et al.*, 1992). Ferner bewirkt IL-6 eine Hochregulation von Adhäsionsmolekülen auf Myelomzellen, die wiederum eine zunehmende IL-6-Sekretion bewirkt und zu einer vermehrten Bildung des proangiogenen Wachstumsfaktors VEGF führt.

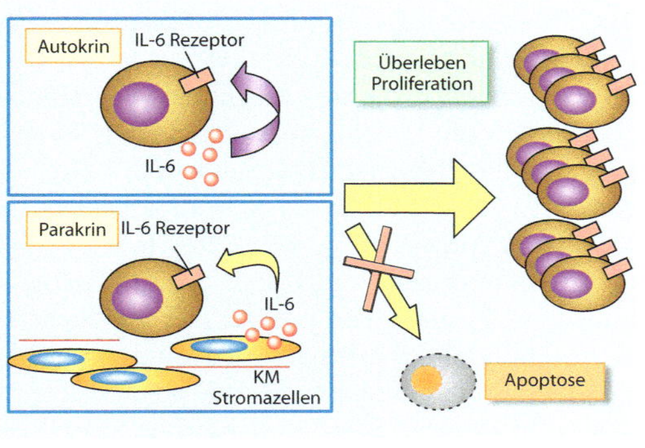

Abb. 3.5: Interleukin-6 (IL-6) als Wachstumsfaktor für Myelomzellen. IL-6 verhindert die Apoptose der Myelomzellen und ist ein Proliferationsfaktor. Sowohl die autokrine Sekretion durch die Myelomzellen selbst als auch die parakrine durch die umgebenden Stromazellen werden diskutiert.

Neben IL-6 sind weitere Wachstumsfaktoren, wie z.B. IGF-1, HGF, ErbB, BAFF, APRIL und Amphiregulin (Mahtouk *et al.*, 2004; Klein *et al.*, 2003; Moreaux *et al.*, 2004) nötig, um die malignen Zellen zu erhalten. Auch der direkte Kontakt über Zelladhäsionsmoleküle (*Cell Adhesion Molecules*, CAM, und *Substrate Adhesion Molecules*, SAM) ist für das Überleben essentiell. Zelladhäsionsmoleküle ermöglichen den Myelomzellen erst das Verweilen in der Mikroumgebung des Knochenmarks und sind selbst Ausgangspunkte für Signalwege mit stimulierenden und hemmenden Einflüssen (Hallek *et al.*, 1998). Ferner supprimiert das MM sowohl die angeborene, als auch die adaptive Immunantwort (Nakamura, Smyth *et* Martinet, 2020). Die Umkehr dieser Immunsupression stellt mittlerweile einen wichtigen Angriffspunkt für die Behandlung des MM dar.

3.5. Knochendestruktionen

Beim MGUS findet man meist einen physiologischen Knochenstoffwechsel ohne Auftreten von Osteolysen. In frühen Myelomstadien kommt es zu einer verstärkten Osteoklastenaktivität; gleichzeitig ist jedoch auch die Osteoblastenaktivität sowie die Anzahl der Osteoblasten erhöht (Bataille *et al.*, 1991), was in einer gekoppelten Steigerung des Knochenumbaus resultiert. Beim Übergang in höhere Stadien der Plasmazellerkrankung kommt es zu einer weiter verstärkten Osteoklastenaktivität und einer reduzierten Osteoblastenaktivität; es tritt somit eine Entkoppelung des Remodelings auf. Etwa 10 % der Myelom-Patienten zeigen eine erhaltene Osteoblastenaktivität; diese Patienten entwickeln keine Osteolysen, da offensichtlich die Rate der Knochenneubildung mit der des Knochenverlustes lokal schritthält (Bataille *et al.*, 1990).

Myelomzellen produzieren Osteoklasten aktivierende Faktoren. Sie verschieben das RANKL/OPG-Gleichgewicht, indem sie eine gesteigerte RANKL-Expression und reduzierte OPG-Expression im Knochenmarkstroma induzieren (Barille-Nion *et* Bataille, 2003; Pearse *et al.*, 2001). Andererseits wirkt das charakteristischerweise auf Plasmazellen exprimierte CD138 (Syndecan-1) mittels Heparin-Seitenketten als Bindungsort für MM-Wachstums- und *Survival*-Faktoren (Mahtouk *et al.*, 2006; Mahtouk *et al.*, 2005; Moreaux *et al.*, 2005a; Moreaux *et al.*, 2005b), aber auch als solcher für OPG, welches internalisiert und abgebaut wird (Standal *et al.*, 2002). Myelomzellen induzieren in Osteoblasten die Überexpression von RANKL (Abe *et al.*, 2002). Über eine Expression von CD56 (NCAM) interagieren Myelomzellen mittels homotoper Wechselwirkung mit Osteoblasten und Osteoklasten.

Osteoklasten unterstützen *in vitro* das Langzeitüberleben und die anhaltende Proliferation primärer Myelomzellen (Yaccoby *et al.*, 2004; Abe *et al.*, 2004) durch Expression von Wachstumsfaktoren oder deren Freisetzung aus der Knochenmatrix (z.B. IGF-I) (Klein *et al.*, 2003). Ein Anstieg der Osteoblastenzahl im SCID-Maus-Modell reduziert die Anzahl der Myelomzellen (Yaccoby *et al.*, 2004).

3.6. Angiogeneseinduktion

Welche Rolle **Wachstumsfaktoren für die Gefäßneubildung** bei der Pathogenese und dem Erhalt des malignen Klons des Multiplen Myeloms spielen, kann noch nicht vollständig überblickt werden. Bei Myelom-Zelllinien wurde nachgewiesen, dass die malignen Zellen einen vaskulären endothelialen Wachstumsfaktor (VEGF, *Vascular Endothelial Growth Factor*) überexprimieren (Bellamy *et al.*, 1999; Nosas-Garcia *et al.*, 2005).

Im Knochenmark von Patienten mit MM wurde durch histologische Untersuchungen eine verstärkte Gefäßdichte nachgewiesen (Vacca *et al.*, 1999). Durch die Anwendung der dynamischen Magnetresonanztomographie am Knochenmark lässt sich dieser Befund nicht-invasiv reproduzierbar darstellen (☞ Abb. 3.6).

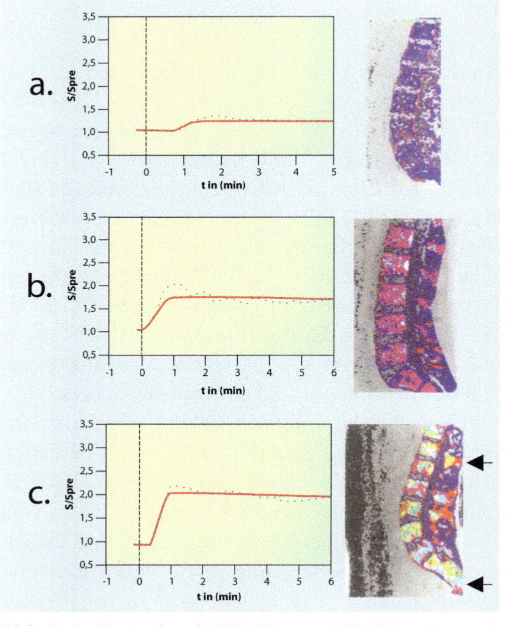

Abb. 3.6: Typische d-MRT-Muster (d-MRT = dynamische Magnetresonanztomographie) und korrespondierende Signal-Zeit-Kurven bei MM. Beispiele von farbcodierten d-MRT-Bildern einer gesunden Kontrollperson (a) sowie von Patienten mit MM mit "diffusem" (b) oder "fokalem" (c) Muster. Pfeile: Areale mit besonders hohen Werten für die pharmakokinetischen Parameter. Ordinate: relative Signalintensität als Quotient aus Signalintensität zum Zeitpunkt t (S) und Signalintensität zum Zeitpunkt t_0 (Spre). Abszisse: Zeit in Minuten, t=0 min (t_0) Beginn der Kontrastmittelinfusion.

Mit Fortschreiten der Erkrankung kann ein Myelomklon weitere Mutationen erwerben, die ihm ein Überleben unabhängig von Wachstumsfaktoren und somit auch außerhalb der Mikroumgebung des Knochenmarks ermöglichen. So bewirkt zum Beispiel eine aberrante Expression des Onkogens N-ras bei der zunächst IL-6-abhängigen Zelllinie ANBL6, dass weniger Zellen bei Entzug von IL-6 apoptotisch werden (Billadeau *et al.*, 1995). Neben dem Verlust von Adhäsionsmolekülen wie CD56 (N-CAM) (Garcia-Sanz *et al.*, 1999) dürften derartige Veränderungen zur Entstehung einer Plasmazellleukämie zumindest beitragen.

Die Bedeutung der Angiogenese für den Progress des MM wurde u.a. durch histopathologische Untersuchungen (Vacca *et al.*, 1999), o.g. dynamische, kontrastverstärkte Magnetresonanztomographie (dceMRT)-Untersuchungen sowie Therapiestudien nachgewiesen (Moehler *et al.*, 2001; Neben *et al.*, 2001; Merz *et al.*, 2023). Hier spielt die vaskuläre Expression von avβ3-Integrin sowie von Glycosylierungsreaktionen (z.B. durch Fucosyltransferase 1) eine wichtige Rolle. Der angiogenetische Status im Knochenmark wird durch eine Vielzahl pro- und antiangiogener Faktoren bestimmt (Vacca *et* Ribatti, 2006). Ein Beispiel stellt hier VEGF-A und das von Myelomzellen produzierte *Hepatocyte Growth Factor* (HGF) dar. Angiogene Faktoren können dabei sowohl die Knochenneubildung günstig beeinflussen, als auch durch stimulative Wirkung auf maligne Zellen (z.B. HGF auf Myelomzellen) vermehrte Knochendefekte hervorrufen.

3.7. Gegenwärtiges pathogenetisches Modell

Gegenwärtig geht man von zwei unterschiedlichen pathophysiologischen Wegen aus, durch die ein MM entstehen kann. 1) IgH-Translokationen führen zu einer Dysregulation von Onkogenen und der Überexpression eines D-Typ-Zyklins. 2) Rekurrente Zugewinne ungeradzahliger Chromosomen im Sinne eines hyperdiploiden Aberrationsmusters stellen einen zweiten Mechanismus dar und führen ebenfalls zu einer D-Typ-Zyklin-Überexpression. Nach der Immortalisierung etabliert die Myelomzelle eine supportive Knochenmarkmikroumgebung durch Interaktion mit dem physiologischen Knochenumbau und Induktion von Angiogenese. Auf genetischer Ebene treten zusätzliche chromosomale Aberrationen (wie z.B. del17p) sowie Mutationen auf, die zu einer zunehmenden Unabhängigkeit vom Knochenmarkstroma führen. Bei Patienten mit ektoper *FGFR3*-Expression durch t(4;14) können so z.B. aktivierende Mutationen erfolgen, die eine Ligandenunabhängigkeit und klinische Progression hervorrufen. Gleichzeitig entwickelt sich eine höhere Resistenz gegen apoptotische Stimuli und eine Suppression der zellulären Immunität mit zunehmender Unabhängigkeit einer Adhäsion am Knochenmarkstroma (Palumbo *et* Anderson, 2011).

Komplizierend kommt beim Multiplen Myelom hinzu, dass die oben beschriebenen Veränderungen nicht homogen verteilt im Knochenmark auftreten. Das bedeutet, dass je nach Körperregion unterschiedliche Plasmazellklone vorherrschen können, die sich nicht nur durch ein signifikant unterschiedliches genetisches Risikoprofil auszeichnen, sondern auch ihre Umgebung spezifisch verändern (Merz *et al.*, 2022; Merz *et al.*, 2023; Rasche *et al.*, 2017). Diese räumliche Heterogenität der Myelomerkrankung stellt aktuell eine große Herausforderung für diagnostische Methoden und zielgerichteten Therapien beim MM dar.

3.8. Literatur

Abe M, Hiura K, Wilde J et al. (2002) Role for macrophage inflammatory protein (MIP)-1alpha and MIP-1beta in the development of osteolytic lesions in multiple myeloma. Blood, 100, 2195-2202.

Abe M, Hiura K, Wilde J et al. (2004) Osteoclasts enhance myeloma cell growth and survival via cell-cell contact: a vicious cycle between bone destruction and myeloma expansion. Blood, 104, 2484-2491.

Bakkus MH, Van R, De GC. (1995) The clonogenic precursor cell in multiple myeloma. Leuk Lymphoma, 18, 221-229.

Barille-Nion S, Bataille R. (2003) New insights in myeloma-induced osteolysis. Leuk Lymphoma, 44, 1463-1467.

Bataille R, Chappard D, Marcelli C et al. (1991) Recruitment of new osteoblasts and osteoclasts is the earliest critical event in the pathogenesis of human multiple myeloma. J Clin Invest, 88, 62-66.

Bataille R, Chappard D, Marcelli C et al. (1990) Osteoblast stimulation in multiple myeloma lacking lytic bone lesions. Br J Haematol, 76, 484-487.

Bataille R, Jego G, Robillard N et al. (2006) The phenotype of normal, reactive and malignant plasma cells. Identification of "many and multiple myelomas" and of new targets for myeloma therapy. Haematologica, 91, 1234-1240.

Berenson JR, Vescio RA, Hong CH et al. (1995) Multiple myeloma clones are derived from a cell late in B lymphoid development. Curr Top Microbiol Immunol, 194, 25-33.

Bochtler T, Merz M, Hielscher T, Granzow M, Hoffmann K, Krämer A, Raab MS, Hillengass J, Seckinger A, Kimmich C, Dittrich T, Müller-Tidow C, Hose D, Goldschmidt H, Hegenbart U, Jauch A, Schönland SO. (2018) Cytogenetic intraclonal heterogeneity of plasma cell dyscrasia in AL amyloidosis as compared with multiple myeloma. Blood Adv, 2(20),2607-2618.

Broyl A, Hose D, Lokhorst H, De KY, Peeters J, Jauch A, Bertsch U, Buijs A, Stevens-Kroef M, Beverloo HB, Vellenga E, Zweegman S, Kersten MJ, van Der HB, El JL, Mulligan G, Goldschmidt H, van Duin M, Sonneveld P. (2010) Gene expression profiling for molecular classification of multiple myeloma in newly diagnosed patients. Blood, 1057-1065.

Corradini P, Boccadoro M, Voena C, Pileri A. (1993) Evidence for a bone marrow B cell transcribing malignant plasma cell VDJ joined to C mu sequence in immunoglobulin (IgG)- and IgA-secreting multiple myelomas. J Exp Med, 178, 1091-1096.

de Roos AJ, Baris D, Weiss NS, Herrinton L. (2004) Epidemiology of multiple myeloma. Myeloma (ed. by J. Malpas, D. E. Bergsagel, R. Kyle, & K. Anderson) Saunders, Philadelphia.

Garfall AL, Maus MV, Hwang WT et al. (2015) Chimeric antigen receptor T Cells against CD19 for Multiple Myeloma. N Engl J Med, 373(11), 1040-7

Garfall AL, Cohen AD, Susanibar-Adaniya SP et al. (2023) Anti-BCMA/CD19 CAR T cells with early immunomodulatory maintenance for Multiple Myeloma responding to initial or later-line therapy. Blood Cancer Discov, 4(2), 118-133.

Grass S, Preuss KD, Ahlgrimm M et al. (2009) Association of a dominantly inherited hyperphosphorylated paraprotein target with sporadic and familial multiple myeloma and monoclonal gammopathy of undetermined significance: a case-control study. Lancet Oncol, 10, 950-956.

Grass S, Preuss KD, Thome S et al. (2011) Paraproteins of familial MGUS/multiple myeloma target family-typical antigens: hyperphosphorylation of autoantigens is a consistent finding in familial and sporadic MGUS/MM. Blood, 118(3), 635-637.

Hallek M, Bergsagel PL, Anderson KC. (1998) Multiple myeloma: increasing evidence for a multistep transformation process. Blood, 91, 3-21.

Hose D, Rossi J-F, Ittrich C, de Vos J, Reme T, Benner A, Bila J, Raab M, Theil A-C, Kaukel P, Moos M, Grau V, Jauch A, Jourdan E, Goldschmidt H, Klein B, Cremer F.(2004) A new molecular classification of multiple myeloma (MM) using gene expression profiling (GEP) and fluorescence in situ hybridisation as predictor for event free survival (EFS). Blood, 104, 25a.

Hose D, Rossi J-F, Ittrich C, DeVos J, Rème T, Benner A, Mahtouk K, del Val C, Moreaux J, Hotz-Wagenblatt A, Jonnakut S, Raab M, Kaukel P, Moos M, Grau V, Jauch A, Jourdan E, Cremere FW, Klein B, Goldschmidt H. (2005) Molecular classification of multiple myeloma (MM) based on gene expression profiling (GEP) and interphase Fluorescence In situ Hybridisation (iFISH) is an independent predictor for event free survival (EFS). Blood, 106, 150a.

Jevremovic D. (2022) Multiple Myeloma: Pathobiology (ed. by S.V. Rajkumar & R.F. Connor) uptodate.com

Kiel K, Cremer FW, Rottenburger C, Kallmeyer C, Ehrbrecht E, Atzberger A, Hegenbart U, Goldschmidt H, Moos M.(1999) Analysis of circulating tumor cells in patients with multiple myeloma during the course of high-dose therapy with peripheral blood stem cell transplantation. Bone Marrow Transplant, 23, 1019-1027.

Klein B, Bataille R. (1992) Cytokine network in human multiple myeloma. Hematol Oncol Clin North Am, 6, 273-284.

Klein B, Tarte K, Jourdan M et al. (2003) Survival and proliferation factors of normal and malignant plasma cells. Int J. Hematol, 78, 106-113.

Klein B, Zhang XG, Lu ZY, Bataille R. (1995) Interleukin-6 in human multiple myeloma. Blood, 85, 863-872.

Korde N, Kristinsson SY, Landgren O. (2011) Monoclonal gammopathy of undetermined significance (MGUS) and smoldering multiple myeloma (SMM): novel biological insights and development of early treatment strategies. Blood, 117, 5573-5581.

Kumar SK, Rajkumar SV. (2018) The multiple myelomas - current concepts in cytogenetic classification and therapy. Nat rev Clin Oncol, 15, 409-421.

Landgren O, Shim YK, Michalek J et al. (2015) Agent Orange exposure and monoclonal gammopathy of undetermined significance: An Operation Ranch Hand Veteran Cohort Study. JAMA Oncol, 1(8), 1061-8.

Landgren O, Zeig-Owens R, Giricz O et al. (2018) Multiple Myeloma and its precursor disease among firefighters exposed to the World Trade Center disaster. JAMA Oncol, 4(6), 821-827.

Liebisch P, Drach J. (2010) Zytogenetik und Molekularzytogenetik des multiplen Myeloms. Der Onkologe, 16, 252-262.

Mahtouk K, Cremer FW, Reme T Jourdan M, Baudard M, Moreaux J, Requirand G, Fiol G, De VJ, Moos M, Quittet P, Goldschmidt H, Rossi JF, Hose D, KleinB. (2006) Heparan sulphate proteoglycans are essential for the myeloma cell growth activity of EGF-family ligands in multiple myeloma. Oncogene, 25, 7180-7191.

Mahtouk K, Hose D, Reme T, De Vos J, Jourdan M, Moreaux J, Fiol G, Raab M, Jourdan E, Grau V, Moos M, Goldschmidt H, Baudard M, Rossi JF, Cremer FW, Klein B. (2005) Expression of EGF-family receptors and amphiregulin in multiple myeloma. Amphiregulin is a growth factor for myeloma cells. Oncogene, 24, 3512-3524.

Mahtouk K, Jourdan M, De VJ et al. (2004) An inhibitor of the EGF receptor family blocks myeloma cell growth factor activity of HB-EGF and potentiates dexamethasone or anti-IL-6 antibody-induced apoptosis. Blood, 103, 1829-1837.

Mahtouk K, Moreaux J, Hose D, Reme T, Meissner T, Jourdan M, Rossi JF, Pals ST, Goldschmidt H, Klein B. (2010) Growth factors in multiple myeloma: a comprehensive analysis of their expression in tumor cells and bone marrow environment using Affymetrix microarrays. BMC Cancer, 10, 198.

Maura F, Diamond B, Maclachlan KH et al. (2021) Initial Whole-Genome Sequencing of plasma cell neoplasms in first responders and recovery workers exposed to the World Trade Center attack of September 11, 2001. Clin Cancer Res, 27(7),2111-2118.

Merz M, Jauch A, Hielscher T, Bochtler T, Schönland SO, Seckinger A, Hose D, Bertsch U, Neben K, Raab MS, Hillengass J, Salwender H, Blau IW, Lindemann HW, Schmidt-Wolf IGH, Scheid C, Haenel M, Weisel KC, Goldschmidt H. (2017) Prognostic significance of cytogenetic heterogeneity in patients with newly diagnosed multiple myeloma. Blood Adv, 2(1),1-9.

Merz M, Hielscher T, Schult D, Mai EK, Raab MS, Hillengass J, Seckinger A, Hose D, Granzow M, Jauch A, Goldschmidt H. (2020) Cytogenetic subclone formation and evolution in progressive smoldering multiple myeloma. Leukemia, 34(4),1192-1196.

Merz M, Merz AMA, Wang J et al. (2022) Deciphering spatial genomic heterogeneity at a single cell resolution in multiple myeloma. Nat Commun, 13(1),807.

Merz M, Hu Q, Merz AMA et al. (2023) Spatiotemporal assessment of immunogenomic heterogeneity in multiple myeloma. Blood Adv, 7(5),718-733.

Moehler TM, Neben K, Benner A, Egerer G, Krasniqi F, Ho AD, Goldschmidt H. (2001) Salvage therapy for multiple myeloma with thalidomide and CED chemotherapy. Blood, 98, 3846-3848.

Moreaux J, Legouffe E, Jourdan E et al. (2004) BAFF and APRIL protect myeloma cells from apoptosis induced by interleukin 6 deprivation and dexamethasone. Blood, 103, 3148-3157.

Moreaux J, Cremer FW, Reme T, Raab M, Mahtouk K, Kaukel P, Pantesco V, De Vos J, Jourdan E, Jauch A, Legouffe E, Moos M, Fiol G, Goldschmidt H, Rossi JF, Hose D, Klein B. (2005a) The level of TACI gene expression in myeloma cells is associated with a signature of microenvironment dependence versus a plasmablastic signature. Blood, 106, 1021-1030.

Moreaux J, Cremer FW, Reme T, Mahtouk K, Pantesco V, de Vos J, Moos M, Robert N, Goldschmidt H, Rossi JF, Hose D, Klein B. (2005b) TACI and BCMA, unlike BAFF-R, are expressed by human myeloma cell lines and TACI+ cell lines have a gene signature indicative of mature bone marrow plasma cells and bone marrow environment dependence. ASH Annual Meeting Abstracts, 106, 3400.

Nakamura K, Smyth MJ, Martinet L. (2020) Cancer immunoediting and immune dysregulation in multiple myeloma. Blood, 136(24),2731-2740.

Neben K, Moehler T, Egerer G, Kraemer A, Hillengass J, Benner A, Ho AD, Goldschmidt H. (2001) High plasma basic fibroblast growth factor concentration is associated with response to thalidomide in progressive multiple myeloma. Clin Cancer Res, 7, 2675-2681.

Neben K, Jauch A, Hielscher T, Hillengass J, Lehners N, Seckinger A, Granzow M, Raab MS, Ho AD, Goldschmidt H, Hose D. (2013) Progression in smoldering myeloma is independently determined by the chromosomal abnormalities del(17p), t(4;14), gain 1q, hyperdiploidy, and tumor load. Clin Oncol, 31, 4325-4332.

Nosàs-Garcia S, Moehler T, Wasser K, Kiessling F, Bartl R, Zuna I, Hillengass J, Goldschmidt H, Kauczor HU, Delorme S. (2005) Dynamic contrast-enhanced MRI for assessing the disease activity of multiple myeloma: a comparative study with histology and clinical markers. J Magn Reson Imaging, 22(1), 154-162.

Palumbo A, Anderson K. (2011) Multiple myeloma. N Engl J Med, 364(11),1046-1060.

Pearse RN, Sordillo EM, Yaccoby S et al. (2001) Multiple myeloma disrupts the TRANCE/ osteoprotegerin cytokine axis to trigger bone destruction and promote tumor progression. Proc Natl Acad Sci U.S.A, 98, 11581-11586.

Pileri A, Tarocco RP. (1974) In vivo kinetic studies in human myeloma. Haematologica, 59, 10-24.

Potter M, Morrison S. (1996) Plasmacytoma development in mice injected with silicone gels. Curr Top Microbiol Immunol, 210, 397-407.

Potter M. (2003) Neoplastic development in plasma cells. Immunol Rev, 194, 177-195.

Preuss KD, Pfreundschuh M, Fadle N et al. (2011) Hyperphosphorylation of autoantigenic targets of paraproteins is due to inactivation of PP2A. Blood, 118(12), 3340-3346.

Rasche L, Chavan SS, Stephens OW et al. (2017) Spatial genomic heterogeneity in multiple myeloma revealed by multi-region sequencing. Nat Commun 8(1), 268.

Rottenburger C, Kiel K, Bosing T, Cremer FW, Moldenhauer G, Ho AD, Goldschmidt H, Moos M. (1999) Clonotypic CD20+ and CD19+ B cells in peripheral blood of patients with multiple myeloma post high-dose therapy and peripheral blood stem cell transplantation. Br J Haematol, 106, 545-552.

Rutsch S, Neppalli VT, Shin DM, DuBois W, Morse HC, III, Goldschmidt H, Janz S. (2010) IL-6 and MYC collaborate in plasma cell tumor formation in mice. Blood, 115, 1746-1754.

Sher T, Miller KC, Deeb G et al.(2010) Plasma cell leukaemia and other aggressive plasma cell malignancies. Br J Haematol, 150, 418-427.

Standal T, Seidel C, Hjertner O et al.(2002) Osteoprotegerin is bound, internalized, and degraded by multiple myeloma cells. Blood, 100, 3002-3007.

Suematsu S, Matsusaka T, Matsuda T et al.(1992) Generation of plasmacytomas with the chromosomal translocation t(12;15) in interleukin 6 transgenic mice. Proc Natl Acad Sci U.S.A, 89, 232-235.

Thiago LS, Perez-Andres M, Balanzategui A et al. (2014) Circulating clonotypic B cells in multiple myeloma and monoclonal gammopathy of undetermined significance. Haematologica, 99, 155-162.

Vacca A, Ribatti D, Presta M et al. (1999) Bone marrow neovascularization, plasma cell angiogenic potential, and matrix metalloproteinase-2 secretion parallel progression of human multiple myeloma. Blood, 93, 3064-3073.

Vacca A, Ribatti D. (2006) Bone marrow angiogenesis in multiple myeloma. Leukemia, 20, 193-199.

Vescio RA, Cao J, Hong CH et al. (1995) Myeloma Ig heavy chain V region sequences reveal prior antigenic selection and marked somatic mutation but no intraclonal diversity. J. Immunol, 155, 2487-2497.

Witzig TE, Kyle RA, Greipp PR. (1992) Circulating peripheral blood plasma cells in multiple myeloma. Curr Top Microbiol Immunol, 182, 195-199.

Yaccoby S, Wezeman MJ, Henderson A et al. (2004) Cancer and the microenvironment: myeloma-osteoclast interactions as a model. Cancer Research, 64, 2016-2023.

Zeig-Owens R, Goldfarb DG, Luft BJ et al. (2022) Myeloma precursor disease (MGUS) among rescue and recovery workers exposed to the World Trade Center disaster. Blood Cancer J,12(8), 120.

Zhan F, Huang Y, Colla S et al. (2006) The molecular classification of multiple myeloma. Blood, 108, 2020-2028.

Zhan F, Colla S, Wu X et al. (2007) CKS1B, overexpressed in aggressive disease, regulates multiple myeloma growth and survival through SKP2- and p27Kip1-dependent and -independent mechanisms. Blood, 109, 4995-5001.

4. Klinische Manifestationen

4.1. Symptome und deren Häufigkeit

Die Diagnose eines MM wird wegen uncharakteristischer Symptome oft verzögert gestellt. Leitsymptome, welche sich aus der Proliferation des malignen Plasmazellklones im Knochenmark und der Sekretion eines monoklonalen Immunglobulins oder dessen Leichtketten erklären, sind in Abb. 4.1 dargestellt. Die Häufigkeit der Symptome zum Zeitpunkt der Erstdiagnose ist in Tab. 4.1 angegeben.

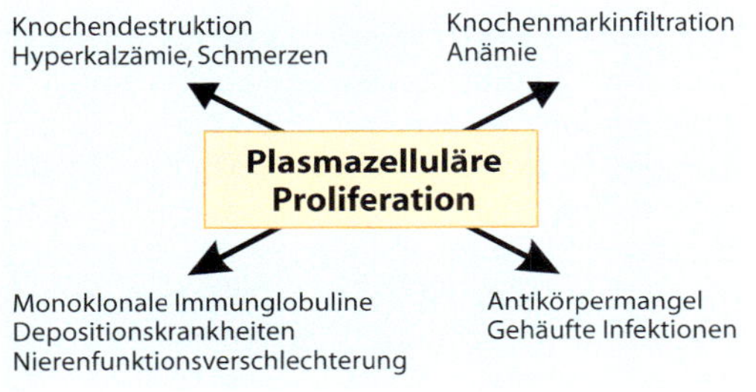

Abb. 4.1: Leitsymptome des Multiplen Myeloms. Die Destruktion des Knochens führt zu Schmerzen und/oder zur Hyperkalzämie. Die Infiltration des Knochenmarks sowie der Einfluss von Zytokinen bedingen die Anämie. Die exzessive Bildung eines monoklonalen Immunglobulins, insbesondere von dessen Leichtketten, trägt zur Nierenschädigung bei. Ablagerungen der Leichtketten können eine AL-Amyloidose verursachen. Der sekundäre Mangel an polyklonalen Immunglobulinen begünstigt gehäufte bakterielle und virale Infektionen.

Klinisches Zeichen bzw. Symptome	Anteil der Patienten
Knochenschmerzen inkl. Frakturen	65 %
Anämie	48 %
Frakturen, die einer orthopädischen oder chirurgischen Therapie bedürfen	10 %
Schwere bakterielle Infektionen	5 %
Zentralnervöse Symptome	3 %
Periphere Neuropathie	3 %
Urämie	3 %
Verstärkte Blutungsneigung	3 %
Herpes Zoster	2 %
Fieber als B-Symptom	1 %
Ödeme	1 %
Diagnose infolge einer Routineuntersuchung	25 %

Tab. 4.1: Klinische Zeichen und Symptome zum Zeitpunkt der Diagnose von 1700 konsekutiv untersuchten Patienten mit Multiplem Myelom an der Medizinischen Klinik und Poliklinik V der Universitätsklinik Heidelberg im Zeitraum 1992-2008. Mehrfachnennungen möglich.

4.2. Knochenschmerzen und pathologische Frakturen

In den Zusammenstellungen von Ludwig (1986) und Lathinen *et al.* (1992) hatten bis zu 80 % der Patienten mit Multiplem Myelom zum Zeitpunkt der Diagnosestellung bereits pathologische Frakturen erlitten; 50 % betrafen die Wirbelkörper und weitere 50 % andere Lokalisationen. Während die Frakturen meist akute Schmerzen auslösen, sind schleichend progrediente Beschwerden als Initialsymptome der Knochendestruktion ebenfalls möglich. Diese "uncharakteristischen" Knochenschmerzen werden sehr oft vor einer ausreichenden Diagnostik symptomatisch mit Antirheumatika und Analgetika und/oder physiotherapeutisch/orthopädisch behandelt. Entsprechend der Verteilung der Osteolysen (☞ Abb. 4.2) sind die Schmerzprädilektionsstellen die Wirbelsäule, die Rippen, die langen Röhrenknochen und das Becken. Der oft befallene knöcherne Schädel ist nur bei wenigen Patienten schmerzhaft.

Bei der Trias Knochenschmerzen, Anämie und beschleunigte Blutsenkungsgeschwindigkeit sollte das Multiple Myelom in die Differentialdiagnose dringend einbezogen werden.

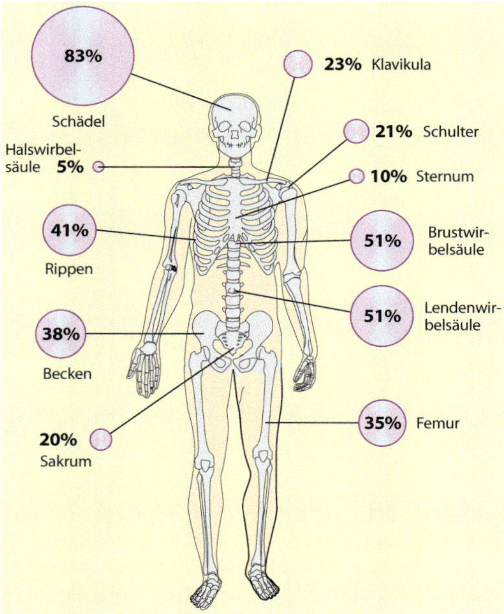

Abb. 4.2: Verteilung und Häufigkeit der Osteolysen bei Patienten mit Multiplem Myelom (Mehrfachnennung möglich). Am häufigsten finden sich Osteolysen des Schädels, die im Gegensatz zu Läsionen an anderen Knochen zumeist asymptomatisch sind (mod. n. Deicher 1997).

4.3. Anämiesymptome

Über Müdigkeit, meist als Ausdruck einer Blutarmut, berichten ca. 50-70 % der Patienten mit MM zum Zeitpunkt der Diagnosestellung (Meran *et al.*, 1999). Ferner sind Kurzatmigkeit bei Belastung, Blässe und Konzentrationsschwierigkeiten typisch. Die Anämie ist durch den Grad der Knochenmarkinsuffizienz nicht immer ausreichend erklärt. Kofaktoren für den Mangel an rotem Blutfarbstoff können z.B. Niereninsuffizienz und Hemmung der Erythropoese durch Zytokine sein. Typischerweise ist die Anämie beim MM normozytär und normochrom.

4.4. Infektionen

Gehäufte Infektionen als Folge einer Suppression der polyvalenten Immunglobulinproduktion können ein erstes Symptom des MM sein. Der sekundäre Antikörpermangel ist sowohl für bakterielle als auch virale Infektionen prädisponierend (Übersicht bei Jacobson *et* Zolla-Pazner, 1986; Rajkumar *et al.*, 2022). Im Vergleich zu einer hospitalisierten Vergleichsgruppe ist das Infektionsrisiko für Patienten mit MM ca. 7 bis 15 Mal erhöht. Während der Krankheitsprogression und der Behandlungsphasen des MM ist im Vergleich zur Plateauphase die Infektionsgefahr weiter gesteigert. In fortgeschrittenen Krankheitsstadien mit Panzytopenie oder chemotherapiebedingter Neutrozytopenie steigt das Infektionsrisiko noch weiter. Übersichten zur Häufigkeit von bakteriellen und viralen Infektionen einer schwedischen Registerauswertung sind in Tab. 4.2 dargestellt.

Eine große Phase-III-Studie aus dem Vereinigten Königreich Großbritannien zeigte eine signifikante Reduktion der febrilen Episoden sowie der Sterblichkeit in den ersten 12 Wochen nach Diagnosestellung durch die prophylaktische Gabe eines Breitbandantibiotikums. Es wird daher empfohlen, in den ersten Wochen nach Therapieeinleitung wenn möglich eine antibakterielle Prophylaxe durchzuführen (Drayson *et al.*, 2019).

4.5. Neurologische Symptome

Relativ selten führen akute neurologische Ausfälle zur Diagnose des MM. Wirbelkörperfrakturen können jedoch akute Lähmungserscheinungen bedingen und erfordern eine sofortige Diagnostik und eine therapeutische Intervention.

Bei bis zu 10 % der Patienten mit MM treten initial Zeichen der peripheren Polyneuropathie auf. Ursächlich sind bei IgM-Paraproteinämien Interaktionen des monoklonalen Immunglobulins mit den Nervenscheiden. In diesen Fällen lassen sich sogenannte Myelin-assoziierte Glykoprotein-Antikörper (anti-MAG-AK) nachweisen. Daneben führen Leichtkettenablagerungen vorwiegend zu distalen sensomotorischen Polyneuropathien. Hier sollte differentialdiagnostisch immer eine Leichtketten-Amyloidose ausgeschlossen werden (☞ auch Kap. 4.8.).

Selten liegt ein POEMS-Syndrom (Polyneuropathie, Organomegalie, Endokrinopathie, M-Gradient, Hautläsionen) vor. Hauptdiagnosekriterien für diese seltene Erkrankung sind Polyneuropathie, monoklonale Gammopathie, sklerotische

Erkrankung	Bakterielle Infektionen					
	Total			*Follow-up* nach 1 Jahr		
	Multiples Myelom (n=9253)	Kontroll-gruppe (n=34931)	HR (95 % KI)	Multiples Myelom	Kontroll-gruppe	HR (95 % KI)
Gesamt (bakterielle Infektion)	3361	5792	7,1 (6,8-7,4)	1388	574	11,5 (10,4-12,7)
Pneumonie	2150	3504	7,7 (7,2-8,1)	770	279	12,7 (11,1-14,6)
Osteomyelitis	37	100	3,5 (2,4-5,2)	19	12	6,9 (3,4-14,3)
Sepsis	1336	960	15,6 (14,3-17,1)	464	69	29,9 (23,2-38,6)
Nierenbecken-entzündung	152	570	2,9 (2,4-3,5)	50	51	4,3 (2,9-6,4)
Entzündung des Zellgewebes	164	564	3,0 (2,5-3,6)	57	58	3,7 (2,5-5,4)
Hirnhautent-zündung	51	28	16,6 (10,2-27,1)	12	3	17,3 (4,9-61,3)
Endokarditis	35	73	5,3 (3,4-8,1)	12	6	8,7 (3,3-23,1)
Erkrankung	**Virale Infektionen**					
	Multiples Myelom	Kontroll-gruppe	HR (95 % KI)	Multiples Myelom	Kontroll-gruppe	HR (95 % KI)
Gesamt (virale Infektion)	607	556	10,0 (8,9-11,4)	215	54	17,6 (13,1-23,8)
Grippe	150	245	6,1 (4,9-7,6)	52	22	10,5 (6,4-17,3)
Herpes Zoster	282	171	14,8 (12,1-18,2)	92	16	25,8 (15,2-43,8)

Tab. 4.2: Übersicht zur Häufigkeit von bakteriellen und viralen Infektionen einer schwedischen Registerauswertung (mod. nach Blimark *et al.*, 2012). In dieser Auswertung werden die Sepsis, Meningitis und Pneumonie als häufigste Infektionen beschrieben. Bei den viralen Infektionen ist das Risiko der Herpes-Zoster-Infektion am stärksten erhöht. KI = Konfidenzintervall.

Knochenläsionen und ein erhöhter VEGF-Spiegel. Nebenkriterien sind Organomegalie, Ödeme (inkl. Pleuraerguss), Endokrinopathien, Hautveränderungen (Hyperpigmentierung, Hypertrichosis Plethora u.a.), Papillenödem und Thrombozytose oder Polyzythämie. Zur Diagnosestellung sollte mindestens ein Haupt- und ein Nebenkriterium erfüllt sein (Dispenzieri, 2007 und 2019).

Zentralnervöse Symptome bis hin zur psychotischen Reaktion können durch eine Hyperkalzämie verursacht sein. Diese wird durch den vermehrten von den Myelomzellen induzierten Osteoklasten-induzierten Knochenabbau verursacht. Diese wird durch den Knochenabbau verursacht, welcher durch die von den Myelomzellen induzierte erhöhte Aktivität der Osteoklasten bedingt ist. Zum Symptomenkomplex der Hyperkalzämie gehören Dehydratation, Polyurie, Polydipsie, Übelkeit, Erbrechen, Obstipation, Verwirrtheit bis hin zur Somnolenz. Kalziumbestimmungen sollten bei jeder Kontrolluntersuchung von Patienten mit MM erfolgen, da Symptome der Hyperkalzämie nicht streng mit dem Kalziumwert korrelieren. Ein hyperkalzämisches Koma kann durch regelmäßige

Laborkontrollen und konsequente Therapie in der Regel vermieden werden. Der Kalziumspiegel im Serum sollte unter Berücksichtigung der Albuminkonzentration interpretiert werden. Eine Hypoalbuminämie, wie sie beim Multiplen Myelom häufig auftritt, kann dabei die Kalziumwerte verfälschen und es muss der korrigierte Wert bestimmt werden (Thomas, 2020).

Ein Befall des Zentralen Nervensystems beim MM ist selten. Beim Liquorbefall (Meningeosis durch Myelomzellen) sind meist zirkulierende Myelomzellen im peripheren Blut nachweisbar. Die Malignität (Klonalität) der durch Liquorpunktion gewonnenen Plasmazellen ist zytogenetisch oder molekularbiologisch nachzuweisen.

4.6. Blutungszeichen

Bei vielen Myelompatienten lässt sich eine verlängerte Blutungszeit feststellen. Ursächlich können Thrombozytopenie oder Thrombozytenfunktionsstörungen sowie eine Hemmung der plasmatischen Gerinnung sein. Die Störung der Thrombozytenaggregation ist durch eine Interaktion des monoklonalen Proteins mit der Thrombozytenmembran bedingt. Auch die Gerinnungsfaktoren können durch das monoklonale Protein gehemmt werden, sodass neben Petechien, Suffusionen und Epistaxis auch Hämatome spontan oder nach Bagatelltraumen auftreten können.

4.7. Symptome der Niereninsuffizienz

Bei jedem fünften Patienten findet sich zum Zeitpunkt der Diagnosesicherung des MM eine Verschlechterung der Nierenfunktion mit einem Serumkreatininwert von >2 mg/dl (Übersicht bei Goldschmidt *et* Weisel, 2020; Dimopoulos *et al.*, 2008; Kastritis *et al.*, 2012). Die glomeruläre Filtrationsrate (GFR) soll heute bestimmt werden, da diese die Funktion der Nieren besser abbildet. Durch die Nierenfunktionsverschlechterung kann es zu Ödemen, Kopfschmerzen infolge von renaler Hypertonie, Palpitationen als Folge einer Hypervolämie und Urämiesymptomen kommen. Die Ausscheidung von monoklonalen Leichtketten und/oder eine Albuminurie bedingt meist ein Schäumen des Urins.

> Die typische "Myelomniere" ist durch die vermehrte glomeruläre Ausscheidung der Leichtketten und deren Ablagerung in den Tubuli bedingt. Die endgültige Diagnosestellung erfolgt durch eine Nierenbiopsie. Hierzu sind Erkenntnisgewinn und Risiko der Punktion abzuwägen.

Da die physiologische Rückresorption von Leichtketten in den proximalen Tubuli überschritten ist, führt die Präzipitation der Proteine zu einer Nierenfunktionsverschlechterung (☞ Abb. 4.3). So waren in den 90iger Jahren bis zu 10 % der neu diagnostizierten Patienten mit einem MM dialysepflichtig.

Werden die Glomeruli durch Amyloidablagerungen geschädigt, nimmt die Gesamtausscheidung an Eiweiß (insbesondere Albumin) meist deutlich zu und übersteigt die Menge der ausgeschiedenen Leichtketten. In dieser Situation wird hauptsächlich Albumin durch den Urin ausgeschieden, und es liegt meist keine große Krankheitsaktivitätszunahme des MM vor. Durch den Albuminverlust kann ein nephrotisches Syndrom auftreten. Außer den Leichtketten- und Amyloidose-bedingten Nierenfunktionsstörungen können u.a.

- Hyperkalzämie,
- Dehydratation,
- Hyperurikämie,
- Hypertonie,
- Diabetes mellitus,
- Hyperviskosität,
- Infektionen des Harntraktes,
- Prostatahyperplasie

ursächlich oder ein Kofaktor für eine Nierenfunktionsverschlechterung sein. Die sorgfältige Diagnostik, der Ausgleich des Flüssigkeitshaushaltes sowie eine konsequente supportive und zytostatische Therapie können bei Patienten mit geschädigter Niere eine Progression der Retention der harnpflichtigen Stoffe vermindern oder sogar verhindern.

4.8. Amyloidosesymptome

Ablagerungen von Leichtketten des monoklonalen Proteins, welche als AL-Amyloid (AL = Amyloid aus Leichtketten) bezeichnet werden, finden sich bei bis zu 15 % der Patienten mit MM. Bei fast allen Patienten handelt es sich bei der AL-Amyloidose um eine generalisierte Proteinablagerung in allen

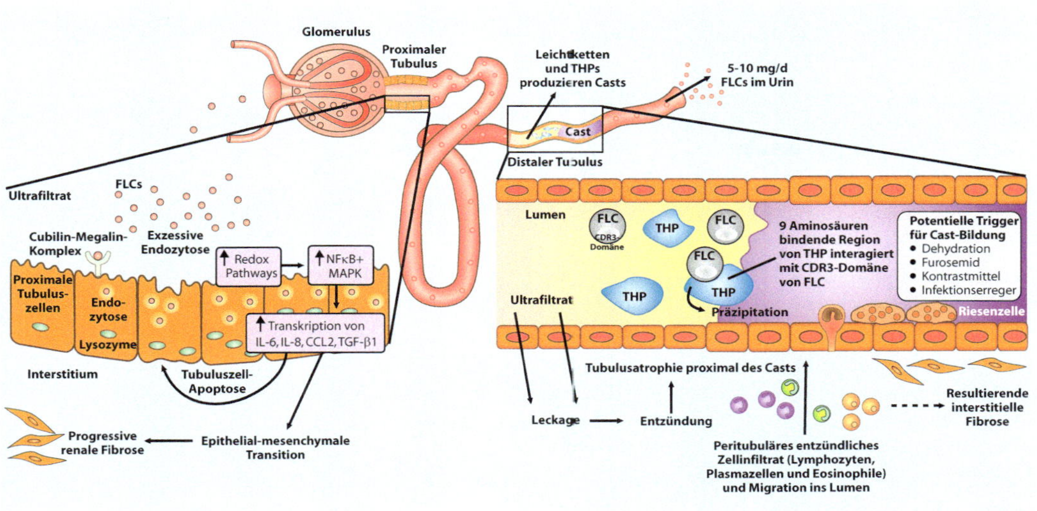

Abb. 4.3: Pathogenese der Myelomniere (mod. n. Hutchison *et al.*, 2011). Die vermehrte Produktion von Leichtketten führt zu einer Tubulusschädigung und der Bildung von *"Casts"*. Diese Eiweißkomplexe können die Tubuli verlegen. Eine Hyperkalzämie kann den Tubulusschaden verstärken und die Ausbildung der *"Casts"* beschleunigen. THP = Tamm-Horsfall-Protein; GFR = Glomeruläre Filtrationsrate.

Organen (Schönland *et al.*, 2012; Gertz *et* Dispenzieri 2020; Dittrich *et al.*, 2020) des Körpers. Insbesondere die Amyloidose von Herz und anderen Organen verschlechtert die Prognose entscheidend. Die Herzamyloidose führt zu einer restriktiven Kardiomyopathie mit den Zeichen einer globalen Herzinsuffizienz sowie Herzrhythmusstörungen. Weiterhin kann sich die Amyloidose am Magen-Darm-Trakt mit Diarrhö und Malabsorption, am peripheren Nervensystem mit Polyneuropathie und an der Haut mit plaqueartigen Einlagerungen sowie typischen periorbitalen Blutungen manifestieren. Die Leberamyloidose führt zu einer Hepatomegalie. Amyloidoseablagerungen in der Milz können eine funktionelle Asplenie bedingen, welche im peripheren Blutbild an den Howell-Jolly-Körpern der Erythrozyten diagnostizierbar ist. Auch ist die Makroglossie, im Sinne einer Organomegalie, ein typisches Zeichen (☞ Abb. 5.1) (Schönland *et al.*, 2012).

4.9. Seltene Manifestationen

Orthostatische Dysfunktionen können durch eine Kardiomyopathie oder Neuropathie verursacht sein. Direkte ZNS-Symptome des MM werden bei weniger als 1 % der Patienten gefunden. Ursächlich können Plasmozytomherde oder eine Meningeosis sein. Bei etwa 5 % der Erkrankten werden vergrößerte Lymphknoten oder eine Splenomegalie nachgewiesen. Weitere seltene Manifestationen stellen das Hyperviskositätssyndrom (abhängig von Paraproteinkonzentration/-größe/-interaktion, meist mit neurologischen Symptomen) und Koagulopathien (meist Interaktionen des Paraprotein mit Gerinnungsfaktoren) dar.

4.10. Literatur

Blimark C, Mellqvist U-H, Landgren O et al. (2012) Myeloma - therapy, excluding transplantation: Clinical issues in myeloma and amyloidosis patients: novel agent and novel agent-based combinations, Blood (ASH Annual Meeting Abstracts), 120, 945

Deicher H. (1997) Monoklonale Gammopathie und multiples Myelom. In: Ostendorf P.C., & Seeber S. (Hrsg): Hämatologie, Onkologie, München, Urban und Schwarzenberg, 567-579

Dittrich T, Kimmich C, Hegenbart U, Schönland S. (2020) Prognosis and Staging of AL Amyloidosis. Acta Haematol, 143(4), 388-400

Dispenzieri A. (2007) POEMS Syndrome. Blood Rev, 21(6), 285-299

Dispenzieri A. (2019) POEMS Syndrome: 2019 Update on diagnosis, rik-stratification, and management. Am J Hematol, 94(7), 812-827

Drayson M, Bowcock S, Planche T. (2019) Levofloxacin prophylaxis in patients with newly diagnosed myeloma

(TEAMM): a multicenter, double-blind, placebo-controlled, randomized, phase 3 trial. Lancet Oncol, 20, 1760-1772

Dimopoulos MA, Kastritis E, Rosinol L et al. (2008) Pathogenesis and treatment of rainal failure in multiple myeloma. Leukemia, 22, 1485-1493

Gertz MA, Dispenzieri A. (2020) Systemic amyloidosis recognition, prognosis, and therapy: A systematic review. JAMA, 324(1), 79-89

Goldschmidt H et Weisel K (2020) Multiples Myelom und andere plasmazelluläre Erkrankungen. In "Onko-Nephrologie", Hrsg. Jäger & Zeier, 63-71

Hutchison CA, Batuman V, Behrens J et al.; International Kidney and Monoclonal Gammopathy Research Group. (2011) The pathogenesis and diagnosis of acute kidney injury in multiple myeloma. Nat Rev Nephrol, 8(1), 43-51

Jacobson DR, Zolla-Pazner S. (1986) Immunsuppression and infection in multiple myeloma. Semin Oncol, 13, 282-290

Kastritis E, Dimopoulos MA, Blade J. (2012) Evolving chemotherapy options for the treatment of myeloma kidney: a 40-year perspective. Adv Chronic Kidney Dis, 19(5), 312 -23

Lathinen R, Laakso M, Palva I et al., for the Finish Leukaemia Group (1992) Randomised, placebo-controlled multicentre trial of clodronate in multiple myeloma. Lancet, 340, 1049-1052

Ludwig H. (1986): Die Klinik des Multiplen Myeloms. Onkologie, 9, 202-208

Meran JG, Zojer N, Ludwig H. (1999) Klinik, Diagnose und Prognose des Multiplen Myeloms. Onkologe, 5, 297-306

Rajkumar SV, Kumar S, Lonial S, Matoes MV. (2022) Smoldering multiple myeloma current treatment algorithms. Blood Cancer J, 12(9), 129.

Schönland S, Blank N, Kristen AV et al. (2012) Systemic amyloidoses. Internist (Berl), 53(1), 51-64

Thomas L. (2020) Albumin in: Labor und Diagnose, TL (Hrsg.) TH-Books Verlagsgesellschaft GmbH, Frankfurt

5. Diagnostik, Diagnosesicherung und Differentialdiagnostik

5.1. Diagnostik

5.1.1. Allgemeines

Die moderne Diagnostik ermöglicht eine schnelle Diagnosesicherung des MM. Bei frühzeitiger Diagnosestellung können so vor dem Eintreten von irreversiblen Organschäden wichtige Untersuchungen zur Ausbreitung und zum Verlauf durchgeführt und therapeutische, präventive sowie supportive Maßnahmen eingeleitet werden. Hierdurch werden die Prognose und die Lebensqualität der Patienten mit MM verbessert. Eine frühzeitige Diagnose wird jedoch nur bei weniger als der Hälfte der Patienten erreicht, da die Symptome des MM unspezifisch sind und die Myelomerkrankung aufgrund ihrer relativen Seltenheit in der Differentialdiagnose nicht immer ausreichend oder sehr spät einbezogen wird.

Die Diagnostik wird unterteilt in:

- klinische Symptome
- laborchemische Untersuchungen
- Knochenmarkdiagnostik
- bildgebende Verfahren
- immunphänotypische, molekularbiologische sowie zytogenetische Untersuchungen

5.1.2. Klinische Symptome

Die klinischen Symptome des Multiplen Myelom sind oft nicht charakteristisch bzw. pathognomonisch. Sie werden in Kap. 4. einzeln diskutiert. **Knochenschmerzen** sind am häufigsten und waren bei bis zu 80 % der symptomatischen Patienten nachweisbar. Durch die Aufnahme der SLiM-Kriterien (☞ Kap. 6.1.2.) zur Diagnosestellung einer therapiepflichtigen Myelomerkrankung reduzierte sich z.B. die manifeste Knochendestruktion zum Zeitpunkt der Diagnosesichtung auf 60 %. Blässe, Schwäche und Palpitationen können durch eine **Anämie** bedingt sein. Ca. 20 % der Patienten berichten über **Gewichtsverlust**. Vermehrte Infektionen sind in der Regel durch einen sekundären Immunglobulinmangel bedingt. Vergrößerungen der Leber oder Milz können durch Infiltration der Zellen des Myelomklons, aber auch durch die Ablagerung von monoklonalen Leichtketten, dem AL-Amyloid, entstehen. Für die myelombedingte AL-Amyloidose kann eine **Zungenvergrößerung** (Makroglossie), welche in späteren Stadien Kau- und Schluckbeschwerden verursacht (☞ Abb. 5.1), richtungsweisend sein.

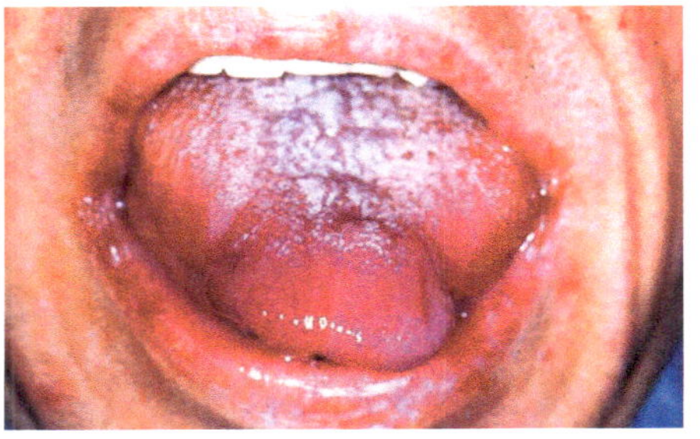

Abb. 5.1: Zungenvergrößerung infolge einer AL-Amyloidose.

Ödeme werden meist durch eine Nephropathie, eventuell mit akutem Nierenversagen und Oligurie, meist infolge des Leichtkettenmyeloms mit Hyperkalzämie hervorgerufen. Die durch das MM verursachte Nierenschädigung kann akut und/ oder chronisch verlaufen. Ein nephrotisches Syndrom kann im Rahmen einer AL-Amyloidose zu Ödemen führen. Kardiale Ödeme werden meist durch Herzinsuffizienz oder Herzrhythmusstörungen infolge von Amyloidablagerungen im Myokard (☞ Abb. 5.2 und Abb. 5.3) verursacht. Auf Grund des durchschnittlichen Erkrankungsalters von 70 Jahren zum Zeitpunkt der Diagnosesicherung und der häufigen kardialen Nebendiagnosen (z.B. arterielle Hypertonie) in dieser Altersgruppe sollte bei allen Patienten vor Einleitung einer Therapie eine kardiologische Abklärung erfolgen.

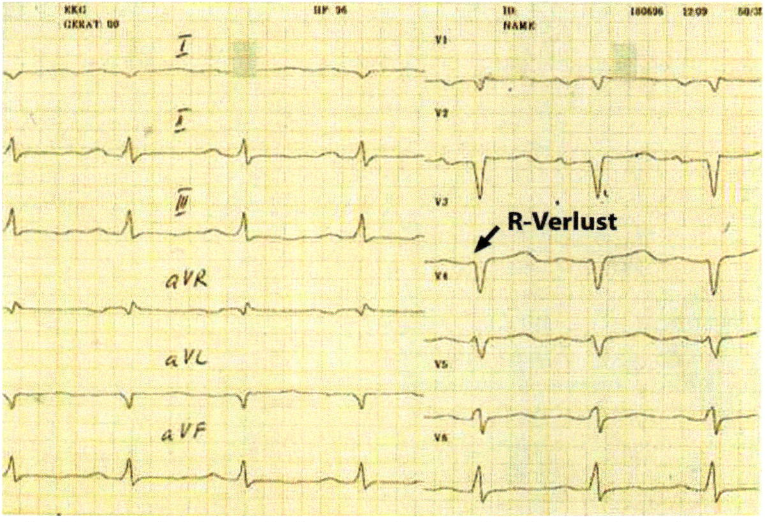

Abb. 5.3: Elektrokardiogramm bei AL-Amyloidose. Periphere Niedervoltage und R-Verlust.

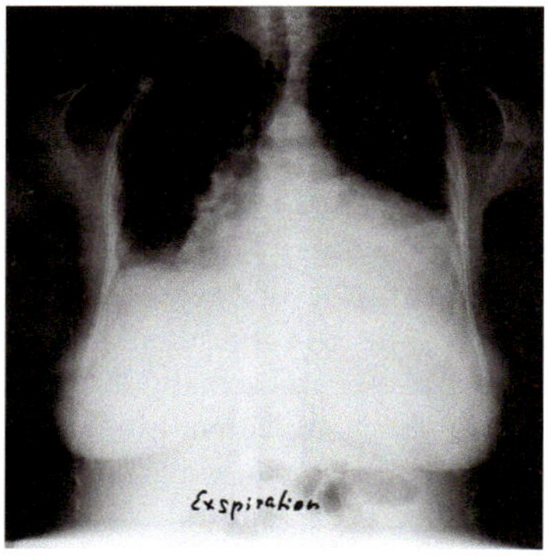

Abb. 5.2: Kardiomegalie und beidseitige Randwinkelergüsse infolge einer AL-Amyloidose bedingten Herzinsuffizienz.

Verstärkte **Blutungsneigung** (z.B. Hämatome und Epistaxis) und **Petechien** sind durch eine Thrombozytopenie oder Thrombozytenfunktionsstörung infolge des monoklonalen Proteins erklärbar. Amyloidablagerungen in den Gefäßen erhöhen die Blutungsneigung und führen zu flächenhaften Blutungen. Die typischen periorbitalen Hämatome sind durch vermehrte Gefäßrigidität und eine Zunahme des intravasalen Drucks sowie der damit verbundenen Gefäßrupturen bedingt (☞ Abb. 5.4).

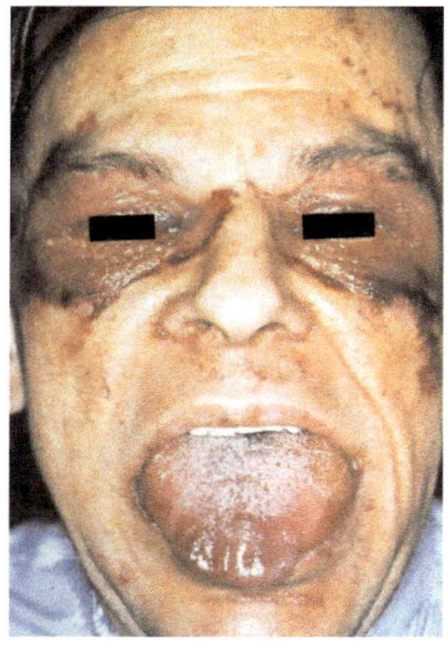

Abb. 5.4: Massive periorbitale Einblutungen bei AL-Amyloidose und Makroglossie.

Hautinfiltrationen und **Lymphknotenvergrößerungen** werden bei ca. 5 % der Myelompatienten nachgewiesen, selten jedoch als Primärbefund. Histopathologisch finden sich oftmals lymphoplasmazytoide Infiltrate.

Polyneuropathien werden meist durch AL-Amyloidablagerungen oder Reaktionen der monoklonalen Proteine mit den Nervenfasern erklärt (sog. MAG-Antikörper, ☞ Kap. 4.5.). Ein Karpaltunnelsyndrom, insbesondere beidseits, sollte bei bestehender monoklonaler Gammopathie immer differentialdiagnostisch an eine AL-Amyloidose denken lassen.

Die unterschiedlichen Leitsymptome, welche als orthopädische, hämatologische, nephrologische, kardiologische, infektiöse, dermatologische oder neurologische Manifestationen des MM klassifizierbar sind, werden in Kap. 4. ausführlich beschrieben und sollten eine Labor- und Bildgebungsdiagnostik induzieren.

5.1.3. Laborchemische Untersuchungen

5.1.3.1. Eiweißdiagnostik und Serumviskosität

Gesamteiweiß in Serum und Urin

Die Gesamteiweißkonzentration im Serum und/oder Urin ist sehr oft durch die vermehrte Produktion eines Immunglobulins und/oder einer Leichtkette erhöht. Das monoklonale Immunglobulin im Serum kann durch den prozentualen Anteil des monoklonalen Proteins in der Serumproteinelektrophorese und die Höhe der Gesamteiweißkonzentration quantifiziert werden (☞ Abb. 5.5). Im Rahmen einer AL-Amyloidose ist die Proteinmenge im Urin sehr häufig zusätzlich durch den Verlust von Albumin aus dem Serum über die Niere erhöht.

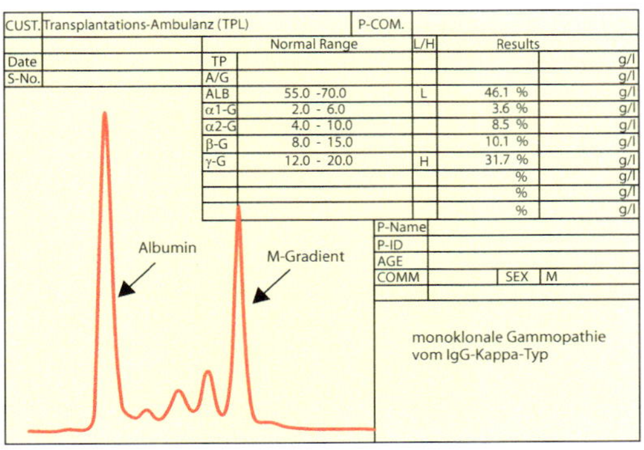

Abb. 5.5: Serumelektrophorese bei MM vom IgG-kappa-Typ. M-Gradient in der γ-Globulinfraktion mit einem Relativanteil von 31,7 %. Bei einem Gesamteiweiß von 100 g/l im Serum würde das monoklonale IgG 31,7 g/l betragen.

Das Gesamteiweiß, die Elektrophorese und die freien Leichtketten im Urin und im Serum werden zur Verlaufskontrolle verwendet, jedoch ist in der Primärdiagnostik immer die Differenzierung zwischen Leichtketten und Albumin im Urin erforderlich.

Die Differenzierung der Urineiweiße ist bei pathologischer Proteinurie durch eine Urinelektrophorese oder die Konzentrationsbestimmung der Leichtketten und des Albumins im Urin möglich. Während die Leichtkettenausscheidung eine direkte Folge der Produktion durch Myelomzellen ist, spiegelt die Albuminurie den Glomerulumschaden der Nieren meist durch Leichtkettenablagerungen als AL-Amyloid wider. Die Albuminurie korreliert deshalb nicht mit der Tumormasseneinschätzung entsprechend der Klassifikation nach Salmon und Durie, während der Grad der Leichtkettenausscheidung in dieser Klassifikation berücksichtigt wurde.

Albumin in Serum und Urin

Die Albuminkonzentration im Serum gilt als Prognosefaktor bei neudiagnostizierten, symptomatischen Myelompatienten im Rahmen des *International Staging System* (ISS und Revised ISS, ☞ Kap. 6.). Eine Reduktion der Albuminkonzentration in Kombination mit erhöhtem Beta-2-Mikroglobulin (s.u.) im Serum korreliert mit einer schlechteren Prognose hinsichtlich des Gesamtüberlebens (Greipp *et al.*, 2005). Die Reduktion des Albumins im Serum kann durch die direkte Aktivität des MM bedingt sein: Der von Myelomzellen produzierte hohe Level des IL-6 reduziert die Bildung von Albumin, welches in der Leber gebildet wird. Eine niedrige Albuminkonzentration im Serum kann auch den Verlust von Albumin durch die Niere bedingt sein. Die vermehrte Proteinausscheidung hängt in dieser Situation nicht direkt mit der Krankheitsaktivität des MM zusammen, sondern repräsentiert einen sekundären, Leichtketten-bedingten Nierenschaden, meist die Nierenamyloidose.

Proteinelektrophorese

Die Proteinelektrophorese des Serums und/oder Urins eignet sich als Screening- und Verlaufsuntersuchung. Hohe Konzentrationen monoklonaler Proteine bedingen einen schmalbasigen M-Gradienten. Das "M" ist abgeleitet von der Monoklonalität der Schwerkette des Immunglobulins im Serum. Beim MM vom IgG-Typ ist zum Beispiel zur Verlaufsbeurteilung eine quantitative **Differenzierung** der polyklonalen und monoklonalen Immunglobuline in der Gammafraktion der Serumelektrophorese (☞ Abb. 5.5) ergänzend zur quantitativen IgG-Bestimmung unerlässlich. Kon-

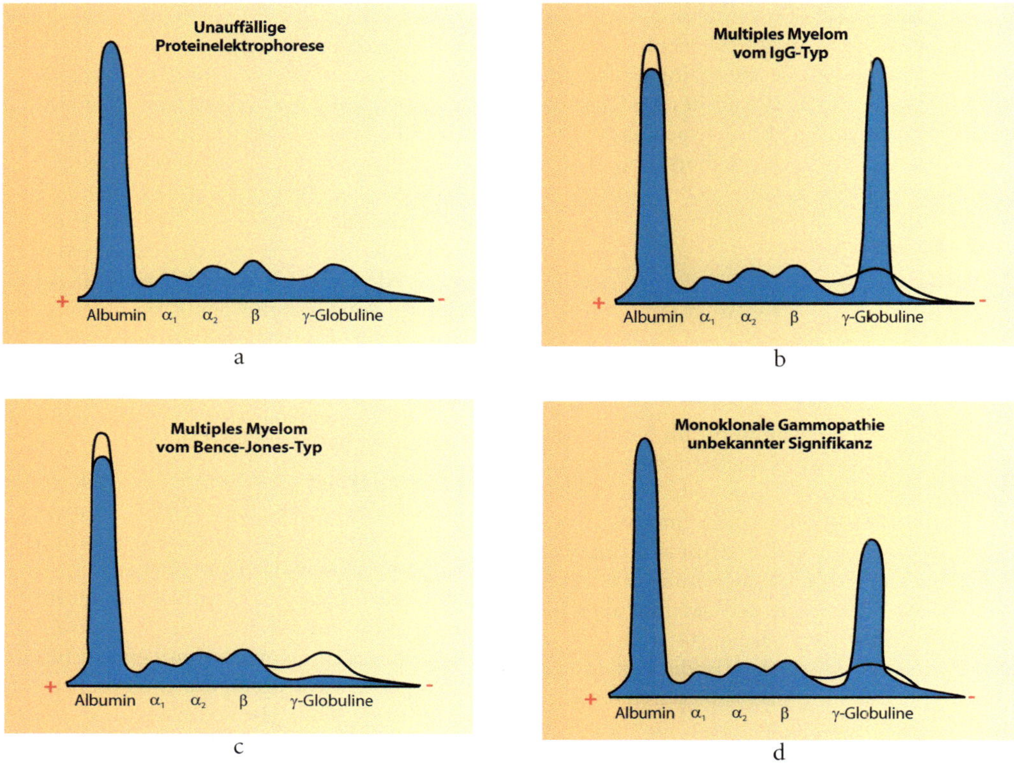

Abb. 5.6a-d: Serumelektrophoresen.
a: Unauffällige Serumelektrophorese.
b: Serumelektrophorese bei MM vom IgG-Kappa-Typ mit typischem M-Gradient und Reduktion der polyklonalen Immunglobuline und des Albumins.
c: Serumelektrophorese bei MM vom Bence-Jones-Typ mit Reduktion der polyklonalen Immunglobuline und des Albumins.
d: Bei der MGUS und dem *smouldering myeloma* sind der M-Gradient nicht so ausgeprägt und die polyklonalen Immunglobuline sowie das Albumin sind in der Regel nicht oder gering erniedrigt.

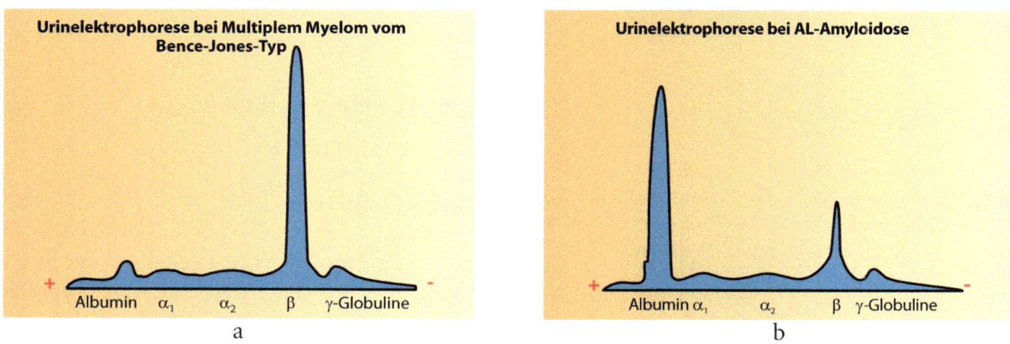

Abb. 5.7a,b: Urinelektrophoresen.
a: Urinelektrophorese bei MM vom Bence-Jones-Typ mit überwiegender Ausscheidung von Leichtketten.
b: Urinelektrophorese bei MM vom Bence-Jones-Typ mit überwiegender Ausscheidung von Albumin infolge eines durch eine AL-Amyloidose bedingten Nierenschadens.

zentrationen von ca. <1 g/l monoklonalem Protein lassen sich mit der Elektrophorese jedoch nicht mehr nachweisen. Zum qualitativen Nachweis dient hier die Immunfixation. Zum quantitativen Nachweis kann zusätzlich der sogenannte *Heavy Light Chain*-Test herangezogen werden. Mit dem Test lassen sich auch kleine Mengen des monoklonalen Proteins quantifizieren.

Zu beachten ist, dass das monoklonale Protein nicht immer in der gamma-Fraktion der Serumelektrophorese zu finden ist: Besonders bei IgA-Myelomen ist der M-Gradient häufig in der beta-Fraktion und ist oft nicht von dieser sicher abgrenzbar.

Bei Leichtketten (Bence-Jones)-Myelomen ist in der Serumelektrophorese kein M-Gradient abgrenzbar, es findet sich jedoch meist eine Reduktion der polyklonalen Immunglobuline der gamma-Fraktion (☞ Abb. 5.6c).

Typische Serumelektrophoresen bei MM vom IgG- und Bence-Jones-Typ sowie MGUS sind im Vergleich zu einer unauffälligen Elektrophorese in Abb. 5.6 dargestellt.

Durch die Urinelektrophorese wird die Unterscheidung von Leichtketten- und Albuminausscheidung im Urin ermöglicht. In beiden Konstellationen (☞ Abb. 5.7a,b) kann die Eiweißausscheidung mit z.B. 5 g pro 24 Stunden gleich hoch sein. Jedoch nur bei überwiegender Ausscheidung von Leichtketten ist die quantitative Proteinurie pro 24 Stunden ein direktes Maß der Krankheitsaktivität des MM. Zu beachten ist, dass eine Bence-Jones-Proteinurie egal welchen Ausmaßes nicht in Urinschnelltests (Teststreifen) nachweisbar ist.

Immunfixation, Massenspektrometrie und Immunelektrophorese

Bei 97-99 % der Patienten mit MM ist eine **monoklonale Gammopathie** im Serum und/oder Urin durch Immunfixation nachweisbar. Eine Untersuchung des Urins ist empfohlen, da bei bis zu 10 % der Patienten mit Bence-Jones-Myelom (Leichtkettenmyelom) die Immunfixation im Serum negativ sein kann. Die Sensitivität der Immunfixation/-elektrophorese wird durch die Restkonzentration der polyklonalen Immunglobuline beeinflusst. Relativ gesehen ist die Immunfixation der Immunelektrophorese mit einer 10-fach höheren Empfindlichkeit überlegen (Nachweisgrenze ca. 0,05-0,01 g/l). Monoklonales Protein wird bei der Immunfixation als verstärkte Proteinbande sichtbar. Die Immunfixation ist in der Primärdiagnostik erforderlich, da durch die Myelomtherapie Immunfixations-negative Remissionen induziert werden können. Der Freie-Leichtketten-Test hat im klinischen Alltag eine hohe Sensitivität zum Nachweis einer Monoklonalität im Serum und ist als Suchtest initial zu empfehlen (s.u.). Eine noch höhere Sensitivität zum Nachweis von monoklonalem Protein hat die Massenspektrometrie (Zajec *et al.*, 2020). Mit dieser Methode kann auch ein antransfundierter monoklonaler Antikörper identifiziert werden und von einem persistierenden monoklonalen Protein getrennt werden (Fatica *et al.*, 2021). Hierdurch kann zum Beispiel eine CR-Bestimmung während einer Therapie mit einem monoklonalen Antikörper besser erfolgen.

Quantitative Bestimmung der Immunglobuline oder Leichtketten

Zur Einschätzung der polyklonalen Immunglobuline und zur quantitativen Bestimmung des monoklonalen Immunglobulins im Serum oder seiner Leichtkette im Urin werden verschiedene Quantifizierungsmethoden angewendet. Aufgrund der unterschiedlichen Methoden sind die Ergebnisse verschiedener Labore nur eingeschränkt vergleichbar. Bei Wechsel des Labors ist deshalb zusätzlich zur Immunglobulinbestimmung im Serum und der Gesamteiweißbestimmung im Serum eine Serumelektrophorese zur "internen" Kontrolle unerlässlich. Für Verlaufsuntersuchungen ist die Serumelektrophorese mit der Quantifizierung des M-Gradienten und nicht die Konzentrationsbestimmung der Immunglobuline der Standard.

Eine Quantifizierung der Leichtketten im 24-Stunden-Urin ist für Verlaufsuntersuchungen zu nutzen. Die Sammelmenge des Urins sollte größer als zwei Liter pro 24 Stunden sein. Bei 24-Stunden-Urinsammlungen von <1 Liter sollten Sammelfehler nachhaltig diskutiert und ausgeschlossen werden.

Nachweis freier Leichtketten im Serum – *free light chain assay*

Der Freie-Leichtketten-Test (*free light chain assay*, u.a. Freelite®, Binding Site) ist ein kommerzieller automatisierter Immunoassay, der in zwei getrennten Untersuchungen die Quantifizierung freier κ- und λ-Leichtketten sowie die Berechnung des κ-zu-λ-Quotienten (FLC-Ratio = κ/λ) ermöglicht (Bradwell *et al.*, 2001). Zu beachten ist es, dass in Deutschland drei kommerzielle Leichtkettentests im Serum angewendet werden. Die Referenzwerte sind stark different (Schieferdecker *et al.*, 2020). Die Indikation zur Therapie infolge eines Leichtkettenquotienten >100 im Serum beruht auf den Ergebnissen von Freelite®. Die monoklonalen Plasmazellen produzieren in der Regel jeweils nur eine Leicht- und Schwerkette (Katzmann, 2006).

Durch den Vergleich des FLC κ/λ mit Referenzwerten für normale Seren und für polyklonale Immunglobulinvermehrungen ist die FLC-Ratio κ/λ ein sensitiver Indikator für eine monoklonale FLC-Leichtkettenproduktion (Bradwell *et al.*, 2001; Katzmann *et al.*, 2002) und somit für Klonalität (Bradwell *et al.*, 2003). Obwohl zahlreiche Erkrankungen zu einer abnormen Konzentration von κ- und λ-Leichtketten führen, verbleibt die FLC κ/λ-Ratio außer bei monoklonalen Plasmazellerkrankungen im Normbereich. Patienten mit polyklonaler Hypergammaglobulinämie oder erniedrigter renaler Clearance zeigen erhöhte κ- und λ-FLC. Die FLC-Ratio κ/λ (Katzmann *et al.*, 2002; Katzmann *et al.*, 2005). Eine pathologische FLC-Ratio κ/λ ist ein unabhängiger Risikofaktor für die Progression einer MGUS oder eines *Smouldering Myeloma* in ein symptomatisches Myelom (Kyle, 2010; Musto *et al.*, 2021).

Die Leichtkettenquantifizierungen mittels "Serumtests" für freie Leichtketten sind nicht im Urin anzuwenden.

Heavy light chain-Test im Serum

Der *Heavy Light Chain*-Test (HLC-Test) ermöglicht eine Quantifizierung des monoklonalen IgG- und IgA-Proteins im Serum. Der HLC-Test hat eine hohe Sensitivität zum Nachweis des monoklonalen Proteins. Dadurch kann eine erneute Krankheitsaktivität frühzeitig nachgewiesen werden (Ludwig *et al.*, 2013; Rios-Tamayo *et al.* 2021). Auch weitere prognostische Informationen basierend auf dem Ausmaß des pathologischen Quotienten zum Zeitpunkt der Diagnose werden erwartet.

Kryoglobulinnachweis

Bei MM-Patienten können temperaturabhängige Durchblutungsstörungen oder Hautveränderungen durch Kryoglobuline verursacht werden. Entscheidend für den zuverlässigen Nachweis im Labor ist die Präanalytik. Untersuchungen zum Nachweis von Kryoglobulinen sollten nur bei symptomatischen Patienten durchgeführt werden. Ein Hinweis auf Kryoglobuline kann durch die "Agglutination" des Blutes auf dem kalten Ausstrichglas gegeben sein.

Serumviskosität

Der Konzentrationsanstieg eines monoklonalen Immunglobulins kann zu einer starken Zunahme des Gesamtproteins im Serum und zur Hyperviskosität führen, insbesondere bei IgM-monoklonalem Protein (z.B. beim Morbus Waldenström). Serumviskositätsmessungen sind zur Verlaufskontrolle des Hyperviskositätssyndroms wertvoll. Die Diagnose eines Hyperviskositätssyndroms ist jedoch vorrangig klinisch zu stellen. Typische Symptome sind Sehminderung, Ohrgeräusche, Kopfschmerz und hoher Blutdruck.

5.1.3.2. Blutbild

Durch die Analyse des kleinen Blutbildes lässt sich eine **Knochenmarkinsuffizienz** erkennen. Der Grad der Anämie und der Thrombozytopenie gelten als typische Prognosefaktoren des MM. Bei einer Leukozytopenie nimmt die ohnehin erhöhte Infektionsgefahr jedes MM-Patienten durch die Immunoparese (Reduktion bzw. Fehlen polyklonaler Immunglobuline) weiter zu. Im Blutausstrich bilden die Erythrozyten typische "Geldrollen" (☞ Abb. 5.8). Häufig liegt auch eine Thrombozytenanisozytose (TANI) vor. Im Differentialblutbild können Plasmazellen nachweisbar sein. Dieser Nachweis zeigt eine besonders schlechte Prognose der Myelomerkrankung an. Eine Plasmazellleukämie liegt vor, wenn mehr als 5 % aller kernhaltigen Zellen Plasmazellen sind.

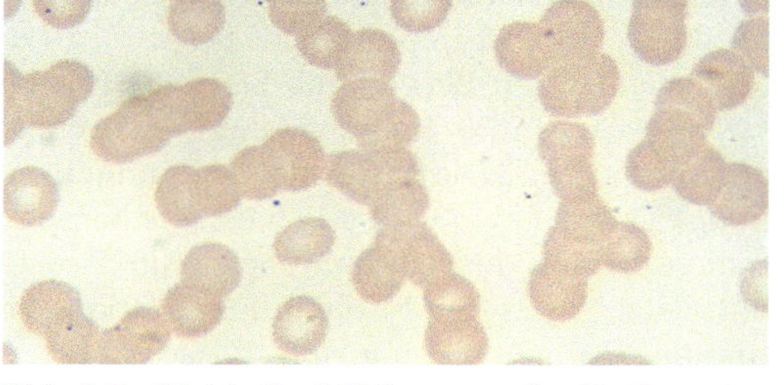

Abb. 5.8: "Geldrollen"-Phänomen der Erythrozyten im Blutausstrich.

5.1.3.3. Kalzium und Nierenfunktion

Die symptomatische **Hyperkalzämie** muss sofort behandelt werden, da weitere akute Komplikationen (Nierenversagen, Bewusstseinsstörungen u.a.) drohen. Die Kreatininkonzentration im Serum ist prognostisch sehr wichtig und floss in die Klassifikation von Salmon und Durie von 1975 sowie die CRAB-SLiM-Klassifikation von 2014 ein. Der Harnstoff im Serum kann durch eine tumorbedingte Katabolie inadäquat zur Nierenfunktionsverschlechterung erhöht sein und sollte ebenfalls analysiert werden. Durch eine Therapie mit Glukokortikoiden wird eine Zunahme der Katabolie induziert und ein Anstieg des Harnstoffs ist zu erwarten. Da die Kreatininkonzentration im Serum relativ unsensibel zur Beurteilung der Nierenfunktion ist, ist die Kreatininclearance oder die errechnete Nierenfiltrationsrate essentiell. Die Filtrationsrate/Clearance sollte zum Zeitpunkt der Diagnose und vor Therapiebeginn bestimmt werden. Es ist bekannt, dass beim Sammeln des 24-Stunden-Urins Fehler auftreten können und so insbesondere bei kleineren Urinsammlungen die Präanalytik hinterfragt werden muss. Näherungsformeln zur Bestimmung der Kreatininclearance sind unter anderem die CKD-EPI-Formel, die Cockcroft-Gault-Formel oder die *Modification of Diet in Renal Disease* (MDRD) (Levey *et* Stevens, 2010). Eine Einschränkung der Nierenfunktion wird initial bei 10-50 % der MM-Patienten beobachtet (Kyle *et al.*, 2003; Kumar *et al.*, 2014; Dimopoulos, Roussou *et al.*, 2009; Dimopolous, Richardson *et al.*, 2009) und ist nur in ca. 50 % der Fälle reversibel (Dimopoulos *et al., 2008*). Niereninsuffizienz bei neu diagnostizierten Patienten kann durch eine vermehrte Flüssigkeitszufuhr sowie einen raschen und intensiven Therapiebeginn reversibel sein (Scheid *et al.*, 2014). Eine initiale Nierenfunktionseinschränkung, insbesondere, wenn sie nicht reversibel ist, gilt als prognostisch sehr ungünstig (Blade *et al.*, 1998b). Auf nierentoxische Medikamente und wasserlösliche, intravenöse Kontrastmittel ist zu verzichten. Eine Anpassung der Therapie an die Glomeruläre Filtrationsrate (GFR) ist bei vielen Medikamenten zu berücksichtigen.

5.1.3.4. Beta-2-Mikroglobulin, Laktatdehydrogenase, C-reaktives Protein

Die Serumwerte des Beta-2-Mikroglobulins, der Laktatdehydrogenase und des C-reaktiven Proteins sind als Prognosefaktoren gut belegt. Die Erhöhung der Beta-2-Mikroglobulin-Konzentration im Serum ist Ausdruck einer hohen Tumormasse mit verstärkter Myelomzellproliferation. Die Beta-2-Mikroglobulin-Konzentration im Serum kann zusätzlich durch eine Nierenfunktionsverschlechterung erhöht sein. Auch der hinsichtlich der Nierenfunktion unkorrigierte Beta-2-Mikroglobulin-Wert, zum Zeitpunkt der Diagnosestellung, ist als unabhängiger Prognosefaktor gesichert. Während der Therapie und der Plateauphase nach Therapieende ist die wiederholte Beta-2-Mikroglobulin-Bestimmung nicht indiziert, da eine prognostische Relevanz ungenügend belegt ist.

Die Laktatdehydrogenase im Serum ist wie bei vielen malignen Erkrankungen auch beim MM ein Prognosefaktor. Bedingt durch eine verstärkte Proliferation des Myelomzellklons kann ihr Wert ansteigen und korreliert mit einer schlechten Prognose. Andere Zustände mit einem vermehrten Zelluntergang, wie z.B. eine autoimmunhämolytische Anämie sind auszuschließen.

Die Produktion des C-reaktiven Proteins (CRP) wird durch Infektionen vermehrt, so dass bei einer CRP-Erhöhung eine sorgfältige Infektionsdiagnostik angezeigt ist. Erst der Ausschluss einer Infektion berechtigt, den CRP-Wert, analog dem IL-6 (beides Akutphaseproteine) als Prognosefaktor zu werten. Verschiedene Prognosescores leiten sich aus der Kombination von CRP-Wert mit Beta-2-Mikroglobulin, der LDH oder dem früher häufiger verwendeten *Plasma Cell Labeling Index* (PCLI) ab (Greipp *et al.*, 1993; Bataille *et al.*, 1992; Goll *et al.*, 2022). Diese Scores sind von der ISS-Klassifikation und deren Weiterentwicklungen abgelöst worden.

5.1.4. Knochenmarkdiagnostik

5.1.4.1. Allgemeines

Durch die Knochenmarkdiagnostik können nach Bartl *et* Fritsch (1998) folgende Aussagen getroffen werden:

- Quantität der Plasmazellen im Aspirat und/oder in der Knochenmarkhistologie,
- Qualitative zytomorphologische Abnormitäten der Plasmazellen,
- Histotopographie der Plasmazellen,
- Veränderungen der Hämatopoese und des Knochenmarkstromas,

- Veränderungen von Struktur und Umbau des Knochens,
- Zytogenetik der Myelomzellen und molekularbiologische Veränderungen.

Die Knochenmarkaspirationszytologie ist der histologischen Knochenmarkdiagnostik hinsichtlich der topographischen Anordnung der Myelomzellen und des Nachweises von Amyloid unterlegen (☞ Abb. 5.9). Daher sollte bei der initialen Diagnostik eine Knochenmarkaspiration und -stanze/-biopsie durchgeführt werden.

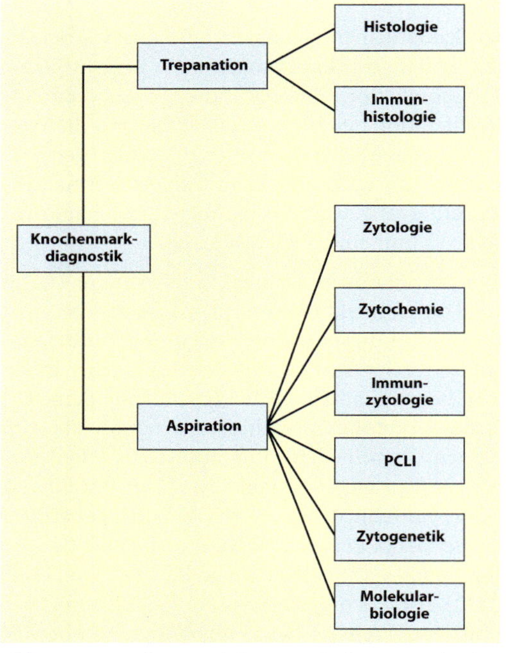

Abb. 5.9: Knochenmarkdiagnostik beim Multiplen Myelom. Durch Zytologie und/oder Histologie kann die Diagnose gesichert bzw. bestätigt werden. Zusätzliche Prognosefaktoren werden gewonnen (mod. n. Bartl, 1998). PCLI: Plasmazell-Labelling-Index.

Ist die Diagnose eines MM bereits durch andere Kriterien (☞ Tab. 6.2) gesichert, so hat die Knochenmarkdiagnostik nur eine bestätigende Funktion. In solch einer Situation kann auf die Knochenmarkstanze und deren histologische Aufarbeitung verzichtet werden. Die weniger aufwändige Knochenmarkaspiration ist dann ausreichend.

5.1.4.2. Quantität der Plasmazellen

Die Quantität der Plasmazellen im Knochenmarkaspirat wird zur Diagnosesicherung des MM mit einbezogen. So fordert z.B. Durie 1986 eine Plasmozytose von >30 % im Aspirat als Majorkriterium zur Diagnosestellung MM. Seit Einführung der Slim-CRAB-Kriterien durch die *International Myeloma Working Group* (IMWG) wird die Diagnose eines Therapie-pflichtigen MM bei einer Plasmozytose von >60 % gestellt (Rajkumar *et al.*, 2014). Für die Therapieindikation werden Zytologie oder Histologie des Knochenmarks akzeptiert. Diese ausschließlich quantitative Analyse ist mit einer großen Fehlerrate behaftet. In den Untersuchungen von Bartl *et* Fritsch (1998) hatten 25 % der Patienten mit MM zum Zeitpunkt der Diagnosestellung weniger als 10 % Plasmazellen im Knochenmarkaspirat. Die absolute Plasmazellmenge im Knochenmark wird im Aspirat häufig unterschätzt, da die Myelomzellen aus Infiltrationsherden nur schwer oder nicht aspirierbar sind (Terpstra *et al.*, 1992) und zusätzlich zum Knochenmarkblut peripheres Blut aspiriert wird. Anderseits kann eine reaktive Plasmozytose von mehr als 50 % bei infektiösen oder immunologischen Erkrankungen gefunden werden. Die Diagnosesicherung des MM ist bei der alleinigen Analyse der Quantität der Plasmazellen im Knochenmarkaspirat oft nicht sicher.

5.1.4.3. Qualitative Anomalien der Plasmazellen

Die morphologische Beurteilung der einzelnen Plasmazelle erlaubt keine eindeutige Bewertung als neoplastische Plasmazelle (Myelomzelle, ☞ Abb. 5.10a+b). Mehrere Zellkerne, differente Zellgrößen, unterschiedliche Zytoplasma-Zellkern-Relationen, unterschiedliche Anfärbbarkeit des Zytoplasmas, Einschlusskörperchen und flammende Plasmazellen sind auffallend, jedoch nicht pathognomonisch für ein MM. Das wichtigste zytologische Merkmal für die Myelomzelle ist die "Kern-Zytoplasma-Asynchronie" (Bartl *et al.*, 1998).

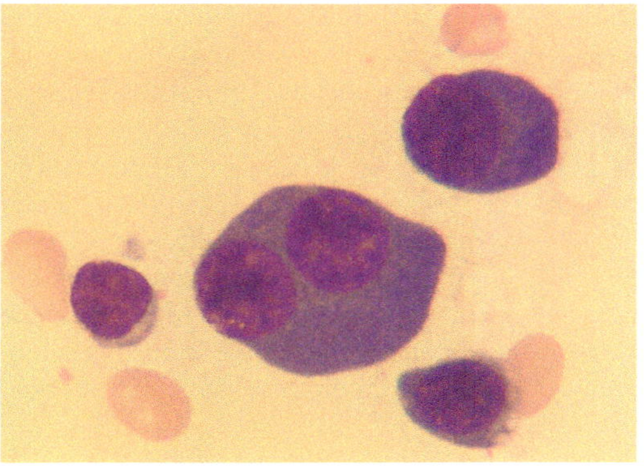

a

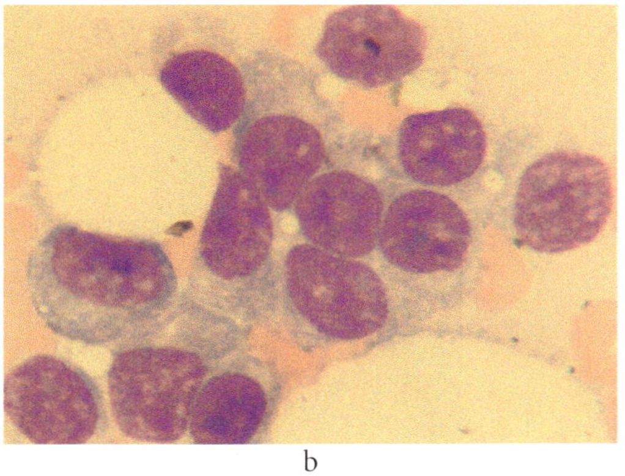

b

Abb. 5.10a+b: Knochenmarkzytologie beim MM. **a:** Vermehrung reifer Myelomzellen mit typischer Zytoplasma-Zellkern-Relation. Dieser Myelomzelltyp korreliert mit einer relativ guten Prognose.
b: Vermehrung unreifer Myelomzellen mit veränderter Zytoplasma-Zellkern-Relation. Dieser Myelomzelltyp korreliert mit einer relativ schlechten Prognose.

Reaktive Plasmozytosen (beispielsweise bei chronisch-entzündlichen Erkrankungen und Autoimmunkrankheiten) sind durch die Vermehrung reifer Plasmazellen mit den typischen kleinen, runden, exzentrisch gelegenen Kernen gekennzeichnet. Große, zentral gelegene Kerne mit großen Nukleolen sind dagegen charakteristisch für das MM. Ein zweites hilfreiches diagnostisches Merkmal zur Abgrenzung des MM von der reaktiven Plasmozytose ist die Kernkonfiguration. Plasmazellen mit gekerbten oder gelappten Kernen sind typisch für das MM und korrelieren mit einer relativ schlechten Prognose (☞ auch Kap. 6.2.1.).

5.1.4.4. Histotopographie der Plasmazellen

Zur weiteren Abgrenzung der reaktiven Plasmozytose vom MM ist die topographische Anordnung der Plasmazellen im Knochenmark ein wichtiger Parameter. Bei reaktiven Formen der Plasmazellvermehrung im Knochenmark sind reife Plasmazellen bevorzugt entlang der Kapillaren angeordnet und meist mit Mastzellen und eosinophilen Granulozyten vermischt. Beim MM findet sich typischerweise eine ungeordnete Verteilung der Myelomzellen zwischen Zellen der Hämatopoese und Stromazellen.

5.1.4.5. Veränderungen der physiologischen Hämatopoese und des Knochenmarkstromas

Durch Expansion der Zellen des Myelomklones mit hoher Knochenmarkinfiltration lässt sich die Zytopenie der peripheren Blutzellen erklären. Jedoch werden auch bei geringen Myelomzellinfiltrationen Knochenmarkhypoplasien beschrieben. Die Knochenmarkhypoplasie wird auf humorale Faktoren der Myelomzellen zurückgeführt. Weiterhin können dysplastische Veränderungen der Hämatopoese, eine Amyloidose oder Fibrose des Knochenmarkes, ursächlich für eine Zytopenie sein.

5.1.4.6. Veränderungen der Struktur des Knochens

Eine generalisierte Osteopenie mit und ohne Osteolysen wird bei bis zu 60 % der Myelompatienten zum Zeitpunkt der Diagnosestellung nachgewiesen (Bartl *et al.*, 1998). Beim MM korreliert die Knochenmasse indirekt mit der Anzahl von Osteoklasten pro Knochenfläche. Der Typ der Knochendestruktion hängt vom Wachstumstyp der Myelomzellen ab. Patienten mit diffuser Infiltration entwickeln meist eine Osteoporose, während noduläres Wachstum mit überwiegend osteolytischen Destruktionen einhergeht.

5.1.5. Bildgebende Diagnostik

5.1.5.1. Allgemeines

Die Computertomographie (CT) hat die Projektionsradiographie (konventionelles Röntgen) als Goldstandard zum Screening von Skelettveränderungen und zur Beurteilung der Knochenstruktur abgelöst (Hillengass *et al.*, 2017). Die Projektionsradiographie ist wenig sensitiv: Knochenläsionen werden erst bei einem Verlust der Knochenmasse von über 50 % zuverlässig detektiert. Die CT hat im Vergleich zur Projektionsradiographie eine größere Sensitivität zum Nachweis einer Knochendestruktion. Die CT ist besonders zur Darstellung von Knochenstrukturen und zur Stabilitätsbeurteilung (z.B. von Wirbelkörpern) geeignet.

Die Magnetresonanztomographie (MRT) besitzt eine hohe Empfindlichkeit zum Nachweis von pathologischen Plasmazellinfiltrationen des Knochenmarks und einer frühen tumorbedingten fokalen Knochenläsion. Es werden fokale und diffuse Befallsmuster des Knochenmarks unterschieden, die initial und im Verlauf von hoher prognostischer Relevanz sind (Hillengass *et al.*, 2010). Bei neurologischen Komplikationen ist die MRT die bildgebende Methode der Wahl. Insbesondere Weichteiltumoren und Einengungen des Spinalkanal können abgegrenzt werden.

5.1.5.2. Projektionsradiographie

Die Projektionsradiographie ist nicht mehr Teil der Basisdiagnostik der bildgebenden Verfahren beim MM. Das früher geläufige Röntgen nach "Pariser Schema" ist nicht mehr zeitgemäß, um die Diagnose eines Multiplen Myeloms oder eine Therapieindikation zu stellen.

Die Projektionsradiographie hat lediglich noch einen Stellenwert in der Notaufnahme zur schnellen Diagnosesicherung bei Verdacht auf oder bei pathologischen Frakturen. Bestehen Schmerzen und ist die konventionelle Projektionsradiographie unauffällig, so ist eine MRT oder eine CT der schmerzhaften Knochenregion oder des Ausgangsortes der Schmerzen indiziert.

5.1.5.3. Computertomographie

Durch die Computertomographieuntersuchung ist die Knochendestruktion im Vergleich zur Projektionsradiographie sensitiver beurteilbar (Moulopoulos *et al.*, 2018). Der zeitliche Aufwand und die Belastung des Patienten durch Umlagerung sind in der CT im Vergleich zur Projektionsradiographie kürzer bzw. geringer. Die CT ist trotz des technischen Aufwandes und einer gering höheren Strahlenbelastung als Screeninguntersuchung der etablierte Goldstandard. Ist eine Knochenregion schmerzhaft, können durch eine gezielte Computertomographieuntersuchung bereits ohne Kontrastmittelgabe oft Knochenveränderungen dargestellt werden (☞ Abb. 5.11). Besonders zur Beurteilung der Lendenwirbelsäule und des Beckens ist die Computertomographie der Projektionsradiographie überlegen. Auch kann die Hinterkantenanalyse der Wirbelkörper zur Stabilitätsbeurteilung im Computertomographiebild sicher erfolgen. Für die Operationsplanung und Stabilitätsbeurteilung der angrenzenden Wirbel kann die Computertomographie wichtige Informationen, z.B. für das Einbringen von Pedikelschrauben, bringen.

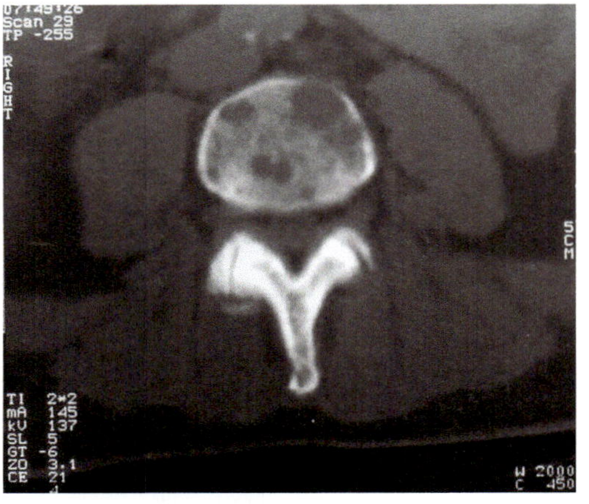

Abb. 5.11: Computertomographie eines Lendenwirbelkörpers. Nachweis von Osteolysen, welche in den Röntgenbildern der Lendenwirbelsäule nicht nachweisbar waren.

5.1.5.4. Magnetresonanztomographie

Eine Magnetresonanztomographie der Wirbelsäule oder die Ganzkörper-MRT zeigen Veränderungen des Knochenmarks, insbesondere Tumoren, die im konventionellen Röntgenbild und in der CT nicht zu erkennen sind (☞ Abb. 5.12-5.14). Die Ganzkörper-MRT hat im Vergleich zur MRT der Wirbelsäule meist eine geringere Auflösung. Jedoch werden mit dieser Ganzkörperuntersuchung im Vergleich zur MRT der Wirbelsäule mehr Myelomherde nachgewiesen (Bäuerle *et al.*, 2009). Der Nachweis von fokalen Herden in der MRT korreliert mit der Prognose der frühen plasmazellulären Erkrankungen (MGUS und *Smouldering Myeloma* (Hillengass *et al.*, 2010; Merz *et al.*, 2014)). Eine Kontrastmittelgabe ist primär nicht notwendig. Sie ist zur differentialdiagnostischen Klärung hilf-

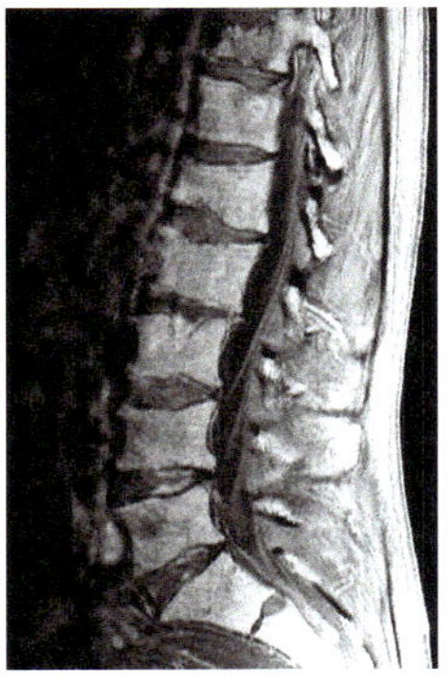

Abb. 5.12a: MRT der Wirbelsäule: T1-gewichtetes Spinechobild ohne Kontrastmittel. Es finden sich Deckplatteneinbrüche und hypointense Myelomherde im 11. und 12. BWK sowie im 5. LWK.

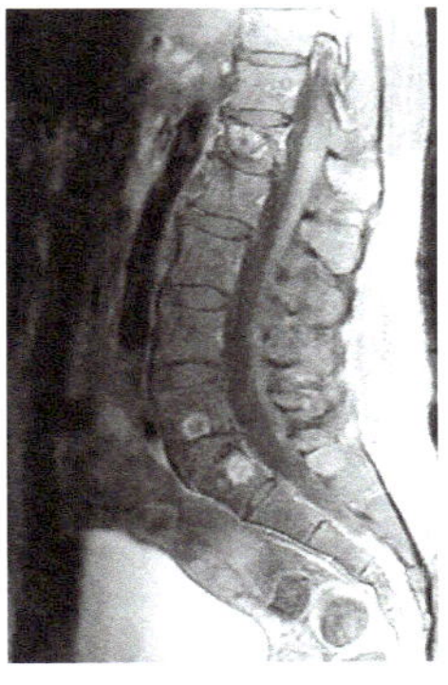

Abb. 5.12b: MRT der Wirbelsäule: Bild mit frequenzselektiver Fettsättigung nach Kontrastmittelgabe. Die Myelomherde im LWK 5 und SWK 1 sind kontrastreich hyperintens zum fettsupprimierten "normalen" Knochenmark dargestellt. Diffuse Infiltration des LWK 1 mit Kompressionsfraktur.

reich und ist bei der "lokalen Nachuntersuchung" indiziert.

5.1.5.5. Positronen-Emissions-Computertomographie (PET/CT)

Die PET/CT bietet neben der morphologischen Information die Möglichkeit, die metabolische Aktivität der Plasmazellen darzustellen. Fluordesoxyglucose (FDG) ist der am häufigsten eingesetzte Tracer (künstlich, mit radioaktivem Stoff versetzte Substanz) beim MM. Da die PET/CT sensitiver als das konventionelle Röntgen ist, empfehlen die aktuellen IMWG-Richtlinien die PET/CT zur Detektion von Osteolysen. Mit Hilfe der PET/CT können Knochenmarkläsionen dargestellt werden, bevor der Knochen zerstört ist, sodass eine Prognoseabschätzung und Verlaufskontrolle von asymptomatischen und therapiepflichtigen Patienten möglich ist (Zamagni *et al.*, 2016; Moreau *et al.*, 2017). Die PET/CT wird ferner zur Beurteilung der Remission und der Bestimmung der messbaren Resterkrankung (*Measurable Residual Disease*, MRD) von den aktuellen IMWG-Richtlinien empfohlen (Kumar *et al.*, 2016). Aufgrund der limitierten Verfügbarkeit und der gegenwärtig fehlenden Kostenerstattung durch die Krankenkassen in Deutschland werden PET/CT-Untersuchungen beim Myelompatienten in Deutschland aktuell fast ausschließlich in klinischen Studien durchgeführt.

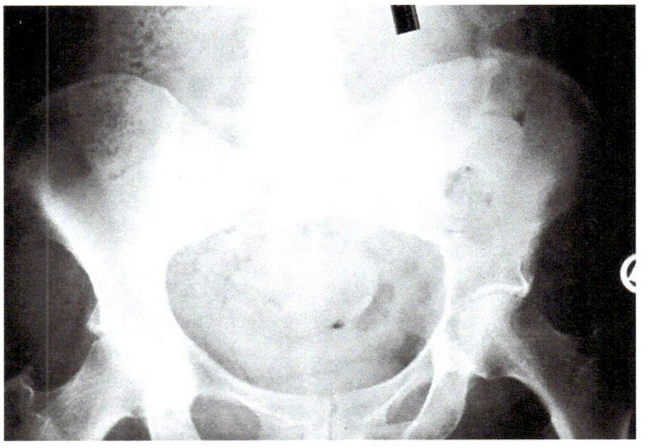

Abb. 5.13: Röntgenbild des Beckens mit Femoraköpfen und Schenkelhälsen. Kein Nachweis von Osteolysen.

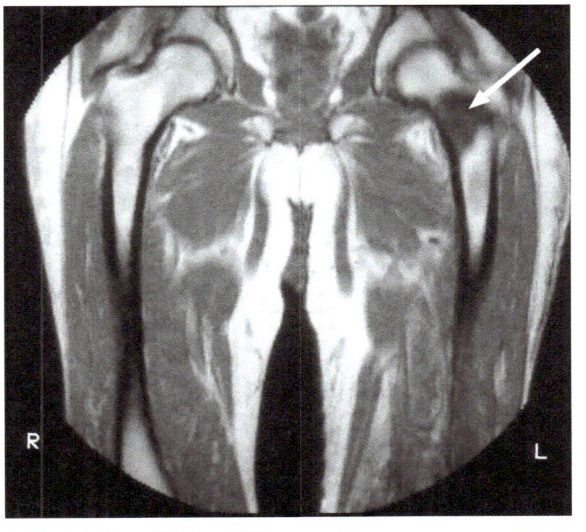

Abb. 5.14: MRT der Hüften. Im Gegensatz zum Röntgenbild (☞ Abb. 5.13) Nachweis einer Knochendestruktion im linken Femurhals mit Frakturgefahr.

5.1.5.6. Knochendichtemessung

Die Knochendichtemessung ist von eingeschränktem differentialdiagnostischem Aussagewert, da bei Multiplem Myelom nicht selten ein Mischbild aus Osteopenie und Osteolysen bzw. ausschließlich eine Osteopenie besteht (Bartl, 1987; Kyle, 1975).

5.1.5.7. Skelett-Szintigraphie

Ein Knochenszintigramm sollte nur nach laborchemischem Ausschluss eines MM erfolgen, um weitere Herde einer zugrundeliegenden systemischen Knochenerkrankung oder einer Knochenmetastasierung aufzuzeigen. Bei negativem Knochenszintigramm ist ein Multiples Myelom auch bei negativer Immunfixation in Erwägung zu ziehen. Im Gegensatz zu akuten osteoporotischen Frakturen und Metastasen weisen plasmozytombedingte Osteolysen oft ein negatives Knochenszintigramm auf, da sie durch eine gesteigerte Osteoklastenaktivität ohne entsprechende Aktivierung der Osteoblasten entstehen (Bataille *et al.*, 1989). Der Stellenwert des Skelett-Szintigramms beim MM ist heute auf die Suche nach Frakturen mit vermehrter Speicheraktivität beschränkt.

5.1.6. Immunphänotypische Untersuchungen

In den letzten Jahren hat die Bedeutung der immunphänotypischen Untersuchungen von Knochenmark und/oder peripherem Blut zur Diagnosesicherung des Multiplen Myeloms zugenommen. Bei geringgradiger Knochenmarkinfiltration kann die Monoklonalität der Plasmazellen durch eine Leichtkettenrestriktion nachgewiesen werden. Hierbei wird das Verhältnis der Kappa- und Lambda-Leichtketten intrazytoplasmatisch in den Myelom- und physiologischen Plasmazellen durchflusszytometrisch bestimmt. Bei hyposekretorischen Myelomerkrankungen ist so die serologisch erschwerte Diagnosesicherung möglich. Die Differenzierung zwischen dem seltenen IgM-Myelom und dem lymphoplasmozytoiden Immunozytom kann durch die regelhafte Koexpression von lymphatischen B-Zell-Antigenen auf den monoklonalen Plasmazellen des Immunozytoms erfolgen (z.B. CD138). Zirkulierende Zellen des Myelomklons im peripheren Blut können bei fast allen Patienten mit fortgeschrittenem MM nachgewiesen werden. Die Zahl der zirkulierenden Zellen des Myelomklons korreliert mit der Prognose (Bertamini *et al.*, 2022; Garces *et al.*, 2022). Werden vermehrt Lymphozyten oder Plasmazellen im peripheren Blut bei Patienten mit MM gesehen, so ist durch die Leichtkettenrestriktion zwischen reaktiven oder malignen Zellvermehrungen zu unterscheiden. Ein erhöhter Anteil maligner Zellen im peripheren Blut verschlechtert die Prognose. Eine wichtige Rolle nimmt die Immunphänotypisierung beim Nachweis einer messbaren Resterkrankung ein (*Measurable Residual Disease*, MRD). Die *International Myeloma Foundation* hat das 8-Farben *EuroFlow Panel* etabliert. In 2 Röhrchen werden insgesamt 12 Oberflächenantigene gefärbt (CD38, CD138, CD45, CD19, CD27, CD28, CD56, CD81, CD117, CyIgκ, CyIgλ und β2-Mikroglobulin) (Kumar *et al.*, 2016). Eine weitere Konsensusabstimmung wurde durch das *European Myeloma Network* (EMN) publiziert (☞ Kap. 6.2.1.9.). Mit Hilfe automatisierter Auswertungsalgorithmen kann so eine Sensitivität von 10^{-5} bis 2×10^{-6} erreicht werden, d.h. dass eine monoklonale Plasmazelle unter 100.000 bis 500.000 polyklonalen Zellen detektiert werden kann.

5.1.7. Molekularbiologische Untersuchungen

Molekularbiologische Untersuchungen zum Nachweis und zur Quantifizierung von Zellen des Myelomklons sind nur innerhalb von experimentellen Therapien indiziert. Die Detektion kleinster Mengen von klonotypischen Zellen gelingt mit hoher Sensitivität und Spezifität unter anderem durch die "Allelspezifische Polymerasekettenreaktion" (ASO-PCR = *Allele-Specific Oligonucleotide-PCR*, ☞ Abb. 5.15). Die sehr hohe Variabilität der Immunglobulingene wird für diese PCR genutzt. Die Schwerkettenregion der Immunglobulingene ist durch konservierte und hochvariable (VDJ-)Regionen gekennzeichnet. Durch die Sequenzierung dieser Regionen können klonspezifische und somit auch patientenspezifische Primer für die PCR erstellt werden. Mit diesen werden maligne Zellen mit einer Sensitivität von 1 zu 1.000.000 innerhalb einer polyklonalen Zellpopulation nachgewiesen. Exemplarisch sind eigene Ergebnisse des Tumorzellnachweises in autologen Leukaphereseprodukten von Patienten mit MM sowie angereicherten hämatopoetischen Stammzellen (CD34+) und B-

Zell-Fraktionen (CD19+) aus Leukapheresen in Abb. 5.16 dargestellt.

Sensitive Untersuchungsmethoden, wie die Immunphänotypisierung und die ASO-PCR, sind stark abhängig von der Präanalytik und Probenaufbereitung.

Sequenzierungstechniken werden insbesondere in Studien zunehmend angewendet. So kann der Tumorklon des Myeloms identifiziert werden. Diese Identifikation kann zur Bestimmung der "Messbaren Resterkrankung" im Krankheitsverlauf (☞ Kap. 5.1.9.) genutzt werden. Auch die Malignität der Erkrankung kann z.B. durch die Kombination von Zahl der Mutationen plus ungünstigen zytogenetischen Veränderungen (☞ Abb. 5.17, Samur *et al.*, 2020) prädiziert werden.

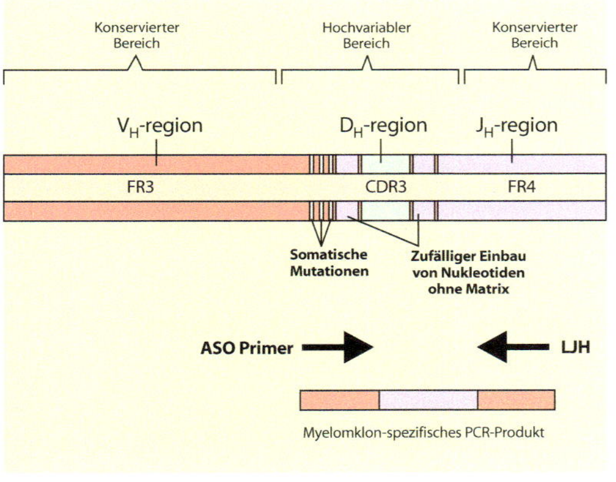

Abb. 5.15: Ausschnitt aus der Schwerkettenregion der Immunglobulingensequenz. Die hochvariable Region ist von konservierten Regionen umgeben. Der ASO-Primer wird komplementär zu Abschnitten der hochvariablen Region entworfen und amplifiziert zusammen mit einem Konsensusprimer (LJH = Primer für die Primäramplifikation der Immunglobulin-Schwerkettengene) die DNA der Zellen des Myelomklones. Die Sensitivität des ASO-PCR-Tumorzellnachweises ist ca. eine maligne Zelle unter 1.000.000 polyklonalen Zellen.

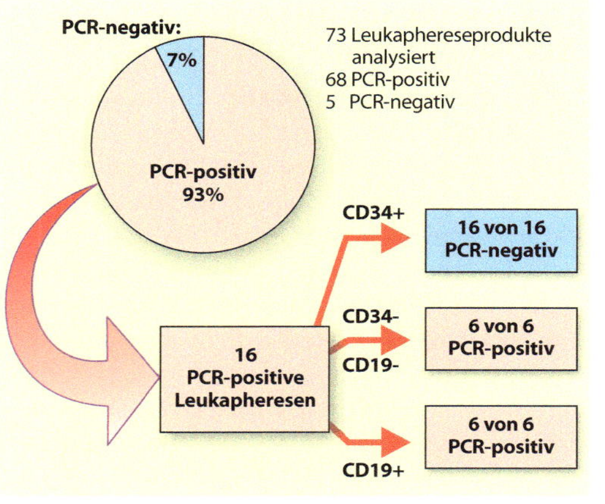

Abb. 5.16: Ergebnisse des Tumorzellnachweises in autologen Leukaphereseprodukten von Patienten mit MM sowie angereicherten hämatopoetischen Stammzellen (CD34+) und B-Zell-Fraktionen (CD19+) aus Leukapheresen. 68 von 73 Leukapheresen sind ASO-PCR-positiv, d.h. es befinden sich Tumorzellen in den autologen Transplantaten. Die hämatopoetischen Stammzellen (CD34+) aus den Leukapheresen sind ASO-PCR-negativ, d.h. tumorzellfrei. Die B-Zell-Fraktion (CD19+) enthält Zellen des Tumorklones (Cremer *et al.*, 2004).

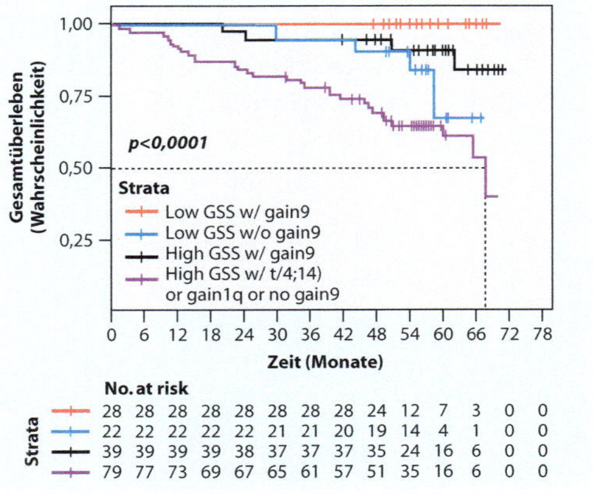

Abb. 5.17: Prognose – *Whole Genome Sequencing* (mod. n. Samur *et al.*, 2020). *Genomic Scar Score* (GSS): Maß für Defekte in der homologen Rekombination. Erlaubt Identifizierung einer *Low-risk*-Gruppe (rote Linie). Patienten mit stark verändertem Genom und zytogenetischen Veränderungen, haben eine schlechte Prognose (t(4;14), Gain 1q oder No Gain 9).

5.1.8. Zytogenetische Untersuchungen

Bisher konnte beim MM im Gegensatz zu anderen hämatologischen Systemerkrankungen keine universelle spezifische zytogenetische Veränderung identifiziert werden. Zum differentialdiagnostischen Ausschluss anderer Erkrankungen, z.B. klassische Lymphome, ist die Zytogenetik jedoch hilfreich. Zudem wurde in den letzten Jahren belegt, dass die zytogenetischen Befunde einen wichtigen prognostischen Faktor darstellen (☞ Kap. 3. + 6.). Aus diesen Gründen sollte eine zytogenetische Untersuchung mittels *interphase*-Fluoreszenz-*in-Situ*-Hybridisierung (iFISH) bei jedem therapiepflichtigen neudiagnostizierten Patienten erfolgen.

5.1.9. Bestimmung der Messbaren Resterkrankung

Durch die Verbesserung der therapeutischen Optionen kann die Remissionstiefe gesteigert werden. Durch die Erhöhung der Remissionstiefe wird die Langzeitprognose (Munshi *et al.*, 2020; Paiva *et al.*, 2020) verbessert. In Abb. 5.18 ist die Korrelation von Remissionstiefe und Remissionsdauer schematisch dargestellt. Zur Bestimmung der Remissionstiefe können *Next Generation Flow* (NGF), die Allel-Spezifische-Polymerase-Kettenreaktion (ASO-PCR) und *Next-Generation*-Sequenzierung (NGS) eingesetzt werden.

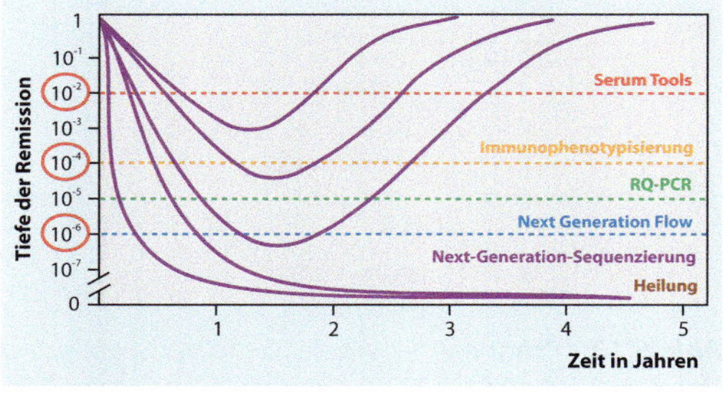

Abb. 5.18: *Measurable Residual Disease* (MRD) und Prognose der Myelomerkrankung (mod. n. Durie, 2014). Je tiefer die Remission ist, um so besser ist die Prognose. Mit *Next Generation Flow*-Sensitivität 1 maligne Zelle in 100.000 polyklonalen Zellen. Mit *Next-Generation*-Sequenzierung maximale Sensitivität 1 maligne Zelle in 1.000.000 polyklonalen Zellen.

Eine Darstellung des Vergleiches NGF versus NGS ist in Tab. 5.1 gegeben. Zusätzlich ist die Bildgebung aufgeführt. Die möglichst lang anhaltende MRD-Negativität plus eine unauffälligen Bildgebung korreliert mit der besten Prognose.

5.1.10. Schlussfolgerungen für die Praxis

Für die Praxis wird in Anlehnung an die Richtlinien der *International Myeloma Working Group* (Rajkumar *et al.*, 2014) folgendes Vorgehen beim Nachweis von monoklonalem Protein empfohlen:

- Messung der Konzentration/Menge des monoklonalen Proteins (M-Protein) mittels Serumproteinelektrophorese und Gesamteiweißmessung,
- Bestimmung der Schwere des sekundären Immunglobulinmangels (Immunoparese) durch Quantifizierung der Immunglobuline (IgG, IgA, IgM) im Serum,
- Quantifizierung der freien Leichtketten im Serum (*free light chain assay*),
- Messung des Urin-M-Protein – Bestimmung der Leichtketten- und Gesamtproteinausscheidung pro 24 Stunden,
- Identifikation der Leicht- und der Schwerkette des monoklonalen Immunglobulins durch Immunfixation oder Immunelektrophorese,
- kleines Blutbild (Hämoglobin, Thrombozyten und Leukozyten) sowie Differentialblutbild (Plasmazellen),
- Knochenmarkdiagnostik (Plasmazellzytologie und Infiltrationsgrad (zytologisch und/oder histologisch)),
- Nierenfunktionsdiagnostik (Serumkreatinin, Serumharnstoff und Kreatininclearance/GFR/MDRD),
- Bestimmung von Kalzium, Laktatdehydrogenase, CRP, Albumin und Beta-2-Mikroglobulin im Serum,
- bei Vorliegen von Symptomen Bestimmung der Kryoglobuline und/oder der Serumviskosität,
- Ganzkörper-CT-Untersuchung des Skeletts,
- Ganzkörper-MRT-Untersuchung oder MRT der Wirbelsäule und des Beckens bei negativem CT (beachte Kostenübernahme),
- zytogenetische Analyse der Myelomzellen,

	NGF-Zytometrie	NGS-Sequenzierung	Bildgebung (PET/CT)
Technologie			
Verfügbarkeit	weltweit	Service; FDA-zugelassen	in fast allen größeren Kliniken
Anwendbarkeit	~100 %	90-92 %	85-90 %
Sensitivität (1: x Zellen)	$\leq 10^{-5}$	$\leq 10^{-5}/10^{-6}$	*Spatial resolution limit* 5 mm
Kompartiment	KM/(PB)	KM/(PB)	KM/EMD
Analysedauer (ohne Befunderstellung)	Stunden	Tage bis Wochen	Stunden
Standardisierung	ja	ja	ausstehend
Preis	~300 US$/Probe	~1.500 US$/Probe	~1.350 US$/Patient
Probe			
Initial diagnostische Analyse	nein	ja	ja
Zellzahl	10.000.000	2.000.000	NA
Einfluss von Probenqualität	signifikant	moderat	NA
Probentyp	lebende Zellen	DNA	NA
Hämodilution	bedingt messbar	nicht messbar	NA
Probenlagerung	nein	ja	NA

Tab. 5.1: Vergleich des Methodenspektrums der MRD-Diagnostik (mod. nach Mina *et al.*, 2020). FDA = *U.S. Food and Drug Administration*; KM = Knochenmark; PB = peripheres Blut; EMD = extramedulläre Erkrankung; NA = nicht analysiert; NGF = *Next Generation Flow*; NGS = *Next Generation*-Sequenzierung.

- Feinnadelpunktion/-biopsie von möglichen extraossären Myelommanifestationen bei Plasmazellgehalt <5 % im Knochenmark,
- Überprüfung eines AL-Verdachtes (Leichtketten-Amyloidose) durch Fettgewebsaspiration oder gezielte Organbiopsien.

Diese Untersuchungen bieten die Basis für die Diagnosesicherung sowie für eine Prognoseabschätzung und erlauben ein solides Monitoring des Krankheitsverlaufes und des Behandlungseffektes.

5.2. Diagnosesicherung

Die Sicherung der Diagnose MM erfolgt nach den Kriterien der *International Myeloma Working Group* (☞ Tab. 5.2).

Aktuell werden die in Tab. 5.2 aufgeführten Kriterien der *International Myeloma Working Goup* (IMWG) (Rajkumar *et al.*, 2014) zur Differenzierung zwischen einer MGUS, einem *Smouldering Myeloma* und einem symptomatischen MM genutzt. Die Diagnose des "symptomatischen MM" und damit auch eine Therapieindikation wird ebenfalls nach der Klassifikation der IMWG gestellt (☞ Tab. 5.2) (*International Myeloma Working Group*, 2014). Entscheidend ist das Vorhandensein von so genannten Endorganschäden. Diese umfassen die Parameter Serum-Kalzium (*Calcium*), Niereninsuffizienz (*Renal impairment*), Anämie (*Anemia*) und Knochenbeteiligung (*Bone disease*). In der Literatur wird zumeist das Akronym **CRAB** verwendet. Im Vergleich zu den 2003 veröffentlichten Richtlinien zur Therapiepflichtigkeit wurden die CRAB-Kriterien um die oben aufgeführten **SLiM**-Kriterien (☞ Tab. 5.2) erweitert. Diese wurden basierend auf retrospektiven Analysen etabliert, die gezeigt hatten, dass SMM-Patienten beim Vorliegen eines der aufgeführten Kriterien mit sehr hoher Wahrscheinlichkeit ein symptomatisches oder therapiepflichtiges MM entwickeln. Typische Befundmuster für MGUS, SMM und das therapiepflichtige MM sind in Tab. 5.3 dargestellt.

	MGUS	SMM	MM
M-Protein	<30 g/l **und**	IgG oder IgA 30 g/l **oder** ≥500 mg Leichtketten/Tag im Urin **und/oder**	vorhanden **und/oder**
Plasmazellen im Knochenmark	<10 % **und**	10-<60 % **und**	≥10 % **oder** durch Biopsie bestätigtes Plasmozytom **und**
SLiM-CRAB (s.u.)	nicht vorhanden	nicht vorhanden	vorhanden

SLiM-CRAB:
S = Sixty (≥60 % monoklonale Plasmazellen im Knochenmark)
Li = Light Chains (Freie Leichtketten-Ratio ≥100 und absolut >100 mg/l)
M = MRT (mehr als eine fokale Knochenmarkläsion ≥5 mm im MRT)

C = Hyperkalzämie (>2,75 mmol/l oder >0,25 mmol/l oberhalb des oberen Normwertes)
R = Renale Insuffizienz (Serum-Kreatinin >2,0 mg/dl oder Clearance <40 ml/min)
A = Anämie (Hämoglobin <10 g/dl oder >2,0 g/dl unterhalb des unteren Normwertes)
B = Bone (Knochen)-Läsionen in Röntgen, CT und/oder PET/CT

Tab. 5.2: Diagnosekriterien der *International Myeloma Working Group* (IMWG; Rajkumar *et al.*, 2014) für die Monoklonale Gammopathie unbestimmter Prognose (MGUS), das *Smouldering Myeloma* (SMM) und das therapiepflichtige Multiple Myelom (MM);
MRT = Magnetresonanztomographie; PET-CT = Positronen-Emmissionstomographie plus Computertomographie.

5.3. Differentialdiagnose

5.3.1. Monoklonale Gammopathie Unbekannter Signifikanz

Die Abgrenzung der Monoklonalen Gammopathie Unbekannter Signifikanz (**MGUS**) zum MM ist manchmal schwierig. Eine MGUS wird im höheren Lebensalter relativ häufig diagnostiziert. Sie wird z. B. bei ca. 1 % der Personen, welche älter als 50 Jahre sind, gefunden. Die Inzidenz nimmt mit dem Lebensalter zu. Die Häufigkeit der MGUS schwankt bei über 80-Jährigen zwischen 4,1 und 5,2 % (Bladé *et* Kyle, 1998a).

Aus der MGUS können sich folgende Erkrankungen entwickeln:

- ein MM
- eine Amyloidose
- eine Makroglobulinämie (lymphoplasmozytisches Lymphom), Morbus Waldenström
- andere maligne lymphoproliferative Erkrankungen

Die Häufigkeit der "malignen Transformation" beträgt nach 10 Jahren 16 %, nach 20 Jahren 33 % und nach 25 Jahren 40 % (Kyle, 1993).

Für die MGUS typisch sind niedrige Konzentrationen des monoklonalen Proteins, <30 g/l. Das Bence-Jones-Protein darf im 24-Stunden-Urin 0,5 g/24 h nicht überschreiten (☞ Tab. 5.2). Die Plasmazellinfiltration ist beim MGUS <10 % der kernhaltigen Knochenmarkzellen. Es dürfen keine SLiM-CRAB-Kriterien nachgewiesen werden.

5.3.2. Smouldering Myeloma

Für die Diagnose *Smouldering Myeloma* (☞ Tab. 5.3) gelten folgende Kriterien (Rajkumar *et al.*, 2014):

- Höhe des monoklonalen Proteins (IgG oder IgA) im Serum (nach den neuesten IMWG-Kriterien >30 g/l)
- keine SLiM-Kriterien (☞ Tab. 5.2)
- im 24-Stunden-Sammelurin >500 mg monoklonales Protein

	MGUS	*Smouldering Myeloma*	Multiples Myelom
Skelett	Keine MM-typischen Veränderungen	Keine MM-typischen Veränderungen	Häufig Osteolysen oder generalisierte Osteoporose
Monoklonales Immunglobulin im Serum	IgG <30 g/l IgA <20 g/l Konstanz des Befundes	IgG >30 g/l IgA >20 g/l Konstanz des Befundes	Unter Umständen höher Oft Anstieg zu beobachten
Polyklonale Immunglobuline im Serum	Nicht erniedrigt	Oft erniedrigt	Meist erniedrigt
Bence-Jones-Proteinurie	<1 g/Tag	≥500 mg/Tag	Meist hoch
Plasmazellen im Knochenmark	Maximal 10 %	≥10 %	Meist >30 %
Extramedulläre Plasmazellherde	Nie vorhanden	Nie vorhanden	In 5-10 % der Patienten vorhanden
Anämie, Thrombozytopenie	Nicht vorhanden	Nicht vorhanden	In 60 % der Patienten vorhanden
Nierenfunktion	Nicht eingeschränkt	Nicht eingeschränkt	In 20 % der Patenten eingeschränkt
Hyperkalzämie	Nicht vorhanden	Nicht vorhanden	In 15 % der Patienten vorhanden
Plasmazell-Labelling-Index	Immer <1 %	Immer <1 %	Meist >1 %
FACS-Nachweis zirkulierender Plasmazellen	Meist nicht möglich	Möglich	Meist möglich

Tab. 5.3: Abgrenzung der Monoklonalen Gammopathie Unbekannter Signifikanz (MGUS) vom *Smouldering Myeloma* und dem Multiplen Myelom.

- Nachweis von 10-60 % atypischen Plasmazellen im Knochenmark
- Fehlen von myelombedingter Anämie, Niereninsuffizienz, Hyperkalzämie oder Skelettveränderungen (ausgeprägte Osteopenie, Osteolysen) (CRAB-Kriterien)

Das *Smouldering Myeloma* (SMM) entspricht oft einem MM im Stadium IA der alten Klassifikation nach Durie und Salmon ohne Osteolyse. Seit 2014 wurde zusätzlich zu den von Kyle beschriebenen Faktoren die Abwesenheit von SLiM-Kriterien als Voraussetzung für die Diagnosestellung des *Smouldering Myelomas* aufgenommen. Das SMM erfordert keine Therapie und der Patient ist sorgfältig zu kontrollieren. Ca. 3 Monate nach der Diagnosesicherung eines SMM sollten die SLiM-CRAB-Kriterien nochmals ausgeschlossen werden sowie eine Progressionsdynamik erkannt werden. Aktuell prüfen Studien verschiedene therapeutische Interventionen für Patienten mit Hochrisiko *Smouldering Myeloma*. Die 2020 neu eingeführte 20/20/20-Risikoklassifikation definiert hierbei die für Studien geeigneten Patienten mit erhöhtem Progressionsrisiko (>20 % Plasmazellen im Knochenmark, >20 g/l M-Protein im Serum, Ratio der freien Leichtketten im Serum >20). Vor Einführung der SLiM-CRAB-Kriterien konnten zwei Studien bereits zeigen, dass eine Therapie mit Lenalidomid das Progressionsrisiko für Patienten mit *Smouldering Myeloma* senkt (Lonial et al., 2019; Mateos et al., 2013). Die neueren Studien zielen nicht nur auf eine Verzögerung der Progression in eine therapiepflichtige Erkrankung ab, sondern auf eine Verlängerung des Gesamtüberlebens. Es besteht ferner die Hoffnung durch eine frühe Intervention Patienten von der Erkrankung vollständig heilen zu können.

Zusätzlich zum *Smouldering Myeloma* und zur MGUS sind vom aktiven MM abzugrenzen:

- die primäre systemische Amyloidose,
- Lymphome und
- metastasierende Karzinome

5.4. Literatur

Bartl R, Frisch B. (1998) Bone marrow biopsy and aspiration for diagnosis of multiple myeloma. In: Myeloma: Biology and Management, Malpas J.S., Bergsagel D.E., Kyle R., & Anderson K., 2nd ed., Oxford Medical Publications, Oxford-New York

Bartl R, Frisch B, Fateh-Moghadam A et al. (1987) Histologic classification and staging of multiple myeloma. A retrospective and prospective study of 674 cases. Am J Clin Pathol, 87, 342-355

Bataille R, Chappard D, Marcelli C et al. (1989) Mechanisms of bone destruction in multiple myeloma: the importance of an unbalanced process in determining the severity of lytic bone disease. J Clin Oncol, 7, 1909-1914

Bataille R, Boccadoro M, Klein B et al. (1992) C-reactive protein and beta-2 microglobulin produce a simple and powerful myeloma staging system. Blood, 80, 733-737

Bäuerle T, Hillengass J, Fechtner K, Zechmann CM, Grenacher L, Moehler TM, Christiane H, Wagner-Gund B, Neben K, Kauczor HU, Goldschmidt H, Delorme S. (2009) Multiple myeloma and monoclonal gammopathy of undetermined significance: importance of whole-body versus spinal MR imaging. Radiology, 252, 477-485

Bertamini L. Oliva S, Rota-Scalabrini D et al. (2022) High levels of circulating tumor plasma cells as a key hallmark of aggressive disease in transplant-eligible patients with newly diagnosed Multiple Myeloma. J Clin Oncol, 40(27), 3120-3131.

Bladé J, Kyle RA. (1998a) Monoclonal gammopathies of undetermined significance. In: Myeloma: Biology and Management, Malpas J.S., Bergsagel D.E., Kyle R., & Anderson K., 2nd ed., Oxford Medical Publications, Oxford-New York

Bladé J, Fernández-Llama P, Bosch F et al. (1998b) Renal failure in multiple myeloma: presenting features and predictors of outcome in 94 patients from a single institution. Arch Intern Med, 158, 1889-1893

Bradwell AR, Carr-Smith HD, Mead GP et al. (2001) Highly sensitive, automated immunoassay for immunoglobulin free light chains in serum and urine. Clin Chem, 47, 673-680

Bradwell AR, Carr-Smith HD, Mead GP et al. (2003) Serum test for assessment of patients with Bence Jones myeloma. Lancet, 361, 489-491

Cremer F, Moos M, Goldschmidt H. (2004) Resultate der Zellseparation aus Leukaphereseprodukten. Herbststudientreffen der GMMG, Heidelberg

Dimopoulos MA, Kastritis E, Rosinol L et al. (2008) Pathogenesis and treatment of renal failure in multiple myeloma. Leukemia, 22, 1485-1493

Dimopoulos MA, Roussou M, Gavriatopoulou M et al. (2009) Reversibility of renal impairment in patients with multiple myeloma treated with bortezomib-based regimens: identification of predictive factors. Clin Lymphoma Myeloma, 9, 302-306

Dimopoulos MA, Richardson PG, Schlag R et al. (2009) VMP (Bortezomib, Melphalan, and Prednisone) is active and well tolerated in newly diagnosed patients with multiple myeloma with moderately impaired renal function, and results in reversal of renal impairment: cohort analysis of the phase III VISTA study. J Clin Oncol, 27, 6086-6093

Durie BG. (2014) Best of ASH 2014 Presentation

Fatica EM, Martinez M, Ladwig PM et al. (2021) MALDI-TOF mass spectrometry can distinguish immunofixation bands of the same isotype as monoclonal or biclonal proteins. Clin Biochem, 97, 67-73.

Garcés JJ, Cedena MT, Puig N et al. (2022) Circulating tumor cells for the staging of patients with newly diagnosed transplant-eligible Multiple Myeloma. J Clin Oncol, 40(27), 3151-3161.

Greipp PR, Lust JA, O'Fallon WM et al. (1993) Plasma cell labeling index and beta 2-microglobulin predict survival independent of thymidine kinase and C-reactive protein in multiple myeloma. Blood, 81, 3382-3387

Greipp PR, San Miguel J, Durie BG et al. (2005) International staging system for multiple myeloma. J Clin Oncol, 23, 3412-3420

Hillengass J, Fechtner K, Weber MA, Bäuerle T, Ayyaz S, Heiss C, Hielscher T, Moehler TM, Egerer G, Neben K, Ho AD, Kauczor HU, Delorme S, Goldschmidt H. (2010) Prognostic significance of focal lesions in whole-body magnetic resonance imaging in patients with asymptomatic multiple myeloma. J Clin Oncol, 28, 1606-1610

Hillengass J, Moulopoulos LA, Delorme S, Koutoulidis V, Mosebach J, Hielscher T, Drake M, Rajkumar SV, Oestergaard B, Abildgaard N, Hinge M, Plesner T, Suehara Y, Matsue K, Withofs N, Caers J, Waage A, Goldschmidt H, Dimopoulos MA, Lentzsch S, Durie B, Terpos E. (2017) Whole-body computed tomography versus conventional skeletal survey in patients with multiple myeloma: a study of the International Myeloma Working Group. Blood Cancer J, 25, 7(8):e599

Katzmann JA, Clark RJ, Abraham RS et al. (2002) Serum reference intervals and diagnostic ranges for free kappa and free lambda immunoglobulin light chains: relative sensitivity for detection of monoclonal light chains. Clin Chem, 48, 1437-1444

Katzmann JA, Abraham RS, Dispenzieri A et al. (2005) Diagnostic performance of quantitative kappa and lambda free light chain assays in clinical practice. Clin Chem, 51, 878-881

Katzmann JA. (2006) Serum free light chain specificity and sensitivity: a reality check. Clin Chem, 52, 1638-1639

Kumar SK, Dispenzieri A, Lacy MQ et al. (2014) Continued improvement in survival in multiple myeloma: changes in early mortality and outcomes in older patients. Leukemia, 28, 1122-1128

Kumar S, Paiva B, Anderson KC, Durie B, Landgren O, Moreau P, Munshi N, Lonial S, Bladé J, Mateos MV, Dimopoulos M, Kastritis E, Boccadoro M, Orlowski R, Goldschmidt H et al. (2016) International Myeloma Working Group consensus criteria for response and minimal residual disease assessment in multiple myeloma. Lancet Oncol, 17, e328-46

Kyle RA. (1975) Multiple myeloma: review of 869 cases. Mayo Clin Proc, 50, 29-40

Kyle RA. (1993) 'Benign' monoclonal gammopathy – after 20 to 35 years of follow-up. Mayo Clin Proc, 68, 26-36

Kyle,R.A., & Greipp,P.R. (1980) Smoldering multiple myeloma. N Engl J Med, 302, 1347-1349

Kyle RA, Gertz MA, Witzig TE et al. (2003) Review of 1027 patients with newly diagnosed multiple myeloma. Mayo Clin Proc, 78, 21-33

Kyle RA, Durie BG, Rajkumar SV et al.; International Myeloma Working Group. (2010) Monoclonal gammopathy of undetermined significance (MGUS) and smoldering (asymptomatic) multiple myeloma: IMWG consensus perspectives risk factors for progression and guidelines for monitoring and management. Leukemia, 24, 1121-1127

Levey AS, Steven LA. (2010) Estimating GFR using the CKD Epidemiology Collaboration (CKD-EPI) creatinine equation: more accurate GFR estimates, lower CKD prevalence estimates, and better risk predictions. Am J Kidney Dis, 55, 622-627

Lonial S, Jacobus S, Fonseca R et al. (2019) Randomized trial of lenalidomide versus observation in Smoldering Multiple Myeloma. J Clin Oncol, 38, 1126-1137

Ludwig H, Milosavljevic D, Zojer N et al. (2013) Immunoglobulin heavy/light chain ratios improve paraprotein detection and monitoring, identify residual disease and correlate with survival in multiple myeloma patients. Leukemia, 27, 213-219

Mateos MV, Hernández MT, Giraldo P et al. (2013) Lenalidomide plus dexamethasone for high-risk smoldering multiple myeloma. N Engl J Med, 369, 438-447

Merz M, Hielscher T, Wagner B, Sauer S, Shah S, Raab MS, Jauch A, Neben K, Hose D, Egerer G, Weber MA, Delorme S, Goldschmidt H, Hillengass J. (2014) Predictive value of longitudinal whole-body magnetic resonance imaging in patients with smoldering multiple myeloma. Leukemia, 28, 1902-1908

Mina R, Oliva S, Boccadoro M. (2020) Minimal Residual Disease in Multiple Myeloma: State of the art and future perspectives. J Clin Med, 9, 2142

Moreau P, Attal M, Caillot D et al. (2017) Prospective evaluation of Magnetic Resonance Imaging and [18 F]Fluorodeoxyglucose Positron Emission Tomography-Computed Tomography at diagnosis and before maintenance therapy in symptomatic patients with Multiple Myeloma Included in the IFM/DFCI 2009 Trial: Results of the IMAJEM Study. J Clin Oncol, 35, 2911-2918

Moulopoulos LA, Koutoulidis V, Hillengass J et al. (2018) Recommendations for acquisition, interpretation and reporting of whole body low dose CT in patients with multiple myeloma and other plasma cell disorders: a report of the IMWG Bone Working Group. Blood Cancer J, 8,95

Munshi NC, Avet-Loiseau H, Anderson KC et al. (2020) A large meta-analysis establishes the role of MRD negativity in long-term survival outcomes in patients with multiple myeloma. Blood Adv, 4, 5988-5999

Musto P, Engelhardt M, Caers J et al. (2021) 2021 European Myeloma Network review and consensus statement on smoldering multiple myeloma: how to distinguish (and manage) Dr. Jekyll and Mr. Hyde. Haematologica, 106(11), 2799-2812

Paiva B, Puig N, Cedena MT et al.; GEM (Grupo Español de Mieloma)/PETHEMA (Programa Para el Estudio de la TerapéuticaenHemopatíasMalignas) Cooperative Study Group. (2020) Measurable Residual Disease by Next-Generation Flow Cytometry in Multiple Myeloma. J Clin Oncol, 38, 784-792

Rajkumar SV, Dimopoulos MA, Palumbo A, Blade J, Merlini G, Mateos M-V, Kumar S, Hillengass J, Kastritis E, Richardson P, Landgren O, Paiva B, Dispenzieri A, Weiss B, LeLeu X, Zweegman S, Lonial S, Rosinol L, Zamagni E, Jagannath S, Sezer O, Kristinsson SY, Caers J, Usmani SZ, Lahuerta JJ, Johnsen HE, Beksac M, Cavo M, Goldschmidt H et al. (2014) International Myeloma Working Group updated criteria for the diagnosis of multiple myeloma. Lancet Oncol, 15, e538-548

Ríos-Tamayo R, Puig N, Algarín M et al. (2021) The Current role of the heavy/light chain assay in the diagnosis, prognosis and monitoring of Multiple Myeloma: An evidence-based approach. Diagnostics (Basel), 11(11): 2020.

Samur MK, Aktas Samur A, Fulciniti M et al. (2020) Genome-wide somatic alterations in Multiple Myeloma reveal a superior outcome group. J ClinOncol, 38, 3107-3118

Scheid C, Sonneveld P, Schmidt-Wolf IG, van der Holt B, el Jarari L, Bertsch U, Salwender H, Zweegman S, Blau IW, Vellenga E, Weisel K, Pfreundschuh M, Jie KS, Neben K, van de Velde H, Duehrsen U, Schaafsma MR, Lindemann W, Kersten MJ, Peter N, Hänel M, Croockewit S, Martin H, Wittebol S, Bos GM, van Marwijk-Kooy M, Wijermans P, Goldschmidt H, Lokhorst HM. (2014) Bortezomib before and after autologous stem cell transplantation overcomes the negative prognostic impact of renal impairment in newly diagnosed multiple myeloma: a subgroup analysis from the HOVON-65/GMMG-HD4 trial. Haematologica, 99, 148-154

Schieferdecker A, Hörber S, Ums M et al. (2020) Comparison of three different serum-free light-chain assays - implications on diagnostic and therapeutic monitoring of multiple myeloma. Blood Cancer J, 19, 2

Terpstra WE, Lokhorst HM, Blomjous F et al. (1992) Comparison of plasma cell infiltration in bone marrow biopsies and aspirates in patients with multiple myeloma. Br J Haematol, 82, 46-49

Zajec M, Langerhorst Pl, VanDuijn MM et al. (2020) Mass spectrometry for identification, monitoring, and minimal residual disease detection of M-Proteins. Clinical Chemistry, 66, 3, 421-433

Zamagni E, Nanni C, Gay F et al. (2016) 18F-FDG PET/CT focal, but not osteolytic, lesions predict the progression of smoldering myeloma to active disease. Leukemia, 30, 417-422

6. Stadieneinteilung und Prognosefaktoren

6.1. Stadieneinteilungen und Klassifikationen

6.1.1. Stadieneinteilung nach Durie und Salmon

Die Stadieneinteilung des MM erfolgte seit 1975 bis 2003 meist nach dem Vorschlag von Durie und Salmon (Durie *et* Salmon, 1975). Dieses System ist einfach zu handhaben und wurde in der täglichen Praxis sowie in vielen Therapiestudien zur Tumormassenabschätzung und zur Beurteilung der Behandlungsergebnisse weltweit angewendet. Therapieergebnisse beim MM konnten so international verglichen werden. Die Grundklassifikation der Stadieneinteilung nach Durie und Salmon beruht auf der geschätzten Tumormasse. So wurden für die einzelnen Stadien folgende Tumormassen postuliert:

- Stadium I: niedrige Tumorzellmasse ($<0{,}6 \times 10^{12}$ Zellen/m² KOF) [Körperoberfläche]
- Stadium II: mittlere Tumorzellmasse ($0{,}6\text{-}1{,}2 \times 10^{12}$ Zellen/m² KOF)
- Stadium III: hohe Tumorzellmasse ($>1{,}2 \times 10^{12}$ Zellen/m² KOF)

Die Tumormassenabschätzung korreliert mit folgenden Parametern: Hämoglobin als Maß für die Verdrängung oder Suppression der physiologischen Hämatopoese; Serum-Kalzium-Konzentration und Anzahl der Osteolysen bzw. Ausprägung der sekundären Osteoporose, die jeweils den Grad der Knochenbeteiligung/-schädigung widerspiegeln; sowie der Konzentration des monoklonalen Proteins im Serum und der Leichtkettenausscheidung im 24-Stunden-Urin, die die sekretorische Aktivität der Myelomzellen repräsentieren. Eine zusätzliche Unterteilung erfolgt anhand des Maßes der Nierenfunktionsschädigung, gemessen am Kreatininwert im Serum. Ein B-Stadium der Klassifikation nach Durie und Salmon (☞ Tab. 6.1) geht mit eingeschränkter Nierenfunktion einher.

Die Stadieneinteilung nach Durie und Salmon ist in Tab. 6.1 dargestellt. Therapieindikationen wurden aus dieser Klassifikation abgeleitet, d.h. sobald ein Stadium III oder ein Stadium II im Progress vorlagen, war eine systemische Behandlung indiziert. Die Prognose von Patienten mit MM kann auf Grundlage der Durie und Salmon Klassifikation abgeschätzt werden (Hari *et al.*, 2009).

Stadium I	Stadium II	Stadium III
Normale Knochenstruktur oder solitäre Osteolyse	Weder Stadium I noch Stadium III	Fortgeschrittene Knochenläsionen
• IgG <50 g/l bzw.	• IgG 50-70 g/l bzw.	• IgG >70 g/l bzw.
• IgA <30 g/l	• IgA 30-50 g/l	• IgA >50 g/l
• Leichtketten im Urin <4 g/24 h	• Leichtketten im Urin 4-12 g/24h	• Leichtketten im Urin >12 g/24 h
• Hb >10 g/dl	• **Hb 8,5-10 g/dl**	• **Hb <8,5 g/dl**
• Kalzium normal ≤3,0 mmol/l (≤12 mg/dl)	• Kalzium ≤3,0 mmol/l (≤12 mg/dl)	• **Kalzium** erhöht >3,0 mmol/l (>12 mg/dl)
A: Serumkreatinin <2 mg/dl (<176 mmol/l) – keine schwere Einschränkung der Nierenfunktion		
B: Serumkreatinin ≥2 mg/dl (≥176 mmol/l) – **Einschränkung der Nierenfunktion**		

Tab. 6.1: Stadieneinteilung des Multiplen Myeloms nach Durie und Salmon (1975).

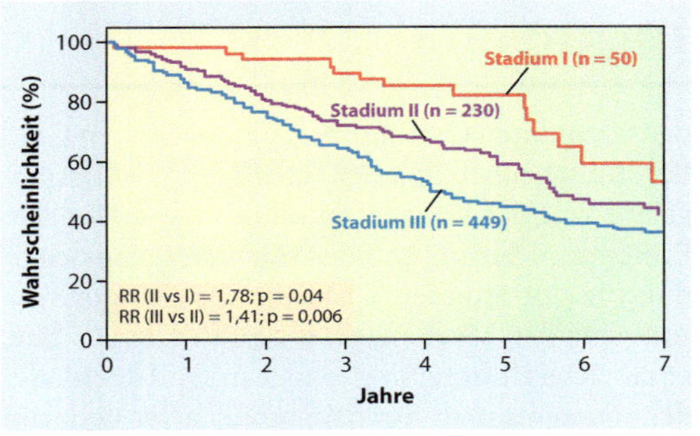

Abb. 6.1: Wahrscheinlichkeit des Gesamtüberlebens nach einer Hochdosistherapie gefolgt von autologer Blutstammzelltransplantation in der Erstlinientherapie beim MM in Korrelation zur Stadieneinteilung nach Durie und Salmon (mod. n. Hari *et al.*, 2009).

Nachteile der Stadieneinteilung nach Durie und Salmon sind die Heterogenität von Patienten mit chemotherapeutischer Behandlung im Stadium III mit einer Prognose der Lebenserwartung von weniger als 6 Monaten bis zu mehr als 5 Jahren, die fehlende Abgrenzung des *Smouldering Myeloma* vom behandlungspflichtigen MM und die unscharfe Charakterisierung der Knochenveränderungen durch die Projektionsradiographie (Röntgenstatus entsprechend des "Pariser Schemas"). In der Folgezeit wurde daher eine Reihe unterschiedlicher Stadieneinteilungen vorgeschlagen und erprobt. Aber weder das MRC-System (Medical Research Council Working Party on Leukemia in Adults, 1980), die Einteilungen nach Gassmann *et al.* (1985) oder Bladé *et al.* (1989) konnten die Klassifikation entsprechend der geschätzten Tumormasse nach Salmon und Durie verdrängen. Erst neuere Einteilungen wurden akzeptiert und verdrängten die Salmon-und-Durie-Klassifikation.

6.1.2. Stadieneinteilung der International Myeloma Working Group

Die Stadieneinteilung nach Durie und Salmon ist insbesondere hinsichtlich der Ableitung einer Therapieindikation durch die Klassifikation der *International Myeloma Working Group* (IMWG) abgelöst worden (International Myeloma Working Group, 2003). Diese unterscheidet ein asymptomatisches oder *smouldering* von einem symptomatischen MM. Die Unterscheidung von *smouldering* versus symptomatisches Multiples Myelom basiert auf dem Nachweis von so genannten Endorganschäden. Diese beinhalten die in der Literatur mit dem Akronym "CRAB" abgekürzten Parameter Serum-Kalzium (*Calcium*), Niereninsuffizienz (*Renal impairment*), Anämie (*Anemia*) und Knochenbeteiligung (*Bone disease*) (International Myeloma Working Group, 2003). Die einzelnen Kriterien sind in Tab. 6.2 aufgeführt. Zusätzlich wurden 2014 die SLiM-Kriterien durch die IMWG definiert (☞ Tab. 6.2). Zur Differenzierung von MGUS und MM werden darüber hinaus die Konzentration des monoklonalen Proteins im Serum, die Leichtkettenausscheidung im 24-Stunden-Sammelurin und der prozentuale Grad der Plasmazellinfiltration im Knochenmark herangezogen. Die Indikation zur Einleitung einer systemischen Therapie ist beim Vorhandensein eines oder mehrerer Zeichen für eine Endorganschädigung, wie in Tab. 6.2 genannt, gegeben. Zusätzlich sollte beim Vorliegen von SLiM-Kriterien (☞ Kap. 8.) ebenfalls behandelt werden. Die Definition "symptomatisches MM" ermöglicht allerdings auch die Entscheidung zum Therapiebeginn, wenn nicht die klassischen CRAB-Kriterien, sondern beispielsweise seltene Beschwerden wie Polyneuropathie, Hyperviskosität, AL-Amyloidose oder B-Symptome (Nachtschweiß, Fieber, Gewichtsverlust) vorliegen. Basierend auf den SLiM-CRAB-Kriterien ist eine Behandlungsindikation heute gegeben. Die Bewertung der SLiM-Kriterien erfolgt in Kap. 8.

> Das Multiple Myelom sollte in das *Smouldering Myeloma* und das behandlungspflichtige Myelom unterteilt werden. Durch die Definition der SLiM-Kriterien sind ein Teil der behandlungspflichtigen MM-Patienten asymptomatisch.

6.1.3. International Staging System und Revised International Staging System

Die am einfachsten umzusetzende Methode mit großer prognostischer Bedeutung für Patienten mit neudiagnostiziertem symptomatischem MM ist die Einteilung nach dem *International Staging System* (ISS) (Greipp *et al.*, 2005). Die einzelnen Stadien ergeben sich, wie in Tab. 6.3 aufgeführt, aus der Kombination der beiden serologischen Parameter Beta-2-Mikroglobulin und Albumin. Dabei ist die Prognose bei Patienten mit chemotherapeutischer Behandlung im Stadium I am günstigsten (medianes Überleben 62 Monate), im Vergleich zu Stadium II (44 Monate) und Stadium III (29 Monate) (☞ Abb. 6.2, Greipp *et al.*, 2005). Das ISS ist sowohl für die klassische Myelombehandlung mit Zytostatika, neuen Substanzen als auch einer Hochdosistherapie sehr gut evaluiert.

Da das ISS vor Einführung der neuen Medikamente etabliert wurde, erfolgte 2015 durch die IMWG eine Überarbeitung. In der Zwischenzeit wurde in vielen Phase-III-Studien der Einfluss von zytogenetischen Aberrationen auf das Überleben von Myelompatienten gezeigt. Dies führte zu einer großen Metaanalyse, in der das Revised-ISS (R-ISS) definiert wurde (Palumbo *et al.*, 2015a). Zusätzlich können nun die Patienten anhand der LDH sowie erweiterter zytogenetischer Befunde (D'Agostino *et al.*, 2022) des Albumins und des Beta-2-Mikroglobulins klassifiziert werden.

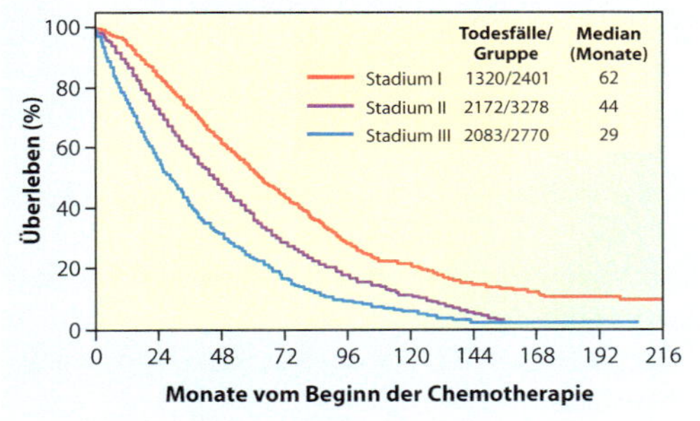

Abb. 6.2: Prognose des MM entsprechend des *"International Staging Systems"* (mod. n. Greipp *et al.*, 2005). Patienten mit einem ISS-Stadium-I haben die beste Prognose.

ISS-Stadium	Kriterien
I	• Beta-2-Mikroglobulin <3,5 mg/l • Albumin ≥35 g/l
II	• Weder ISS-I noch ISS-III
III	• Beta-2-Mikroglobulin ≥5,5 mg/l
R2-ISS-Stadium	**Kriterien**
I	• ISS-I • Standardrisiko Zytogenetik* • Normwertige LDH
II	• Weder R-ISS-I noch R-ISS-III
III	• ISS-III • Hochrisiko Zytogenetik und/oder erhöhte LDH

Tab. 6.2: *International Staging System* (ISS) (Greipp *et al.*, 2005) und *Revised International Staging System* (R-ISS) (Palumbo *et al.*, 2015a). *Hochrisiko Zytogenetik = del17p und/oder t(4;14) und/oder t(14;16).

6.1.4. Durie/Salmon-PLUS-Klassifikation

Die Einführung moderner bildgebender Verfahren in der Diagnostik des MM führte zu einer weiteren Stadieneinteilung. Basierend auf dem Vorhandensein fokaler Läsionen oder diffuser Veränderungen in der MRT- und der Ganzkörper-PET-Untersuchung werden in der Durie/Salmon-PLUS-Klassifikation ebenfalls drei Stadien unterschieden (☞ Tab. 6.3) (Durie *et al.*, 2003). Für die Anzahl fokaler Läsionen in der MRT (☞ Abb. 6.3) ist eine negative prognostische Bedeutung beschrieben (Walker *et al.*, 2007; Hillengass *et al.*, 2010), allerdings fehlen für die Diskriminierung der einzelnen Stadien im Durie/Salmon-PLUS-System derzeit noch große prospektive Daten, so dass diese Klassifikation nur selten in der klinischen Routine eingesetzt wird. Die prognostische Bedeutung neuer oder in der Größe progredienter fokaler Läsionen hinsichtlich der Entwicklung eines symptomatischen MM wurde von Merz *et al.* (2014) beschrieben. Patienten mit mehr als einer fokalen Läsion in der MRT oder PET-CT sind als therapiepflichtige Patienten zu klassifizieren.

Stadium	Durie/Salmon-PLUS-Klassifikation (MRT und/oder FDG-PET)
IA	maximal einzelner Myelomherd
IB	<5 fokale Läsionen oder geringe diffuse Infiltration
IIA/B	5-20 fokale Läsionen oder moderate diffuse Infiltration
IIIA/B	>20 fokale Läsionen oder schwerer diffuser Befall
A: Serumkreatinin <2,0 mg/dl; keine extramedulläre Erkrankung B: Serumkreatinin ≥2,0 mg/dl; extramedullärer Befall	

Tab. 6.3: Durie/Salmon-PLUS-Klassifikation (Durie *et al.*, 2003).

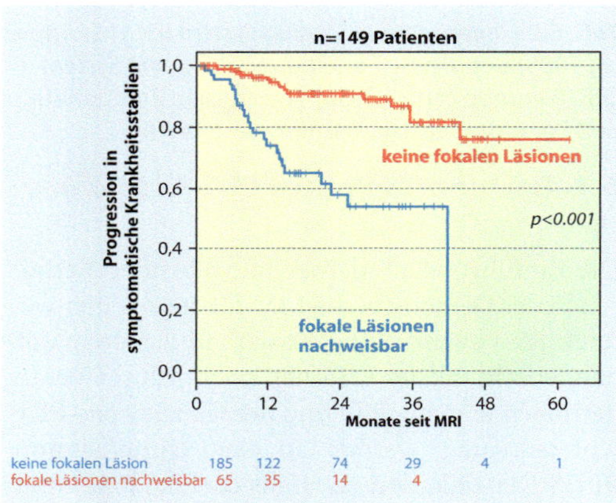

Abb. 6.4: Einfluss fokaler Läsionen auf die Prognose bei Patienten mit asymptomatischer Plasmazellerkrankung. Das Auftreten von mehr als einer fokalen Läsion im MRT führt zu einem schnelleren Erreichen eines symptomatischen MM. Heute ist ≥1 fokale Läsion eine Therapieindikation. (mod. n. Hillengass *et al.*, 2010).

6.2. Prognosefaktoren

Vielfältige zusätzliche Prognosefaktoren wurden beschrieben. Diese werden im Folgenden diskutiert und gewertet.

6.2.1. Eigenschaften des malignen Myelomklons

6.2.1.1. Plasmazell-Morphologie und Wachstumsmuster

Bartl *et al.* haben 1982 eine Einteilung der Knochenmarkbefunde entsprechend des dominierenden Plasmazelltyps vorgeschlagen. Sie unterschieden zwischen plasmozytischen und plasmoblastischen Myelomerkrankungen und konnten eine bessere Prognose für Patienten mit reifzelligen Plasmozytomzellen in der Knochenmarkdiagnostik belegen. Eine weitere Unterteilung in sechs differente Zelltypen zeigte signifikant unterschiedliche Überlebenszeiten in Abhängigkeit von den zytologischen Plasmazellcharakteristika. Diese morphologische Klassifikation wurde in den prospektiven Studien MM01 und MM02 der Deutschen Studiengruppe Multiples Myelom (DSGMM) geprüft und erwies sich als prognostisch wichtigster Parameter hinsichtlich der Überlebenszeit. Der Stellenwert der Plasmazellzytologie als Prognosefaktor wurde in vielen weiteren Studien bestätigt (Übersicht bei Bartl *et* Frisch, 1999). Als zusätzlicher unabhängiger Prognosefaktor konnte durch Bartl das Wachstumsmuster (diffus vs. nodulär) identifiziert werden. Ein rein noduläres Wachstum hat eine bessere Prognose als eine diffuse/noduläre Wachstumsform. Die zytologische und histologische Beurteilung des Reifegrades der Myelomzellen und deren Topographie werden oft ungenügend beachtet.

6.2.1.2. Plasmazell-Labelling-Index und Thymidinkinase

Der **Plasmazell-Labelling-Index** (PCLI) wurde in verschiedenen Studien als aussagekräftiger Faktor identifiziert (Übersicht bei Hoechtlen-Vollmar *et al.*, 2009). Sowohl die Bestimmung des Proliferationskompartiments mit der ^{3}H-Thymidin-Inkorporation als auch mit der Ki 67 (MIB-1)-Antikörpermarkierung sind bei der Unterscheidung *Smouldering Myeloma* vs. fortgeschrittenes MM hilfreich (San Miguel *et al.*, 1995). Die verstärkte Proliferation der Myelomzellen geht mit einer Zunahme der Malignität der Erkrankung einher und korreliert mit einer ungünstigen Prognose. Aufgrund seiner prognostischen Relevanz fand der Plasmazell-Labelling-Index Eingang in ein Risikostratifikations-System der Mayo-Klinik. Ein Plasmazell-Labelling-Index >3 % wird zusammen mit zytogenetischen Veränderungen zur Definition von Hochrisikopatienten genutzt (Dispenzieri *et al.*, 2007). Außerhalb von Studien wurde auf die Bestimmung des PCLI beim MM wegen des Laboraufwandes und der leichteren Verfügbarkeit von anderen signifikanten Prognosefaktoren meist verzichtet.

Mittels Genexpressionsanalyse (☞ Kap. 6.2.1.5.) der Myelomzellen konnten Hose *et al.* (2011) die Bedeutung der Zellproliferation für die Prognosebestimmung des MM bestätigen. Eine hohe Proliferationsrate korreliert mit einer ungünstigen Prognose.

Die Thymidinkinase ist in proliferierenden Zellen verstärkt nachweisbar. Ihre Konzentration im Serum bei MM-Patienten korreliert mit dem PCLI. In einigen kleineren Studien hatte die Konzentration der Thymidinkinase im Serum keine unabhängige Korrelation mit der Prognose erreicht (Schambeck *et al.*, 1995), so dass dieser Laborwert in der Primärdiagnostik nicht als Standard etabliert ist.

6.2.1.3. Zytogenetik

Eine ungünstige Prognose für neu diagnostizierte MM-Patienten mit einem in der klassischen Zytogenetik nachweisbaren, abnormen Karyotyp ist wiederholt beschrieben (Übersicht bei Sonneveld *et al.*, 2016). Eine Einschränkung der Chromosomen-Bänderungsanalyse beim MM ist die geringe Proliferationsrate der Myelomzellen. Nur bei 30-40 % der MM-Patienten ist eine informative Aussage zum Karyotyp der Tumorzellen zu gewinnen. Interphase-Fluoreszenz-*In-Situ*-Hybridisierung (iFISH)-Zytogenetik-Ergebnisse haben wichtige prognostische Relevanz erlangt (☞ Abb. 6.4).

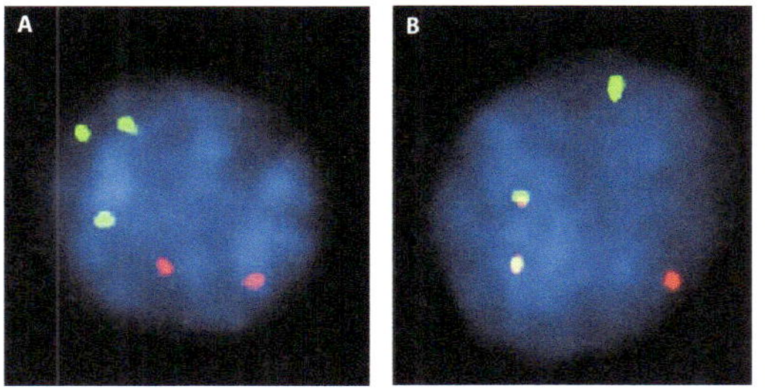

Abb. 6.4: Interphase-Fluoreszenz-*in-situ*-Hybridisierung (iFISH). In normalen Körperzellen ist jedes Chromosom zweimal vorhanden, weshalb man durch den Einsatz spezifischer, farblich-markierter Gensonden zwei Signale erhält, die hier als grüne oder rote Punkte zu sehen sind. In malignen Plasmazellen (Myelomzellen) lassen sich mit Hilfe der iFISH-Technik typische chromosomale Veränderungen nachweisen.
A: Zusätzliche Kopien (Zugewinne; mehr als zwei Punkte); **B:** Verluste (Deletionen; nur ein Punkt) und Translokationen (Umlagerungen; gelbe Fusionssignale) von Chromosomen(-teilen) können damit nachgewiesen werden (Quelle: Prof. Dr. Anna Jauch, Institut für Humangenetik, Universität Heidelberg).

In der Arbeit von Avet-Loiseau (Avet-Loiseau *et al.*, 2007) wurde durch die Kombination von Beta-2-Mikroglobulin und iFISH-Zytogenetik-Ergebnissen eine hohe Trennschärfe hinsichtlich der Prognose erreicht. Neben *et al.* konnten mit vergleichbaren iFISH-Sonden und bei der Verwendung des ISS eine ähnlich gute Prognoseaufteilung erzielen (☞ Abb. 6.5) (Neben *et al.*, 2010).

▶ Anerkannte Hochrisiko-Aberrationen mit einer ungünstigen Prognose sind:

- Deletion (17p13) – p53-Verlust
- Translokation (4;14) (p16;q32) – FGFR3/MMSET-Überexpression
- Translokation (14;16) (q32;q23) – MAFa/b-Überexpression
- Zugewinn des Chromosomenabschnitt 1 (q21) – CKS1B-Amplifikation/Überexpression
- Hypodiploidie

▶ Anerkannte Standard-Aberrationen mit einer günstigen Prognose sind:

- Hyperdiploidie (inkl. Trisomien der Chromosomen 9,11,15)
- Translokation (11;14) (q13;q32)
- Translokation (6;14)

(modifiziert nach Mikhael *et al.*, 2013 und Rajkumar, 2013).

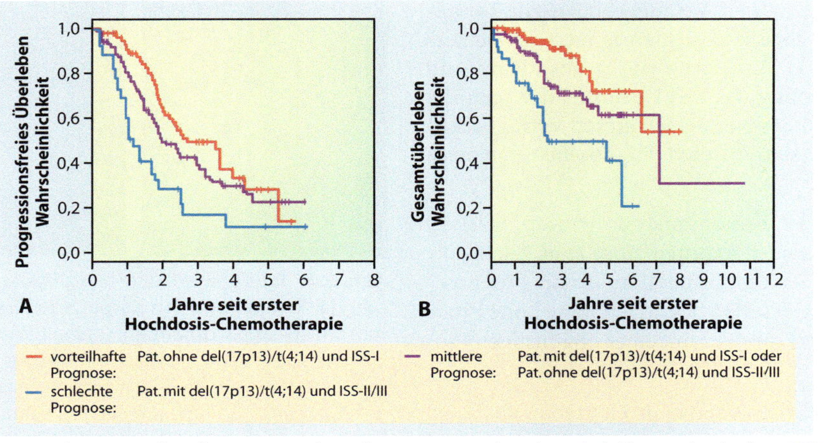

Abb. 6.5: Die Kombination der chromosomalen Aberrationen t(4;14) und del(17p13) mit dem ISS ermöglicht eine Risikostratifikation bei Myelompatienten, welche eine Hochdosis-Chemotherapie mit nachfolgender autologer Stammzelltransplantation erhalten. 3 unterschiedliche Gruppen lassen sich bilden: vorteilhafte Prognose (keine Aberrationen t(4;14) und del(17p13) und Stadium I nach ISS; 42 % der Patienten), schlechte Prognose (Aberrationen t(4;14) und del(17p13) vorhanden und ISS-II/III; 44 %) und mittlere Prognose (alle übrigen Patienten; 14 %) (mod. n. Neben *et al.*, 2010).

In der Risikostratifizierung der *Mayo Clinic* (Rochester) hat die zytogenetische Diagnostik bereits therapeutische Konsequenzen erlangt.

Hochrisiko-Aberrationen treten bei ca. 25 % der Patienten auf und bedeuten bei konventioneller Therapie ohne den Einschluss neuer Substanzen eine mittlere Überlebenszeit von zwei Jahren oder weniger. Ferner zeigen diese Patienten oftmals eine Koinzidenz mit dem monoklonalen Immunglobulintyp IgA-lambda, welches eine ungünstigere Prognose beschreibt (Avet-Loiseau *et al.*, 2002).

Andererseits bedeutet eine Standardrisiko-Aberration nicht zwingend eine gute Prognose, so wird z.B. bei Patienten mit einer primären Plasmazellleukämie vermehrt die Translokation (11;14) (q32;q23) beschrieben (Tiedemann *et al.*, 2008). Diese Translokation wird ebenfalls bei fast 50 % aller Patienten mit AL-Amyloidose gefunden.

Die Rolle der vermeintlichen Hochrisiko-Deletion 13 (q14) ist neu definiert. Sie liegt in fast der Hälfte aller symptomatischen Myelome vor. Ihr negativer prognostischer Effekt steht jedoch im engen Zusammenhang mit dem gleichzeitigen Auftreten der bekannten Hochrisiko-Aberrationen (Translokation (4;14) und Deletion 17 (p)). Daher ist der prognostisch ungünstige Effekt einer alleinigen Deletion 13 (q14) nicht mehr aufrecht zu erhalten (Neben *et al.*, 2012, Avet-Loiseau *et al.*, 1999).

Die neuen Therapeutika modifizieren die prognostische Relevanz der iFISH-Befunde. So konnte durch den Proteasomen-Inhibitor Bortezomib die ungünstige Prognose der (4;14)-Translokation und der Deletion 17p zumindest teilweise überwunden werden (Avet-Loiseau *et al.*, 2010; Neben *et al.*, 2012; Goldschmidt *et al., 2018)*. Höchstrisikopatienten können auf Grund einer ungünstigen Zytogenetik, eines ISS-III sowie einer erhöhten Laktatdehydrogenase definiert werden (Moreau *et al.*, 2014). Das Auftreten von zwei zytogenetischen Hochrisikofaktoren definiert ein "*Ultra High Risk Myeloma*" (Shah *et al.*, 2020). Diese Patienten haben trotz moderner Medikamente weiter eine sehr schlechte Prognose.

Subklonale Veränderungen (Shah *et al.*, 2018; Merz *et al.*, 2020) können die Prognose bestimmen. An den besten *Cut-offs* für eine subklonale Prognosebestimmung wird gearbeitet.

6.2.1.4. Mutationsstatus der Myelomzellen

Neben chromosomaler Aberrationen können mittels moderner Sequenzierungsmethoden Mutationen im Genom der Myelomzellen nachgewiesen werden. Diese betreffen vor allem den RAS- und NF-kappa-B-Signalweg. Mutationen, die DNA-Reparaturmechanismen beeinträchtigen, sind dabei mit einer schlechten Prognose vergesellschaftet. Mit Hilfe der Exom-Sequenzierung (*Whole-Exome Sequencing*, WES) konnte so der ISS-MUT (Mutation) entwickelt werden (Walker *et al.*, 2015), der jedoch aufgrund der Kosten für eine WES bislang noch keine breite Anwendung findet. Der überwiegende Teil der Mutationen beim Multiplen Myelom tritt jedoch in nicht-kodierenden Regionen des Genoms auf, der mittels Ganzgenomsequenzierung (*Whole-Genome Sequencing*, WGS) untersucht werden kann. Patienten, bei denen WGS nur wenige Mutationen nachweisen kann und die zusätzlich einen isolierten Zugewinn von Chromosom 9 aufweisen, haben eine hervorragende Prognose, wenn sie mit neuen Medikamenten behandelt werden (Samur *et al.*, 2020).

6.2.1.5. Genexpressionsanalysen der Myelomzellen

Mittels globaler Genexpressionsanalysen (GEP) kann das gesamte Transkriptom der Myelomzellen untersucht und auf dieser Basis das MM in unterschiedliche ätiopathogenetische Gruppen eingeteilt werden. Verschiedene GEP-basierte Klassifikationen des Multiplen Myeloms sind vorgeschlagen worden (Zhan *et al.*, 2004; Bergsagel *et al.*, 2005; Hose *et al.*, 2004). Diese unterscheiden sich bezüglich der angewandten statistischen Methoden, der Gruppierung, der Untersuchung zytogenetischer Aberrationen und der Prädiktivität bezüglich ereignisfreiem und Gesamtüberleben. Die Klassifikation von der *Little-Rock*-Gruppe (Zhan *et al.*, 2004) basiert auf der Gruppierung mithilfe eines *"unsupervised clustering"* und der Prädiktion der in diesem Verfahren auftretenden Gruppen. Die TC-Klassifikation von Bergsagel *et al.* (2005) postuliert, dass eine D-Typ-Zyklin-Expression ein frühes und gemeinsames (*unifying*) Ereignis beim MM ist. Die EC-Klassifikation (Hose *et al.*, 2004; Hose *et al.*, 2005) basiert auf der Definition von vier Gruppen, die klonale chromosomale Aberrationen (durch iFISH) und ein resultierendes GEP zeigen. Broyl *et al.* (2010) erweiterten die Klassifikation von Zhan/ Shaughnessy durch drei neue Prognosegruppen auf der Basis der GEP-Daten aus einer multizentrischen Therapiestudie.

Die GEP-basierten Risikoprädiktionen (Hose *et al.*, 2019; Costa *et* Usmani, 2020) haben bisher nur an spezialisierten Zentren und in Studien Einzug in die klinische Routine gefunden.

6.2.1.6. Multi-Drug-Resistance 1-Expression

Die Anzahl der MM-Patienten, welche initial MDR1 vermehrt in den Myelomzellen exprimieren, ist kleiner als 5 %. Nach einer Therapie mit VAD (Vincristin/Adriamycin/Dexamethason) wurde die MDR1-Expression im Rezidiv auf ca. 75 % erhöht. Fast alle VAD-resistenten Patienten haben eine pathologisch gesteigerte MDR1-Expression (Sonneveld, 1995). Eine hohe MDR-Expression korreliert mit einer sehr ungünstigen Prognose. Die Bestimmung des Prozentsatzes der MDR1-Expression in den Myelomzellen ist in der klinischen Routine nicht etabliert.

6.2.1.7. Interleukin-6 und C-reaktives Protein

Interleukin-6 und sein löslicher Rezeptor (sIL-6-Rezeptor) sind wiederholt als Prognosefaktoren beschrieben worden. Erhöhte IL-6- und sIL-6-Rezeptor-Spiegel in Blut oder Knochenmark korrelieren mit einer reduzierten Überlebenswahrscheinlichkeit (Kyle, 1995). Die Konzentration des C-reaktiven Proteins (CRP) im Serum wird durch IL-6 reguliert und reflektiert in univariaten Analysen gut die Prognose. Die Aussagekraft des CRP als Prognosefaktor wird jedoch durch infektionsbedingte Erhöhungen des CRP-Wertes eingeschränkt (Boccadoro *et* Pileri, 1995). Die erhöhte Bildung dieser Akut-Phase-Proteine erklärt auch die verminderte Synthese des Proteins Albumin in der Leber und somit die reziproke Wirkung dieser Prognoseparameter.

6.2.1.8. Laktatdehydrogenase

Die Laktatdehydrogenase (LDH) ist bei vermehrtem Zellumsatz erhöht und als prognostischer Faktor bei vielen malignen Systemerkrankungen unverzichtbar. Ist bei MM-Patienten die LDH krankheitsspezifisch erhöht, so wird die Prognose entscheidend schlechter (Terpos *et al.*, 2010). Eine Erhöhung der LDH im Serum wurde als Risikofaktor für ein verkürztes Überleben in das R-ISS-Prognosesystem (Palumbo *et al.*, 2015a, ☞ Kap. 6.1.3.) aufgenommen.

6.2.1.9. Plasmazellimmunphänotyp

Der Plasmazellimmunphänotyp erreicht keine unabhängige prognostische Bedeutung beim MM (San Miguel *et al.*, 1995). Die Koexpression von B-Zell- und Plasmazell-Markern auf den Myelomzellen korreliert univariat in der Analyse von San Miguel *et al.* mit einer schlechteren Prognose (San Miguel *et al.*, 1991). Der klinische Verlauf für CD20+-Myelome war in dieser Untersuchung aggressiver. Die Koexpression von Plasmazell-Markern und CD10 auf den Myelomzellen wird mit widersprüchlicher Prognose beschrieben (Durie *et* Grogan, 1985; Epstein *et al.*, 1990). Für die durchflusszytometrische Diagnostik des MM wird derzeit gemäß des *European Myeloma Network* (EMN) als Standard ein Antikörperpanel empfohlen, welches die Untersuchung der Antigene CD38, CD19, CD138, CD56 und CD45 sowie zytoplastischer Leichtketten (cy kappa /cy lambda) beinhaltet. Nach dem Konsensus-Vorschlag des *European Myeloma Network* sollte das Panel zur Abgrenzung normaler von neoplastischen Plasmazellen um CD20, CD117, CD28 und CD27 ergänzt werden (Rawstron *et al.*, 2008). Die Immunphänotypisierung wird im Krankheitsverlauf zur Quantifizierung der Messbaren Residuellen Krankheitsaktivität (MRD) (Holstein *et al.*, 2021) genutzt.

6.2.1.10. Ortsständigkeit der Plasmazellen

Zirkulierende Plasmazellen im Blut sind ein negativer Prognosefaktor (Bertamini *et al.*, 2022; Garces *et al.*, 2022). Werden 5 % Plasmazellen oder mehr im Differenzialblutbild nachgewiesen, so ist die Diagnose einer Plasmazellenleukämie zu stellen. Mit der durchflusszytometrischen Untersuchung des peripheren Blutes lassen sich im Vergleich zur lichtmikroskopischen Analyse Zellen des Myelomklons sensitiver nachweisen. Die Anzahl der klonotypischen Zellen im peripheren Blut korreliert mit der Tumormasse und der Aggressivität des MM (Schneider *et al.*, 1997; Garces *et al.*, 2021). Monoklonale Myelomzellen konnten in der Untersuchung von Witzig *et al.* bei 80 % der symptomatischen und in 90 % der Patienten mit Rezidiv oder Therapierefraktärität in der Durchflusszytometrie nachgewiesen werden (Witzig *et al.*, 1994). Bei Patienten mit MGUS oder *Smouldering Myeloma* werden in der Durchflusszytometrie keine oder sehr wenige klonale Plasmazellen im Blut detektiert. Untersuchungen mit Allel-spezifischen Oligonukleotid-Primern (ASO-Primer) oder mit Sequenzierungstechniken ermöglichen den Nachweis von kleinsten Tumormengen im Knochenmark und peripheren Blut (Cremer *et al.*, 1997). Die Bestimmung der Tumormasse im peripheren Blut mit einer durchflusszytometrischen oder PCR-basierten Tumorzellquantifizierung bei Patienten mit MM hat in einigen Auswertungen prognostische Relevanz (Nowakowski *et al.*, 2005; Paiva *et al.*, 2013; Korthals *et al.*, 2013; Huhn *et al.*, 2017).

6.2.1.11. Immunglobulin-Subtyp

Multiple Myelome vom Leichtkettentyp haben bei konventioneller Therapie in einigen Studien eine schlechtere Prognose im Vergleich zu den Krankheitsformen, bei denen nur oder überwiegend ein komplettes monoklonales Immunglobulin nachweisbar ist (Dietzfelbinger *et al.*, 2009). Ursächlich sind neben einer differenten Biologie der Leichtketten produzierenden Myelomzellen eine spätere Diagnosesicherung, häufigere Nierenfunktionseinschränkungen insbesondere bei Diagnosestellung und das vermehrte Auftreten einer AL-Amyloidose (insbesondere beim Leichtketten Typ lambda) als Ergebnis der Leichtkettenablagerungen. Patienten, bei denen komplette, monoklonale Immunglobuline und Leichtketten simultan nachgewiesen werden, haben ebenfalls eine schlechtere Prognose im Vergleich zu Kranken mit der alleinigen Produktion von intaktem monoklonalem Immunglobulin. Der Nachweis von IgD korreliert in der überwiegenden Zahl der Untersuchungen mit einem ungünstigen klinischen Verlauf (Bladé *et al.*, 1994). In Auswertungen von Hochdosistherapiestudien der Barlogie-Gruppe korrelierte der Nachweis eines monoklonalen IgA mit einer Prognoseverschlechterung (Vesole *et al.*, 1996).

6.2.2. Charakteristika der Tumormasse

6.2.2.1. Immunglobulinkonzentration und Leichtkettenausscheidung

Die Konzentration des monoklonalen Immunglobulins im Serum und die Menge der pro 24 Stunden ausgeschiedenen Leichtketten im Urin sind Bestandteil der Klassifikation nach Durie und Salmon (Durie *et* Salmon, 1975). Die Höhe der Konzentration des monoklonalen Proteins erreicht in mehreren Studien keine unabhängige prognostische Bedeutung. Jedoch eignen sich die Konzentration des monoklonalen Immunglobulins im Serum und die Menge der Ausscheidung der

Leichtketten pro 24 Stunden im Urin für ein Therapiemonitoring.

6.2.2.2. Bestimmung der freien Leichtketten im Serum

Der 2001 eingeführte Free-Lite®-Test quantifiziert die kappa (κ)- und die lambda (λ)-Leichtkettenkonzentration im Serum. Die Messung von freien Leichtketten im Serum ermöglicht ein nicht-invasives Monitoring des Krankheitsverlaufes gerade bei Patienten, die nur geringe Mengen eines monoklonalen Proteins oder von Leichtketten bilden. Während erhöhte Serumkonzentrationen freier Leichtketten bei verschiedenen mit polyklonaler Hypergammaglobulinämie einhergehenden Erkrankungen oder Niereninsuffizienz vorkommen, gilt die Bestimmung des κ- zu λ-Quotienten (FLC κ/λ) als zuverlässiger Parameter für die isoliert gesteigerte Produktion einer freien Leichtkette infolge monoklonaler plasmazellproliferativer Erkrankungen. Anomale Konzentrationen freier Leichtketten im Serum zeigen sich hierbei in über 97 % der neu diagnostizierten monoklonalen Gammopathien. Ein anomaler κ/λ-Quotient (<0,26 oder >1,65) korreliert mit einer schnelleren Progression der MGUS in ein symptomatisches MM (Rajkumar *et al.*, 2005).

Bei einem Therapieansprechen zeigt sich eine schnellere Reaktion der Leichtkettenkonzentrationen im Vergleich zum Abfall der Konzentration des monoklonalen Immunglobulins, wobei der zusätzliche Nutzen dieser Beobachtung für den klinischen Alltag nicht abschließend geklärt ist. Es sind verschiedene pathologische cut offs des Quotienten der freien Leichtketten im Serum zur Prognosebestimmung definiert worden. Ein hochpathologischer Quotient der freien Leichtketten korreliert mit einer ungünstigen Prognose (Ludwig *et al.*, 2013; Avet-Louiseau *et al.*, 2013).

Bei der Bewertung der Konzentration der freien Leichtketten im Serum ist zu beachten, dass in Deutschland verschiedene Tests mit variierenden Referenzbereichen angewendet werden. In der Auswertung von Schieferdecker (Schieferdecker *et al.*, 2020) zeigten sich bei paralleler Messung für drei Tests zur Quantifizierung der FLC stark abweichende Konzentrationen (☞ Tab. 6.4). Eine Bestimmung der FLC im Urin sollte nicht erfolgen, da die Schwankungen der Messergebnisse im Urin zu hoch sind.

6.2.2.3. Knochenmarkinsuffizienz

Der Hämoglobinwert, die Leukozyten und die Thrombozytenzahl korrelieren invers mit dem Grad der Knochenmarkinfiltration. Die Ausprägung der Anämie ist in die Stadieneinteilung von Durie und Salmon integriert. Cavo *et al.* (1989) und Peest *et al.* (1993) haben eine signifikante, prognostische Bedeutung der initialen Thrombozytenzahl für den Krankheitsverlauf aufgezeigt. In Untersuchungen von Bartl *et al.* konnte bereits 1987 belegt werden, dass eine hohe Knochenmarkinfiltration im Vergleich zu einer nur geringfügigen eine schlechtere Prognose bedingt.

Der Grad der Knochenmarkinfiltration von >60 % ist ein Kriterium für einen Therapiebeginn (Rajkumar *et al.*, 2014). Eine Infiltration von >60 % (zytologisch und/oder histologisch) Myelomzellen zeigte in zwei unabhängigen Studien (Rajkumar *et al.*, 2011; Kastritis *et al.*, 2013) eine sehr hohe Wahrscheinlichkeit ein symptomatisches MM zu entwickeln.

6.2.2.4. Knochendestruktion

Die Projektionsradiographie oder die Schnittbildgebung des Schädels, der Wirbelsäule, der Rippen, des Beckens und der großen proximalen Röhrenknochen wurden zur Bestimmung des Ausmaßes der Osteopenie/-porose und der Osteolysen als Standard genutzt. Fortgeschrittene Knochendestruktion (symptomatisches MM oder Stadium III nach Durie und Salmon) verschlechtert die Prognose. Ein starker Knochenabbau bedingt eine vermehrte Kalziumfreisetzung, so dass die Hyperkalzämie im Serum mit dem akuten Ausmaß der Skelettschädigung korreliert. Die Kalziumerhöhung im Serum geht in das Klassifikationssystem

SFLC-Quotient (involviert/ nicht-involviert) für	Freelite®	Sebia-FLC	N Latex-FLC
Hochrisiko-SMM	≥20	≥8	≥8
Therapiepflichtiges MM	≥100	≥50	≥20

Tab. 6.4: SFLC-Quotienten in Abhängigkeit des verwendeten SFLC-Assays nach Schieferdecker *et al.*, 2020.

nach Durie und Salmon als negativer Prognosefaktor ein. Das *low-dose* CT lässt Knochendestruktionen gegenüber der konventionellen Röntgenuntersuchung eher und sensitiver erkennen und zeigte eine Signifikanz hinsichtlich der Prognose (Delorme *et* Baur-Melnyk, 2009; Hillengass *et al.*, 2017). Durch die Magnetresonanztomographie (MRT) lassen sich fokale Läsionen (☞ Abb. 6.6) bereits vor der Destruktion des mineralisierten Knochens darstellen. Diese fokalen Läsionen sind seit 2014 als Behandlungsmedikation (s. Bildgebung) definiert.

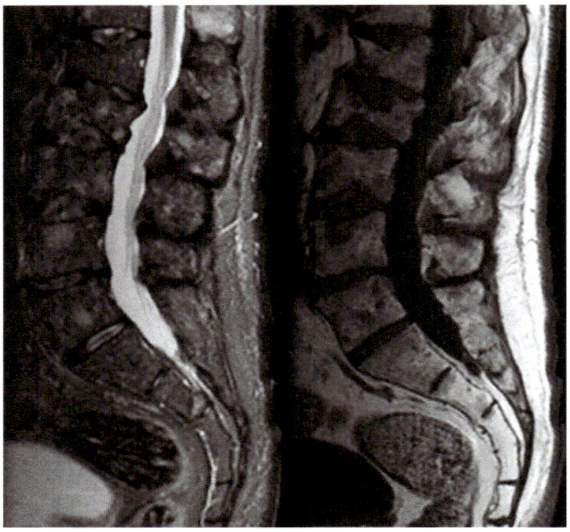

a

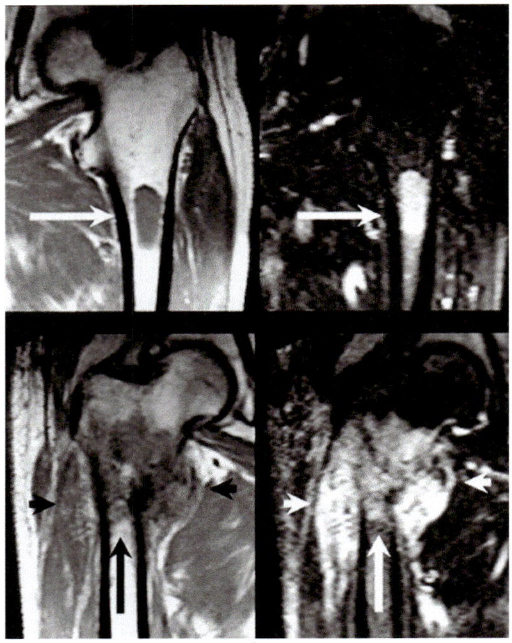

b

Abb. 6.6: Fokale Herde im MRT (Bäuerle *et al.*, 2009). **a:** Myelomherde in der LWS und im Sakrum. **b:** Fokaler MRT-Herd im Femur.

6.2.2.5. Beta-2-Mikroglobulin

Beispielhaft soll am Beta-2-Mikroglobulin (Beta-2M)-Spiegel im Serum die unterschiedliche Prognose von Patienten dargestellt werden (☞ Tab. 6.5).

Beta-2-Mikroglobulin-Wert	Therapieschema	Mediane Überlebenszeit (Monate)
≤4 mg/l	Melphalan	39,1
	ABCM	58,3
>4 - ≤8 mg/l	Melphalan	30,5
	ABCM	36,4
>8 mg/l	Melphalan	14,5
	ABCM	19,0

Tab. 6.5: Beta-2-Mikroglobulin-Werte im Serum und Überlebenszeit in der 5. MRC-Studie (MacLennan *et al.*, 1992). Die Erhöhung des Beta-2-Mikroglobulin-Wertes korreliert mit einer Reduktion der Überlebenszeit. ABCM: Adriamycin/BCNU/Cyclophosphamid/Melphalan.

Die Erhöhung des Beta-2M-Wertes im Serum wird durch Zelltod, -masse und -umsatz bedingt. Er korreliert zusätzlich mit der Nierenfunktion. Der initiale Beta-2M-Wert ist auch unabhängig von der Nierenfunktion bei Patienten mit konventioneller und Hochdosistherapie prognostisch aussagekräftig. Verschiedene große Studiengruppen verwendeten den Beta-2M-Wert zur Therapiestratifikation (Goldschmidt *et al.*, 2003). Unklar ist die Bedeutung des Beta-2M-Wertes beim Therapiemonitoring (Übersicht bei Boccadoro *et* Pileri, 1995). Die isolierte Betrachtung des Beta-2M-Wertes ist durch die ISS-Klassifikation (Beta-2M plus Albumin im Serum) und die R-ISS-Klassifikation (ISS plus Zytogenetik) abgelöst worden.

6.2.3. Patientenspezifische Faktoren

6.2.3.1. Performance-Status und Alter

Die Verteilung der Krankheitsstadien nach Durie und Salmon und die Aggressivität des MM sind nicht streng altersabhängig. Ludwig *et al.* beschreiben bei Diagnosestellung günstige Prognosefaktoren für Patienten, welche jünger als 50 Jahre waren im Vergleich zu älteren MM-Patienten (Ludwig *et al.*, 2008; Ludwig *et al.*, 2010). Der wichtigste Unterschied zwischen jüngeren und älteren MM-Patienten besteht jedoch in der altersbedingten Zunahme der Komorbidität. Besonders kardiale Erkrankungen und Myelom-unabhängige Nierenerkrankungen sowie die "Altersosteoporose" bedingen vermehrte Komplikationen. Als Folge der höheren Komorbidität und eines reduzierten *Performance*-Status im höheren Lebensalter ist insbesondere auch die Aggressivität der Behandlung begrenzt, im Umkehrschluss sind Komorbiditäten somit von zunehmender prognostischer Relevanz (Kleber *et al.*, 2011). Mittels geriatrischem Assessment lassen sich Nebenwirkungen und das Gesamtüberleben von gebrechlichen Myelompatienten gut abschätzen (Palumbo *et al.*, 2015b; Engelhardt *et al.*, 2020).

Das Patientenalter wurde für viele Therapiestratifizierungen angewendet. Die Hochdosistherapie gefolgt von der autologen Blutstammzelltransplantation war über zwei Jahrzehnte nur für Patienten bis zum Alter von 60-65 Jahre empfohlen. Innerhalb der GMMG MM5-Studie konnten Mai *et al.* (2021) zeigen, dass in multizentrischen Studien eine Hochdosistherapie bis zum Alter von 70 Jahren möglich ist. Gegenwärtig soll die Dexamethasondosis bei Patienten über 75 Jahre von 40 mg/Tag auf 20 mg/Tag reduziert werden.

6.2.3.2. Albumin

Die Albuminkonzentration im Serum ist als Prognosefaktor bei verschiedenen hämatologischen Neoplasien gesichert. Auch beim MM ist ein reduzierter Albuminspiegel im Serum mit einer schlechteren Prognose assoziiert (Dietzfelbinger *et al.*, 2009). Ursächlich können vor allem ein reduzierter Ernährungszustand, eine tumorbedingte Katabolie und ein AL-Amyloid-bedingter Albu-

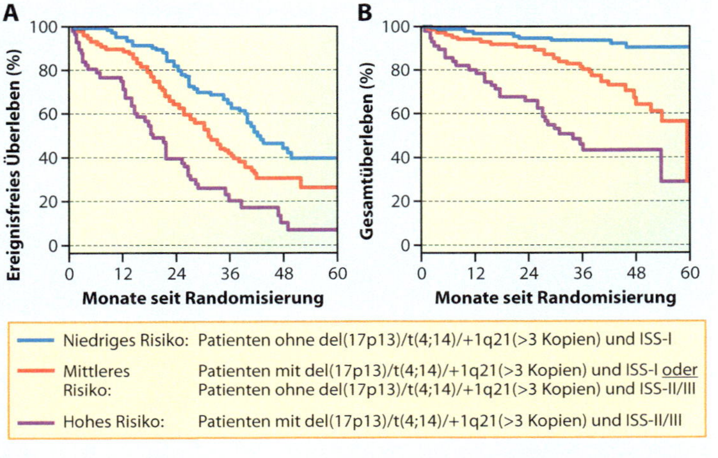

Abb. 6.7: Risikostratifikation durch Kombination von ISS-Staging und iFISH-Prognosefaktoren (blaue Kurven: Patienten mit niedrigem Risiko; rote Kurven: Patienten mit mittlerem Risiko; violette Kurven: Patienten mit hohem Risiko (mod. n. Neben *et al.*, 2012). **A:** Ereignisfreies Überleben. **B:** Gesamtüberleben.

minverlust durch die Nieren sein. Die Konzentration des Albumins im Serum ist wesentlicher Bestandteil der o.g. ISS- und R-ISS-Klassifikation.

6.2.3.3. Nierenfunktion

Der Kreatininwert im Serum ist als Prognosefaktor vielfach belegt und wird in der Klassifikation von Durie und Salmon durch den Zusatz A oder B berücksichtigt. Insbesondere wenn ein stark pathologischer Kreatininwert durch die Therapie nicht gesenkt werden kann, ist die Prognose sehr schlecht. Eine initiale Nierenbeteiligung besteht bei 20-50 % aller symptomatischen MM-Erkrankungen. Die Reversibilität der Niereninsuffizienz und ein schneller Therapiebeginn zur Tumormassereduktion, insbesondere mit Proteasomen-Inhibitoren und Kombinationstherapien, stellen hierbei entscheidende Faktoren zur Verbesserung der Prognose dar (Scheid *et al.*, 2014). Die Nierenfunktion ist durch den Kreatinwert im Serum heute nicht ausreichend gut beschrieben. Es sind die berechnete glomeruläre Filtrationsrate oder Kreatininclearance für die Einschätzung der Nierenfunktion (Goldschmidt *et* Weisel, 2020) zu verwenden.

6.2.3.4. Einzelnukleotid-Polymorphismen

Als Einzelnukleotid-Polymorphismen (*Single Nucleotide Polymorphism* = SNP) werden Variationen einzelner Basenpaare in einem DNA-Strang bezeichnet. Durch die Variation der Basenpaare werden Reaktionen des Organismus z.B. bei Infektionen oder bei der Verstoffwechselung von speziellen Substanzen und Medikamenten modifiziert. So lässt sich die vermehrte Häufigkeit von Thromboembolien während einer Thalidomid-Therapie auf Grund der Häufung von SNPs vorhersagen (Johnson *et al.*, 2008) und der modifizierte Abbau von Melphalan mit SNP-Mustern (Kühne *et al.*, 2007) korrelieren.

6.3. Schlussfolgerungen für die Praxis

Zur initialen Prognosebestimmung bei Myelompatienten sollten der Beta-2M-Wert, die Laktatdehydrogenase und die Albuminkonzentration im Serum bestimmt werden. Die Konzentration des monoklonalen Proteins im Serum und/oder die Menge der in 24 Stunden ausgeschiedenen monoklonalen Leichtketten haben ebenfalls prognostische Relevanz. Ihre Bedeutung beim Verlaufsmonitoring ist entscheidend höher einzustufen im Vergleich zur prognostischen Relevanz. Der Test auf freie Leichtketten im Serum ermöglicht ein Monitoring hyposekretorischer Myelome und ist hinsichtlich seiner prognostischen Bedeutung etabliert. Die Zytogenetik der Myelomzellen ist von unabhängiger, hochrelevanter Bedeutung. Die Kombination von ISS-Stratifikation plus iFISH-Zytogenetik (☞ Abb. 6.7) ermöglicht eine weitere Zunahme der prognostischen Trennschärfe. Genexpressionsbefunde und Sequenzierungen der DNA und RNA der Myelomzellen werden unizentrisch genutzt oder in prospektiven Studien weiter evaluiert. Die Magnetresonanztomographie und Computertomographieuntersuchung des Skeletts haben an prognostischer Bedeutung gewonnen.

6.4. Literatur

Avet-Loiseau H, Attal M, Moreau P et al. (2007) Genetic abnormalities and survival in multiple myeloma: the experience of the Intergroupe Francophone du Myelome. Blood, 109, 3489-3495.

Avet-Loiseau H, Durie BG, Cavo M et al. (2013). Combining Fluorescent In Situ Hybridization (iFISH) data with ISS staging improves risk assessment in myeloma: an International Myeloma Working Group (IMWG) collaborative project. Leukemia, 27(3), 711-717.

Avet-Loiseau H, Facon T, Grosbois B et al. Intergroupe Francophone du Myélome (2002) Oncogenesis of multiple myeloma: 14q32 and 13q chromosomal abnormalities are not randomly distributed, but correlate with natural history, immunological features, and clinical presentation. Blood, 99(6), 2185-2191.

Avet-Loiseau H, Leleu X, Roussel M et al. (2010) Bortezomib plus dexamethasone induction improves outcome of patients with t(4;14) myeloma but not outcome of patients with del(17p). J Clin Oncol, 28, 4630-4634.

Avet-Loiseau H, Li JY, Morineau N et al. (1999) Monosomy 13 is associated with the transition of monoclonal gammopathy of undetermined significance to multiple myeloma. Intergroupe Francophone du Myélome. Blood, 94(8), 2583-2589.

Bäuerle T, Hillengass J, Fechtner K, Zechmann CM, Grenacher L, Moehler TM, Christiane H, Wagner-Gund B, Neben K, Kauczor HU, Goldschmidt H, Delorme S. (2009) Multiple myeloma and monoclonal gammopathy of undetermined significance: importance of whole-body versus spinal MR imaging. Radiology, 252, 477-485.

Bartl R, Frisch B. (1999) Clinical significance of bone marrow biopsy and plasma cell morphology in MM and MGUS. Pathol Biol (Paris), 47, 158-168.

Bartl R, Frisch B, Burkhardt R et al. (1982) Bone marrow histology in myeloma: its importance in diagnosis, prognosis, classification and staging. Br J Haematol, 51, 361-375.

Bartl R, Frisch B, Fateh-Moghadam A et al. (1987) Histologic classification and staging of multiple myeloma. A retrospective and prospective study of 674 cases. Am J Clin Pathol, 87, 342-355.

Bergsagel PL, Kuehl WM, Zhan F et al. (2005) Cyclin D dysregulation: an early and unifying pathogenic event in multiple myeloma. Blood, 106, 296-303.

Bertamini L, Oliva S, Rota-Scalabrini D et al. (2022) High levels of circulating tumor plasma cells as a key hallmark of aggressive disease in transplant-eligible patients with newly diagnosed multiple myeloma. J Clin Oncol. 40(27):3120-3131.

Blade J, Lust JA, Kyle RA. (1994) Immunoglobulin D multiple myeloma: presenting features, response to therapy, and survival in a series of 53 cases. J Clin Oncol, 12, 2398-2404.

Blade J, Rozman C, Cervantes F et al. (1989) A new prognostic system for multiple myeloma based on easily available parameters. Br J. Haematol, 72, 507-511.

Boccadoro M, Pileri A. (1995) Prognostic factors in multiple myeloma. Myeloma: Biology and Management (ed. by J. Malpas, D. E. Bergsagel, & R. Kyle) Oxford University Press.

Broyl A, Hose D, Lokhorst H, de Knegt Y, Peeters J, Jauch A, Bertsch U, Buijs A, Stevens-Kroef M, Beverloo HB, Vellenga E, Zweegman S, Kersten MJ, van der Holt B, El Jarari L, Mulligan G, Goldschmidt H, van Duin M, Sonneveld P. (2010) Gene expression profiling for molecular classification of multiple myeloma in newly diagnosed patients. Blood, 116, 2543-2553.

Cavo M, Galieni P, Zuffa E et al. (1989) Prognostic variables and clinical staging in multiple myeloma. Blood, 74, 1774-1780.

Costa LJ, Usmani SZ. (2020) Defining and managing high-risk multiple myeloma: Current concepts. J Natl Compr Canc Netw, 18, 1730-1737.

Cremer FW, Kiel K, Wallmeier M, Goldschmidt H, Moos M. (1997) A quantitative PCR assay for the detection of low amounts of malignant cells in multiple myeloma. Ann Oncol, 8, 633-636.

D'Agostino M, Cairns DA, Lahuerta JJ, Wester R, Bertsch U, Waage A, Zamagni E, Mateos MV, Dall'Olio D, van de Donk NWCJ, Jackson G, Rocchi S, Salwender H, Bladé Creixenti J, van der Holt B, Castellani G, Bonello F, Capra A, Mai EK, Dürig J, Gay F, Zweegman S, Cavo M, Kaiser MF, Goldschmidt H, Hernández Rivas JM, Larocca A, Cook G, San-Miguel JF, Boccadoro M, Sonneveld P. (2022) Second Revision of the International Staging System (R2-ISS) for Overall Survival in Multiple Myeloma: A European Myeloma Network (EMN) Report Within the HARMONY Project. J Clin Oncol, 40(29), 3406-3418

Delorme S, Baur-Melnyk A. (2009) Imaging in multiple myeloma. Eur J Radiol, 70, 401-408.

Dietzfelbinger H, Bartl R, Wick M, Lamerz R. (2009) Prognostische Faktoren. Multiples Myelom (ed. by C. Straka & H. Dietzfelbinger) Tumorzentrum München, München.

Dispenzieri A, Rajkumar SV, Gertz MA et al.. (2007) Treatment of newly diagnosed multiple myeloma based on Mayo Stratification of Myeloma and Risk-adapted Therapy (mSMART): consensus statement. Mayo Clin Proc, 82, 323-341.

Durie BG, Grogan TM. (1985) CALLA-positive myeloma: an aggressive subtype with poor survival. Blood, 66, 229-232.

Durie BG, Kyle RA, Belch A et al. (2003) Myeloma management guidelines: a consensus report from the Scientific Advisors of the International Myeloma Foundation. Hematol J, 4, 379-398.

Durie BG, Salmon SE. (1975) A clinical staging system for multiple myeloma. Correlation of measured myeloma cell mass with presenting clinical features, response to treatment, and survival. Cancer, 36, 842-854.

Engelhardt M, Ihorst G, Duque-Afonso J et al. (2020) Structured assessment of frailty in multiple myeloma as a paradigm of individualized treatment algorithms in cancer patients at advanced age. Haematologica, 105, 1183-1188.

Epstein J, Xiao HQ, He XY. (1990) Markers of multiple hematopoietic-cell lineages in multiple myeloma. N Engl J Med, 322, 664-668.

Garces JJ, Puig N, Termini R, Cedena MT, Moreno C, Perez JJ, Alignani D, Sarai S, Oriol A, Garcia EG, Escalante F, Sureda A, De Arriba F, Rios R, Moraleda JM, Gironella M, Hernandey MT, Bargay JJJ, Palomera L, Orfao A, Terpos E, Perez A, Jelinek T, Suarez A, Goldschmidt H, Avet-Loiseau H, Roccaro AM, Martinez-Lopez J, Lahuerta HH, Ocio E, Rosinol L, Creixenti JB, Mateos MV, San-Miguel J, Paiva B. (2021) Circulating Tumor Cells (CTCs) in Smoldering and Active Multiple Myeloma (MM): Mechanism of Egression, Clinical Significance and Therapeutic Endpoints. ASH Abstract #76.

Garcés JJ, Cedena MT, Puig N et al. (2022) Circulating tumor cells for the staging of patients with newly diagnosed transplant-eligible multiple myeloma. J Clin Oncol. 40(27):3151-3161.

Gassmann W, Pralle H, Haferlach T et al. (1985) Staging systems for multiple myeloma: a comparison. Br J Haematol, 59, 703-711.

Goldschmidt H, Sonneveld P, Cremer FW et al. (2003) Joint HOVON-50/GMMG-HD3 randomized trial on the effect of thalidomide as part of a high-dose therapy regimen and as maintenance treatment for newly diagnosed myeloma patients. Ann Hematol, 82, 654-659.

Goldschmidt H, Lokhorst HM, Mai EK et al. (2018) Bortezomib before and after high-dose therapy in myeloma: long-term results from the phase III HOVON-65/ GMMG-HD4 trial. Leukemia, 32, 383-390.

Goldschmidt H, Weisel K. (2020) Multiples Myelom und andere plasmazelluläre Erkrankungen In Onko-Nephrologie (Hrsg. Jäger, D. et Zeier, M.) Springer 63-73

Greipp PR, San Miguel J, Durie BG et al. (2005) International staging system for multiple myeloma. J Clin Oncol, 23, 3412-3420.

Hari PN, Zhang MJ, RoyV et al. (2009) Is the International Staging System superior to the Durie-Salmon staging system? A comparison in multiple myeloma patients undergoing autologous transplant. Leukemia, 23, 1528-1534.

Hillengass J, Fechtner K, Weber MA et al. (2010) Prognostic significance of focal lesions in whole-body magnetic resonance imaging in patients with asymptomatic multiple myeloma. J Clin Oncol, 28, 1606-1610.

Hillengass J, Moulopoulos LA, Delorme S, Koutoulidis V, Mosebach J, Hielscher T, Drake M, Rajkumar SV, Oestergaard B, Abildgaard N, Hinge M, Plesner T, Suehara Y, Matsue K, Withofs N, Caers J, Waage A, Goldschmidt H, Dimopoulos MA, Lentzsch S, Durie B, Terpos E. (2017) Whole-body computed tomography versus conventional skeletal survey in patients with multiple myeloma: a study of the International Myeloma Working Group. Blood Cancer, 7(8), e599.

Holstein SA, Bahlis N, Bergsagel PL et al. (2021) The 2020 BMT CTN Myeloma Intergroup Workshop on Immune Profiling and Minimal Residual Disease Testing in Multiple Myeloma. Transplant Cell Ther, 27(10), 807-816.

Hose D, Rème T, Hielscher T, Moreaux J, Messner T, Seckinger A, Benner A, Shaughnessy JD Jr., Barlogie B, Zhou Y, Hillengass J, Bertsch U, Neben K, Möhler T, Rossi JF, Jauch A, Klein B, Goldschmidt H. (2011) Proliferation is a central independent prognostic factor and target for personalized and risk-adapted treatment in multiple myeloma. Haematologica, 96(1), 87-95.

Hose D, Rossi J-F, Ittrich C, de Vos J, Reme T, Benner A, Bila J, Raab M, Theil A-C, Kaukel P, Moos M, Grau V, Jauch A, Jourdan E, Goldschmidt H, Klein B, Cremer F. (2004) A new molecular classification of multiple myeloma (MM) using gene expression profiling (GEP) and fluorescence in situ hybridisation as predictor for event free survival (EFS). Blood, 104, 25a.

Hose D, Rossi J-F, Ittrich C, DeVos J, Rème T, Benner A, Mahtouk K, del Val C, Moreaux J, Hotz-Wagenblatt A, Jonnakut S, Raab M, Kaukel P, Moos M, Grau V, Jauch A, Jourdan E, Cremere FW, Klein B, Goldschmidt H. (2005) Molecular classification of multiple myeloma (MM) based on gene expression profiling (GEP) and fluorescence in situ hybridisation (FISH) is an independent predictor for event free survival (EFS). Blood, 106, 150a.

Hose D, Beck S, Salwender H, Emde M, Bertsch U, Kunz C, Scheid C, Hänel M, Weisel K, Hielscher T, Raab MS, Goldschmidt H, Jauch A, Moreaux J, Seckinger A. (2019) Prospective target assessment and multimodal prediction of survival for personalized and risk-adapted treatment strategies in multiple myeloma in the GMMG-MM5 multicenter trial. J Hematol Oncol, 12, 65.

Huhn S, Weinhold N, Nickel J, Pritsch M, Hielscher T, Hummel M, Bertsch U, Huegle-Doerr B, Vogel M, Angermund R, Hänel M, Salwender HJ, Weisel K, Dürig J, Görner M, Kirchner H, Peter N, Graeven U, Lordick F, Hoffmann M, Reimer P, Blau IW, Jauch A, Dembowsky K, Möhler T, Wuchter P, Goldschmidt H. (2017) Circulating tumor cells as a biomarker for response to therapy in multiple myeloma patients treated within the GMMG-MM5 trial. Bone Marrow Transplant, 52, 1194-1198.

International Myeloma Working Group (2003) Criteria for the classification of monoclonal gammopathies, multiple myeloma and related disorders: a report of the International Myeloma Working Group. Br J Haematol, 121, 749-757.

Johnson DC, Corthals S, Ramos C et al. (2008) Genetic associations with thalidomide mediated venous thrombotic evvents in myeloma identified using targeted genotyping. Blood, 112, 4924-4934.

Kastritis E, Terpos E, Moulopoulos L et al. (2013) Extensive bone marrow infiltration and abnormal free light chain ratio identifies patients with asymptomatic myeloma at high risk for progression to symptomatic disease. Leukemia, 27, 947-953.

Kleber M, Ihorst G, Terhorst M et al. (2011) Comorbidity as a prognostic variable in multiple myeloma: comparative evaluation of common comorbidity scores and use of a novel MM-comorbidity score. Blood Cancer J, 1(9), e35.

Korthals M, Sehnke N, Kronenwett R et al. (2013) Molecular monitoring of minimal residual disease in the peripheral blood of patients with multiple myeloma. Biol Blood Marrow Transplant, 19(7), 1109-1115.

Kühne A, Kaiser R, Schirmer M et al. (2007) Genetic polymorphisms in the amino acid transporters LAT1 and LAT2 in relation to the pharmacokinetics and side effects of melphalan. Pharmacogenet Genomics., 17, 507-517.

Kyle RA. (1995) Prognostic factors in multiple myeloma. Stem Cells, 13 Suppl 2:56-63.

Ludwig H, Bolejack V, Crowley J et al. (2010) Survival and years of life lost in different age cohorts of patients with multiple myeloma. Clin Oncol, 28(9), 1599-1605.

Ludwig H, Durie BG, Bolejack V et al. (2008) Myeloma in patients younger than age 50 years presents with more favorable features and shows better survival: an analysis of 10549 patients from the International Myeloma Working Group. Blood, 111, 4039-4047.

Ludwig H, Milosavljevic D, Zojer N et al. (2013) Immunoglobulin heavy/light chain ratios improve paraprotein detection and monitoring, identify residual disease and correlate with survival in multiple myeloma patients. Leukemia, 27(1), 213-219.

MacLennan IC, Chapman C, Dunn J, Kelly K. (1992) Combined chemotherapy with ABCM versus melphalan for treatment of myelomatosis. The Medical Research Council Working Party for Leukemia in Adults. Lancet, 339, 200-205.

Mai EK, Miah K, Bertsch U, Dürig J, Scheid C, Weisel KC, Kunz C, Munder M, Lindemann HW, Merz M, Hose D, Jauch A, Seckinger A, Luntz S, Sauer S, Fuhrmann S, Brossart P, Elmaagacli A, Goerner M, Bernhard H, Hoffmann M, Raab MS, Blau IW, Hänel M, Benner A, Salwender HJ, Goldschmidt H und die GMMG. (2021) Bortezomib-based induction, high-dose melphalan and lenlidomide maintenance in myeloma up to 70 years of age. Leukemia, 35(3), 809-822.

Medical Research Council Working Party On Leukemia in Adults (1980) Prognostic features in the third MRC myelomatosis trial. Br J. Cancer, 42, 831-840.

Merz M, Hielscher T, Schult D, Mai EK, Raab MS, Hillengass J, Seckinger A, Hose D, Granzow M, Jauch A, Goldschmidt H. (2020) Cytogenetic subclone formation and evolution in progressive smoldering multiple myeloma. Leukemia, 34, 1192-1196.

Merz M, Hielscher T, Wagner B, Sauer S, Shah S, Raab MS, Jauch A, Neben K, Hose D, Egerer G, Weber MA, Delorme S, Goldschmidt H, Hillengass J. (2014) Predictive value of longitudinal whole-body magnetic resonance imaging in patients with smoldering multiple myeloma. Leukemia. [Epub ahead of print]

Mikhael JR, Dingli D, Roy V et al. Mayo Clinic. (2013) Management of newly diagnosed symptomatic multiple myeloma: updated Mayo Stratification of Myeloma and Risk-Adapted Therapy (mSMART) consensus guidelines 2013. Mayo Clin Proc, 88(4), 360-376.

Moreau P, Cavo M, Sonneveld P et al. (2014) Combination of International Scoring System 3, high lactate dehydrogenase, and t(4;14) and/or del(17p) identifies patients with Multiple Myeloma (MM) treated with front-line autologous stem-cell transplantation at high risk of early MM progression-related death. J Clin Oncol, [Epub ahead of print]

Neben K, Jauch A, Bertsch U, Heiss C, Hielscher T, Seckinger A, Mors T, Muller NZ, Hillengass J, Raab MS, Ho AD, Hose D, Goldschmidt H. (2010) Combining chromosomal aberrations t(4;14) and del(17p13) with ISS allows a stratification of myeloma patients undergoing autologous stem cell transplantation. Haematologica, 95, 1150-1157.

Neben K, Lokhorst HM, Jauch A, Bertsch U, Hielscher T, van der Holt B, Salwender H, Blau IW, Weisel K, Pfreundschuh M, Scheid C, Dührsen U, Lindemann W, Schmidt-Wolf IG, Peter N, Teschendorf C, Martin H, Haenel M, Derigs HG, Raab MS, Ho AD, van de Velde H, Hose D, Sonneveld P, Goldschmidt H. (2012) Administration of bortezomib before and after autologous stem cell transplantation improves outcome in multiple myeloma patients with deletion 17p. Blood, 119(4), 940-948.

Nowakowski GS, Witzig TE, Dingli D et al. (2005) Circulating plasma cells detected by flow cytometry as a predictor of survival in 302 patients with newly diagnosed multiple myeloma. Blood, 106, 2276-2279.

Palumbo A, Avet-Loiseau H, Oliva S et al. (2015a) Revised International Staging System for Multiple Myeloma: A Report From International Myeloma Working Group. J Clin Oncol, 33, 2683-2689.

Palumbo A, Bringhen S, Mateos MV et al. (2015b) Geriatric assessment predicts survival and toxicities in elderly myeloma patients: an International Myeloma Working Group report. Blood, 125, 2068-2074.

Paiva B, Paino T, Sayagues JM et al. (2013) Detailed characterization of multiple myeloma circulating tumor cells shows unique phenotypic, cytogenetic, functional, and circadian distribution profile. Blood, 122(22), 3591-3598.

Peest D, Coldewey R, Deicher H et al. (1993) Prognostic value of clinical, laboratory, and histological characteristics in multiple myeloma: improved definition of risk groups. Eur J. Cancer, 29A, 978-983.

Rajkumar SV. (2013) Multiple myeloma: 2013 update on diagnosis, risk-stratification, and management. Am J Hematol, 88(3), 226-235.

Rajkumar SV, Dimopoulos MA, Palumbo A, Blade J, Merlini G, Mateos MV, Kumar S, Hillengass J, Kastritis E, Richardson P, Landgren O, Paiva B, Dispenzieri A, Weiss B, LeLeu X, Zweegman S, Lonial S, Rosinol L, Zamagni E, Jagannath S, Sezer O, Kristinsson SY, Caers J, Usmani SZ, Lahuerta JJ, Johnsen HE, Beksac M, Cavo M, Goldschmidt H, Terpos E, Kyle RA, Anderson KC, Durie BG, Miguel JF. (2014) International Myeloma Working Group updated criteria for the diagnosis of multiple myeloma. Lancet Oncol, 15, e538-548.

Rajkumar SV, Larson D, Kyle RA. (2011) Diagnosis of smoldering multiple myeloma. N Engl J Med, 365, 474-475.

Rajkumar SV, Kyle RA, Therneau TM et al.(2005) Serum free light chain ratio is an independent risk factor for progression in monoclonal gammopathy of undetermined significance. Blood, 106, 812-817.

Rawstron AC, Orfao A, Beksac M et al. (2008) Report of the European Myeloma Network on multiparametric flow cytometry in multiple myeloma and related disorders. Haematologica, 93, 431-438.

Samur MK, Aktas Samur A, Fulciniti M et al. (2020) Genome-wide somatic alterations in multiple myeloma reveal a superior outcome group. J Clin Oncol, 38, 3107-3118.

San Miguel JF, Garcia-Sanz R, Gonzalez M et al. (1995) A new staging system for multiple myeloma based on the number of S-phase plasma cells. Blood, 85, 448-455.

San Miguel JF, Gonzalez M, Gascon A et al. (1991) Immunophenotypic heterogeneity of multiple myeloma: influence on the biology and clinical course of the disease. Castellano-Leones (Spain) Cooperative Group for the Study of Monoclonal Gammopathies. Br J Haematol, 77, 185-190.

Schambeck CM, Wick M, Bartl R et al. (1995) Plasma cell proliferation in monoclonal gammopathies: measurement using BU-1 antibody in flow cytometry and microscopy: comparison with serum thymidine kinase. J. Clin Pathol, 48, 477-481.

Scheid C, Sonneveld P, Schmidt-Wolf IG, van der Holt B, El Jarari L, Bertsch U, Salwender H, Zweegman S, Blau IW, Vellenga E, Weisel K, Pfreundschuh M, Jie KS, Neben K, van de Velde H, Duehrsen U, Schaafsma MR, Lindemann W, Kersten MJ, Peter N, Hänel M, Croockewit S, Martin H, Wittebol S, Bos GM, van Marwijk-Kooy M, Wijermans P, Goldschmid H, Lokhorst HM. (2014) Bortezomib before and after autologous stem cell transplantation overcomes the negative prognostic impact of renal impairment in newly diagnosed multiple myeloma: a Subgroup Analysis From the HOVON-65/GMMG-HD4 Trial. Haematologica, 99(1), 148-154.

Schieferdecker A, Hörber S, Ums M et al. (2020) Comparison of three different serum-free light-chain assays - implications on diagnostic and therapeutic monitoring of multiple myeloma. Blood Cancer, 10, 2.

Schneider U, van LA, Huhn D, Serke S. (1997) Two subsets of peripheral blood plasma cells defined by differential expression of CD45 antigen. Br J Haematol, 97, 56-64.

Shah V, Sherborne AL, Johnson DC et al., on behalf of NCRI Haematology Clinical Studies Group. (2020) Predicting ultrahigh risk multiple myeloma by molecular profiling: an analysis of newly diagnosed transplant eligible myeloma XI trial patients. Leukemia, 34, 3091-3096.

Shah V, Johnson DC, Sherborne AL et al., National Cancer Research Institute Haematology Clinical Studies Group. (2018) Subclonal TP53 copy number is associated with prognosis in multiple myeloma. Blood, 132, 2465-2469.

Sonneveld P. (1995) Modulation of multidrug resistance in multiple myeloma. Baillieres Clin Haematol, 8, 831-844.

Sonneveld P, Avet-Loiseau H, Lonial S et al. (2016) Treatment of multiple myeloma with high-risk cytogenetics: a consensus of the International Myeloma Working Group. Blood, 127, 2955-2962.

Terpos E, Katodritou E, Roussou M et al. (2010) High serum lactate dehydrogenase adds prognostic value to the international myeloma staging system even in the era of novel agents. Eur J Haematol, 85, 114-119.

Tiedemann RE, Gonzalez-Paz N, Kyle RA et al. (2008) Genetic aberrations and survival in plasma cell leukemia. Leukemia, 22(5), 1044-1052

Vesole DH, Tricot G, Jagannath S et al. (1996) Autotransplants in multiple myeloma: what have we learned? Blood, 88, 838-847.

Walker R, Barlogie B, Haessler J et al. (2007) Magnetic resonance imaging in multiple myeloma: diagnostic and clinical implications. J Clin Oncol, 25, 1121-1128.

Walker BA, Boyle EM, Wardell CP et al. (2015) Mutational spectrum, copy number changes, and outcome: Results of a sequencing study of patients with newly diagnosed myeloma. J Clin Oncol, 33, 3911-3920.

Witzig TE, Kyle RA, O'Fallon WM, Greipp PR. (1994) Detection of peripheral blood plasma cells as a predictor of disease course in patients with smouldering multiple myeloma. Br J. Haematol, 87, 266-272.

Zhan F, Barlogie B, Huang Y et al. (2004) The transcriptome of multiple myeloma (MM) defines disease subgroups with distinct genetic and clinical features. (Abstract). Blood, 104, 26a.

7. Responsekriterien und Verlaufsuntersuchungen

7.1. Responsekriterien

7.1.1. Allgemeines

Zur Definition des Therapieergebnisses sind verschiedene Klassifikationen vorgeschlagen worden. Für die Hochdosistherapie korreliert das Erreichen einer kompletten Remission (CR) signifikant mit einer Verbesserung der Prognose (Harousseau *et al.*, 2009; Kumar *et al.*, 2014). Ebenso ist für konventionell behandelte Patienten der Grad des Ansprechens auf die Therapie prognoserelevant (Gay *et al.*, 2011). Die Dauer der Response (Dauer der Plateauphase) hat sich in verschiedenen Untersuchungen als sehr wichtiger prognostischer Faktor erwiesen. Das Erreichen einer *Measurable Residual Disease* (MRD) negativen Remission ist in vielen Studien mit einer Prognoseverbesserung verbunden (☞ Übersicht Munshi *et al.*, 2020).

Vor jedem Zyklus einer Therapie sollte die Response (*Simplified Response*) belegt werden. Hierfür ist die Messung des M-Proteins im Serum und/oder Urin der Standard. Die Ergebnisse des Tests auf freie Leichtketten im Serum sind für Patienten mit monoklonalem Protein, das nicht durch den M-Gradienten quantifizierbar ist, zur Verlaufsbeurteilung anzuwenden (Dispenzieri *et al.*, 2009).

Die Response-Beurteilung nach einem Therapieabschnitt soll entsprechend der IMWG-Kriterien (IMWG: *International Myeloma Working Group*) (Durie *et al.*, 2006; Kumar *et al.*, 2016), einer "Weiterentwicklung" der EBMT-Remissionsbeurteilungskategorien (EBMT: *European Group for Blood and Marrow Transplantation*) (Bladé et al., 1998) erfolgen. Die bei der EBMT-Remissionsbeurteilung aufgeführte *Minimal Response* (MR) wurde bei den IMWG-Kriterien nicht berücksichtigt. Da aber insbesondere bei der Rezidivtherapie eine 25-49 %ige Reduktion der Krankheitsaktivität eine prognostische Bedeutung hat, sollte MR zumindest in Studien zur Therapie des rezidivierten Multiplen Myelom weiterhin dokumentiert werden.

7.1.2. IMWG-Kriterien

In den IMWG-Kriterien werden folgende Definitionen hinsichtlich Remission (☞ Tab. 7.1 und 7.2) und Progress (☞ Tab 7.3) getroffen. Diese sind zur Remissionsbeurteilung konsequent anzuwenden. Zusätzlich wird die *Minimal Response* (s.o.) aufgeführt.

Außerdem wurden von der IMWG noch Kriterien für "Klinisches Rezidiv" und "Rezidiv aus CR" definiert (☞ Tab. 7.3). Diese Unterscheidung ist sowohl für die klinische Routine als auch für die Interpretation von Studiendaten wichtig. Das Rezidiv aus einer CR hat in der Regel keine therapeutische Konsequenz und der Zeitraum bis zur Behandlungspflichtigkeit kann viele Monate bis Jahre betragen. Das klinische Rezidiv korreliert mit der Therapienotwendigkeit.

Bei der Verlaufsbeobachtung der Myelomerkrankung kann es nach Hochdosistherapie oder intensiver Therapie zu oligoklonalen Rekonstitutionen kommen. Diese "oligoklonalen Immunrekonstitutionen" entsprechen reaktiven monoklonalen Immunglobulinen, können eine Konzentration bis zu 10 g/l erreichen und bilden sich meist spontan zurück.

Die Krankheitsprogression sollte in der Regel immer durch eine zweite Untersuchung bestätigt werden. Als dringende Notwendigkeit der Rezidivbestätigung durch eine zweite Untersuchung gilt das Rezidiv aus CR. Bei manchen Patienten kann eine positive undulierende Immunfixation nachgewiesen werden. Erst die Bestätigung der positiven Immunfixation würde die Rezidivdiagnose zulassen. Der Abstand zwischen den Untersuchungen zur Bestätigung eines Rezidivs/Progress ist nicht festgelegt.

Remissionsstatus (Abkürzung)	Kriterien
Stringent Complete Response (sCR)	• *Complete Response* • Normalisierung der freien Leichtkettenratio im Serum • Abwesenheit klonaler Plasmazellen in der Immunhistochemie (kappa/lambda-Ratio ≤4:1 für kappa-MM oder ≤1:2 für lambda-MM nach Auswertung von ≥100 Plasmazellen)
Complete Response (CR)	• Negative Immunfixation im Serum und Urin • <5 % Plasmazellen im Knochenmark • Verschwinden aller Weichteilherde
Very Good Partial Response (VGPR)	• M-Protein im Serum und Urin nur mit Immunfixation detektierbar und nicht in der Elektrophorese ODER • ≥90 % Reduktion des M-Protein im Serum • <100 mg Leichtketten im Urin/Tag • ≥50 % Reduktion des M-Protein im Serum • ≥90 % Reduktion des M-Protein im Urin oder <200 mg Leichtketten im Urin/Tag
Partial Response (PR)	**Falls kein M-Protein im Serum und Urin:** • ≥50 % Reduktion der freien Leichtkettenration im Serum **Falls kein M-Protein im Serum und Urin sowie keine freien Leichtketten:** • ≥50 % Reduktion der Plasmazellen im Knochenmark (vorausgesetzt sie lagen initial ≥30 %) • ≥50 % Reduktion der Weichteilherde (insofern initial vorhanden)
Minimal Response (MR)	• ≥25 % - ≤49 % Reduktion des M-Protein im Serum • 50-89 % Reduktion des M-Protein im Urin • ≥50 % Reduktion der Weichteilherde (insofern initial vorhanden)
Stable Disease (SD)	• weder Kriterien einer sCR, CR, VGPR, MR oder PD
Progressive Disease (PD)	25 % **Anstieg vom tiefsten Ansprechen gemäß einer der folgenden Punkte:** • Serum M-Protein (absolut ≥5 g/l) • Serum M-Protein ≥10 g/l, falls der Tiefstwert ≥50 g/l war • Urin M-Protein (absolut ≥200 mg/Tag) **Bei Patienten ohne M-Protein im Serum und Urin:** • Anstieg der Leichtkettenratio (absolut ≥10 mg/dl) **Bei Patienten ohne M-Protein im Serum und Urin sowie keine freien Leichtketten:** • Anstieg der Plasmazellen im Knochenmark (absolut ≥10 %) • Auftreten neuer Knochen(mark)läsionen, ≥50 % Zuwachs vom Nadir der *sum of products* >1 Läsion • ≥50 % Zuwachs im längsten Diameter einer vorbeschriebenen Läsion >1 cm in der kurzen Achse • ≥50 % Anstieg der Plasmazellen im peripheren Blut (Minimum 200 Zellen/µl), falls dies der einzig messbare Krankheitsaktivitätsparameter ist

Tab. 7.1: Remissionskriterien der *International Myeloma Working Group* (IMWG) (nach Kumar *et al.*, 2016).

MRD-Status	Kriterien
Sustained MRD-negative	In zwei Bestimmungen, die 1 Jahr auseinander liegen: • MRD-Negativität im Knochenmark (Durchflusszytometrie und/oder Sequenzierung) • MRD-Negativität in der Bildgebung
Flow MRD-negative	• Kein Nachweis phänotypisch auffälliger Plasmazellen in der Durchflusszytometrie aus dem Knochenmark mittels EuroFlow Panel (oder äquivalenter und validierter Methode) mit einer Sensitivität von mindestens 10^{-5}
Sequencing MRD-negative	• Kein Nachweis klonaler Plasmazellen im Knochenmark mittels Next-Generation-Sequenzierung und LymphoSIGHT Platform (oder äquivalenter und validierter Methode) mit einer Sensitivität von mindestens 10^{-5}
Imaging plus MRD-negative	• *Flow* und *Sequencing MRD-negative* • Verschwinden aller FDG-aviden Läsionen in der FDG-PET/CT oder • Abnahme des *Standard Uptake Value* (SUV) auf Werte unterhalb des mediastinalen Blutpools oder des umliegenden gesunden Gewebes

Tab. 7.2: Definitionen der *International Myeloma Working Group* (IMWG) für *"Measurable Residual Disease"* (MRD) im Knochenmark (nach Kumar *et al.*, 2016).

7.2. Verlaufsuntersuchungen

Die Häufigkeit der Verlaufsuntersuchungen richtet sich nach der Aggressivität des MM, den klinischen Symptomen und der Tumormasse. So kann bei einem asymptomatischen Patienten mit kleiner Tumormasse eine Kontrolle alle drei Monate ausreichend sein, während bei einem Patient mit einem aggressiven MM wöchentlich, wenn nicht sogar zum Zeitpunkt der Erst- oder Rezidivdiagnose täglich Verlaufsparameter wie Kalzium, Nierenfunktion oder Thrombozytenzahl kontrolliert werden müssen. Die Parameter der Verlaufsuntersuchungen sind individuell festzulegen. Die Konzentration des monoklonalen Immunglobulins (M-Protein) im Serum, die Leichtkettenkonzentration im Serum oder die Leichtkettenausscheidung pro 24 h im Urin sind als Verlaufsparameter besonders geeignet. Bei hyposekretorischem MM kann die Skelettdestruktion ohne signifikante monoklonale Immunglobulinveränderungen für die Krankheitsaktivitätsbeurteilung entscheidend sein. Nach Hochdosistherapie sollte mindestens alle 3 Monate eine Kontrolluntersuchung erfolgen. Remissionsverbesserungen können insbesondere bei Patienten mit Erhaltungstherapie (Goldschmidt *et al.*, 2020) bis zu einem Jahr nach Therapieende auftreten. Mittels Bildgebung (CT, MRT oder PET/CT) sind Patienten zu untersuchen, bei denen extramedulläre und/oder paramedulläre Myelomherde bekannt sind (Zamagni *et al.*, 2020).

Subkategorie	Kriterien
Klinisches Rezidiv	erfordert eines oder mehrere der folgenden Kriterien: • Direkte Indikatoren einer Zunahme der Krankheitsaktivität und/oder Endorganschädigung (CRAB-Kriterien) • Entwicklung neuer Weichteil-Plasmozytome oder Knochenläsionen • Größenzunahme existierender Plasmozytome oder Knochenläsionen. Größenzunahme ist definiert als 50 % (und mindestens 1 cm) Zunahme der Summe des Produktes der größten Durchmesser der messbaren Läsion (serielle Messung) • Hyperkalzämie (>11,5 mg/dl [2,65 mmol/l]) • Abfall des Hämoglobin von ≥2 g/dl [1,25 mmol/l] • Anstieg des Serum-Kreatinins um ≥2 mg/dl [≥177 µmol/l]
Serologisches/ asymptomatisches Rezidiv	• M-Proteinanstieg um ≥25 % bzw. absolut ≥5 g/l • Leichtkettenausscheidung Zunahme ≥25 % oder absolut ≥200 mg/24 h • Falls kein M-Protein oder Leichtketten im Urin, Anstieg der Differenz der freien Leichtketten im Serum ≥25 % und Anstieg der pathologisch erhöhten Leichtketten >100 mg/l oder ≥25 % Anstieg in Bezug auf den niedrigsten erreichten KM-Infiltrationsgrad und absoluter Anstieg ≥10 %.
Rezidiv aus CR	erfordert eines oder mehrere der folgenden Kriterien: • Wiederauftreten des monoklonalen Proteins in Serum oder Urin in der Immunfixation oder Elektrophorese oder • ≥5 % Plasmazellen im Knochenmark

Tab. 7.3: Klinisches Rezidiv, serologisches Rezidiv und Rezidiv aus CR (Durie *et al.*, 2006 und Rajkumar *et al.*, 2014).

7.3. Literatur

Bladé J, Samson D, Reece D et al. (1998) Criteria for evaluating disease response and progression in patients with multiple myeloma treated by high-dose therapy and haemopoietic stem cell transplantation. Myeloma Subcommittee of the EBMT. European Group for Blood and Marrow Transplant. Br J Haematol, 102, 1115-1123.

Dispenzieri A, Kyle R, Merlini G et al. (2009) International Myeloma Working Group guidelines for serum-free light chain analysis in multiple myeloma and related disorders. Leukemia, 23, 215-224.

Durie BG, Harousseau JL, Miguel JS et al. (2006) International uniform response criteria for multiple myeloma. Leukemia, 20, 1467-1473.

Gay F, Larocca A, Wijermans P et al. (2011) Complete response correlates with long-term progression-free and overall survival in elderly myeloma treated with novel agents: analysis of 1175 patients. Blood, 117, 3025-3031.

Goldschmidt H, Dimopoulos MA, Rajkumar SV et al. (2020) Deepening responses associated with improved progression-free survival with ixazomib versus placebo as posttransplant maintenance in multiple myeloma. Leukemia, 4, 3019-3027.

Harousseau JL, Attal M, Avet-Loiseau H. (2009) The role of complete response in multiple myeloma. Blood, 114, 3139-3146.

Kumar L, Iqbal N, Mookerjee A et al.(2014) Complete response after autologous stem cell transplant in multiple myeloma. Cancer Med, 3, 939-946.

Kumar S, Paiva B, Anderson KC, Durie B, Landgren O, Moreau P, Munshi N, Lonial S, Bladé J, Mateos MV, Dimopoulos M, Kastritis E, Boccadoro M, Orlowski R, Goldschmidt H et al. (2016) International Myeloma Working Group consensus criteria for response and minimal residual disease assessment in multiple myeloma. Lancet Oncol, 17, e328-e346.

Rajkumar SV, Dimopoulos MA, Palumbo A, Blade J, Merlini G, Mateos MV, Kumar S, Hillengass J, Kastritis E, Richardson P, Landgren O, Paiva B, Dispenzieri A, Weiss B, LeLeu X, Zweegman S, Lonial S, Rosinol L, Zamagni E, Jagannath S, Sezer O, Kristinsson SY, Caers J, Usmani SZ, Lahuerta JJ, Johnsen HE, Beksac M, Cavo M, Goldschmidt H, Terpos E, Kyle RA, Anderson KC, Durie BGM, San Miguel JF. (2014) International Myeloma

Working Group updated criteria for the diagnosis of multiple myeloma. Lancet Oncol, 15(12), e538-548..

Zamagni E, Tacchetti P, Barbato S, Cavo M. (2020) Role of imaging in the evaulation of minimal residual disease in multiple myeloma patients. J Clin Med, 9, 3519.

8. Therapieindikation und Behandlungsoptionen

Die Therapiemöglichkeiten des Multiplen Myeloms oder des Plasmozytoms sind mit dem Patienten und den Fachkollegen (möglichst im Tumorboard u.a. mit Radiologen, Nuklearmedizinern, Nephrologen, Orthopäden, Strahlentherapeuten) interdisziplinär zu besprechen. Voraussetzung für dieses Gespräch ist ein vollständiges Staging und Kenntnis der Risikofaktoren sowie der Komorbiditäten. Bedingt durch die Prognose des MM sollte dem Patienten auf seinen Wunsch hin eine zweite Meinung eines Fachkollegen ermöglicht werden. "Fitte Patienten" (meist <70-75 Jahre) sind in der Regel in Zusammenarbeit mit einem hämatologisch-onkologischen Zentrum zu behandeln, da innovative, oft aufwändige Therapien mit dem Ziel der Heilung nur in Kooperation optimal geprüft werden können.

8.1. Indikationen zum Therapiebeginn

Die Behandlungsindikation beim Multiplen Myelom (MM) wird nach Diagnosesicherung und bei dem Nachweis von SLiM-CRAB-Kriterien (☞ Tab. 5.2) gestellt.

Das **therapiepflichtige, meist symptomatische MM** ist vom Plasmozytom, dem ***Smouldering Myeloma*** und der **Monoklonalen Gammopathie Unbekannter Signifikanz** abzugrenzen. Hinsichtlich der Differentialdiagnose wird auf Kap. 5. hingewiesen.

Das lokalisierte **Plasmozytom** ist bei ca. 50 % der Patienten durch Operation und/oder Bestrahlung kurativ behandelbar. Eine Konversion einer positiven in eine negative Immunfixation und eine Normalisierung der Resultate des Tests auf freie Leichtketten im Serum nach Operation und/oder Bestrahlung korrelieren oft mit der Eradikation des Plasmozytoms und somit mit einer möglichen Heilung.

Ein frühzeitiger Behandlungsbeginn des ***Smouldering Myeloma*** mit Lenalidomid mit oder ohne Dexamethason erbrachte in zwei Studien eine signifikante Reduktion hinsichtlich des Progresses in eine symptomatische Erkrankung (Mateos *et al.*, 2013; Lonial *et al.*, 2020). Allerdings wurden beide Studien vor Einführung der SLiM-CRAB-Kriterien durchgeführt, sodass ein Teil der rekrutierten Patienten nach der 2014 überarbeiteten Definition des behandlungspflichtigen Multiplen Myeloms bereits therapiepflichtig gewesen ist. Gegenwärtig werden Studien mit Antikörpern und anderen Substanzen durchgeführt, um die Progression des *Smouldering Myeloma* in ein therapiepflichtiges Multiples Myelom zu verzögern oder sogar zu verhindern. Aktuelle Studien, wie der GEM-CESAR Trial und die ASCENT-Studie, prüfen die Wirksamkeit einer intensiven Behandlung oft inklusive autologer Stammzelltransplantation beim Hochrisiko-*Smouldering Myeloma* (Mateos *et al.*, 2019; Kumar *et al.*, 2022). Die Hypothese dieser frühzeitigen Therapie ist, dass die Erkrankung in einem Frühstadium eine geringere klonale Heterogenität aufweist und somit effektiver behandelt werden kann. Das langfristige Ziel solcher Studien ist die Heilung des MM vor dem Ausbruch einer symptomatischen Erkrankung. Die frühzeitige Therapie ist jedoch in Europa durch die Kostenträger nicht zugelassen. Darüber hinaus bleibt unklar, ob ein Überlebensvorteil durch weitere Rezidivtherapien und eine längere Nachbeobachtungszeit erhalten bleibt. Vorherige retrospektive Metaanalysen von Behandlungen mit klassischen Zytostatika und Glukokortikoiden konnten dagegen keinen Überlebensvorteil durch eine frühzeitige Therapie des *Smouldering Myeloma*, sondern lediglich eine Verzögerung der Progression zeigen (He *et al.*, 2003).

8.2. Therapieziele und Behandlungsoptionen

Eine der ersten Entscheidungen bei der Therapie des MM ist die Definition des Therapiezieles. Das Ziel der intensiven Behandlung unter Einbeziehung der Hochdosistherapie ist das Erreichen einer kompletten Remission oder einer mindestens 90%igen Tumorreduktion (☞ Kap. 10.). In Studien konnte übereinstimmend gezeigt werden, dass das Erreichen einer negativen Resterkrankung (*Measurable Residual Disease*, MRD) mit einer sehr guten Prognose korreliert. Durch eine konventionelle Therapie soll der Myelompatient möglichst schnell symptomarm werden und die Krankheit soll in idealer Weise chronifiziert werden. Entscheidungshilfen zur Wahl des Therapieziels sind in Abb. 8.1 dargestellt.

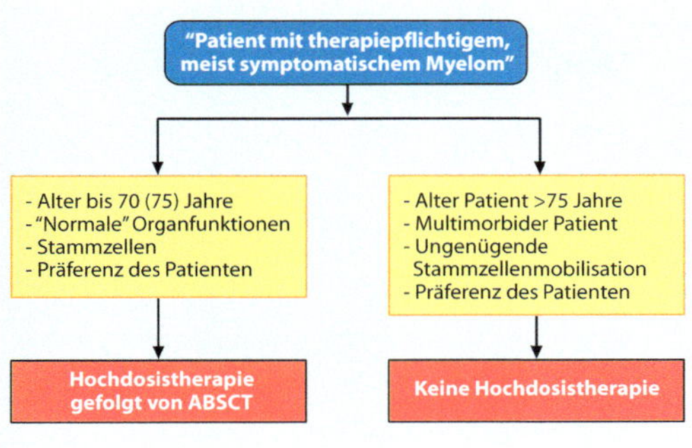

Abb. 8.1: Wahl des Therapieziels (mod. n. Ludwig, 2008). Die Entscheidung des Therapiezieles soll initial erfolgen. Für fitte MM-Patienten ist eine intensive Behandlung unter Einbeziehung der Hochdosistherapie gefolgt von der Transplantation von autologen Blutstammzellen die "Therapie der Wahl".

Unterschiedliche Ansichten werden national und international zur Indikationsstellung der Hochdosistherapie, insbesondere zum Patientenalter und des Einschlusses von Patienten mit myelombedingter Nierenfunktionsverschlechterung bis hin zur Dialysepflichtigkeit, geäußert (Rajkumar *et al.*, 2010). Hinsichtlich des kalendarischen Patientenalters für Patienten mit dem Ziel der Hochdosistherapie variieren die Empfehlungen meist zwischen dem 60. und 75. Lebensjahr. In Deutschland wird die HDT beim MM bis zum 70. Lebensjahr als Therapie der Wahl empfohlen und zeigt keine höhere schwergradige Toxizität in älteren Patienten (Merz *et al.*, 2014; Mai *et al.*, 2021; Merz *et al.*, 2016). Dialysepatienten sollten nur an erfahrenen Transplantationszentren behandelt werden.

Die Therapieziele sollten dem Patienten verständlich dargelegt werden und sind in Tab. 8.1 aufgeführt.

Die Hochdosistherapie mit Melphalan (HDT) in einer Dosierung von 200 mg/m² (Palumbo *et al.*, 2010) ist der "Goldstandard". Dosisreduktionen vermindern die Toxizität, reduzieren jedoch auch die Wirksamkeit. Die initiale HDT hat keinen

Zielsetzung		Beispiele
Stabilisierung	Bekämpfung lebensbedrohlicher Komplikationen	• Dialyse bei Nierenversagen • Behandlung der Hyperkalzämie • Behandlung von Infektionen und Blutungen
Linderung	Erleichterung von Beschwerden und Verbesserung der Lebensqualität	• Bestrahlung zur Vermeidung der Knochenzerstörung und Linderung von Schmerzen • Erythropoietin zur Reduktion der Blutarmut (Anämie, beachte erhöhtes Thromboserisiko bei gleichzeitiger Therapie mit Lenalidomid) • Orthopädische Eingriffe zur Wiedererlangung der Stabilität und Beweglichkeit • Bisphosphonate oder RANKL-Antikörper zur Knochenstabilisierung • Schmerzmedikation
Remission	Zurückdrängen oder Aufhalten des Voranschreitens der Krankheit und der daraus resultierenden Symptome	• Systemtherapie zur Reduktion der Myelomzellen • Bestrahlung zur Zerstörung einzelner Myelomherde im Körper
Langzeitremission mit maximaler Remissionstiefe	Erreichen einer negativen *Measurable Residual Disease*-Krankheitsremission im Knochenmark. Zusätzlich Remission der Bildgebung (MRT oder PET/CT)	• Systemtherapie unter Einbeziehung der Hochdosistherapie gefolgt von der Transplantation von autologen Blutstammzellen

Tab. 8.1: Ziele der Behandlung beim Multiplen Myelom.

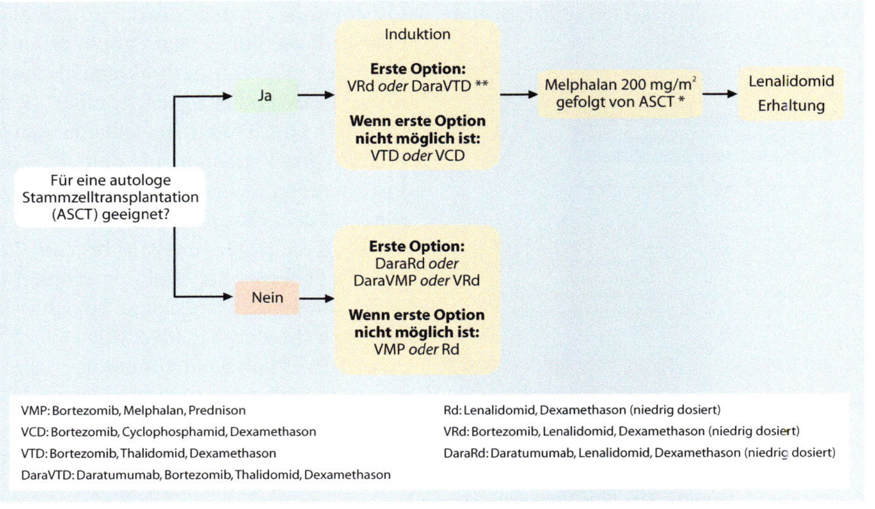

Abb. 8.2: Primärbehandlungsoptionen für Patienten, die für eine konventionelle Therapie oder Hochdosistherapie mit nachfolgender Stammzelltransplantation (ASCT) geeignet sind. Bei allen Induktionstherapien ist die Glukokortikoid-Dosis zu beachten. Bei Patienten >75 Jahre sollte die Glukokortikoid-Dosis immer reduziert werden. Auch die anderen Therapeutika sind entsprechend der *"frailty"* anzupassen (Dimopoulos *et al.*, 2021).
* Eine zweite Hochdosistherapie gefolgt von einer ASCT kann bei Patienten mit zytogenetischer Hochrisikokonstellation oder bei dem Nichterreichen einer kompletten Remission erfolgen. Eine Konsolidierungstherapie mit Medikamentenkombination ist eine weitere Option.
** Eine Therapie mit einem CD38-Antikörper in Kombination mit VRD wird in Deutschland zeitnah zugänglich sein.

Überlebensvorteil gegenüber einer Transplantation im Rezidiv erbracht. Jedoch war die Lebensqualität der primär mit Hochdosistherapie behandelten Patienten besser (Fermand *et al.*, 1998). Deshalb ist jeder fitte Patient mit Multiplem Myelom über die Option einer Hochdosistherapie mit autologer Blutstammzelltransplantation primär aufzuklären und sollte in einem Transplantationszentrum vorgestellt werden. Die initiale Therapie vor der Hochdosistherapie basiert in Deutschland und Europa meist auf Bortezomib basierter Indikationstherapie (☞ Abb. 8.2). Ein IMiD (Thalidomid oder Lenalidomid) plus ein CD38-Antikörper sollten addiert werden.

In der Phase-III-Studie der GMMG (MM5 Trial) wurden zwei Induktionstherapien Bortezomib/Adriamycin/Dexamethason (PAd) und Bortezomib/Cyclophosphamid/Dexamethason (VCD) hinsichtlich ihrer Remission beurteilt. Es zeigte sich eine Nicht-Unterlegenheit von VCD gegenüber PAd mit einem günstigeren Toxizitätsprofil bei VCD-Therapie (weniger schwere unerwünschte Ereignisse, dieselbe Rate an Infektionen) (Mai *et al.*, 2015; Mai *et al.*, 2018). Anhand der Ergebnisse der CASSIOPEIA-Studie wurde im Januar 2020 die Kombination von Bortezomib/Thalidomid/Dexamethason (VTD) mit dem monoklonalen CD38-Antikörper Daratumumab zugelassen (Moreau *et al.*, 2019). Es ist zu erwarten, dass die Kombination eines CD38-Antikörpers in Kombination mit Bortezomib, Lenalidomid und Dexamethason ein zukünftiger Standard der Indikationstherapie darstellt (Voorhees *et al.*, 2020, Goldschmidt *et al.*, 2022).

Bei der "konventionellen Erstlinientherapie" sind bei der primären Selektion der Behandlungsschemata folgende Kriterien besonders zu berücksichtigen:

- patientenspezifische Kriterien wie Komorbidität und Alter,
- biologisches Verhalten sowie Eigenschaften des Tumorklons,
- Verfügbarkeit/Kostenerstattung, insbesondere der neuen Medikamente.

Bei schwer führbarem Diabetes sollte die Glukokortikoiddosis reduziert bzw. muss eventuell auf das Glukokortikoid vollständig verzichtet werden. Lange Wege zum Betreuungszentrum lassen eine orale Therapie bevorzugen. Patienten mit einer ungewissen Compliance sollten parenteral behandelt werden.

Für die Wahl der Rezidiv-/*Relapse*-Therapie sind vielfältige Faktoren einzubeziehen (Dimopoulos *et al.*, 2021). Die Therapieoptionen im Rezidiv sind in Kap. 12. ausführlich dargestellt und diskutiert. Die Implementierung der neuen Substanzen der zweiten Generation Pomalidomid, Carfilzomib und Ixazomib sowie die Einführung zielgerichteter Therapien gegen die Oberflächenmoleküle CD38 (u.a. Daratumumab und Isatuximab; Übersicht bei van de Donk, 2020), SLAMF7 (Elotuzumab) und BCMA (z.B. Belantamab-Mafodotin, ide-cel, cita-cel, Teclistamab, Elranatamab, Talquetamab) in die Therapie des Multiplen Myeloms hat die Prognose der Myelompatienten entscheidend verbessert. CAR-T-Zelltherapien sind zugelassen und bispezifische Antikörper können aufgrund einer weiteren hochsignifikanten Prognoseverbesserung bei rezidivierten Myelompatienten in Deutschland angewendet werden. Darüber hinaus sollte immer ein Studieneinschluss für Patienten mit rezidivierender/refraktärer Erkrankung geprüft werden.

8.3. Literatur

Dimopoulos MA, Moreau P, Terpos E et al. (2021) Multiple Myeloma: EHA-ESMO Clinical Practice Guidelines for Diagnosis, treatment and follow-up. Ann Oncol, 32, 309-322.

Fermand JP, Ravaud P, Chevret S et al.(1998) High-dose therapy and autologous peripheral blood stem cell transplantation in multiple myeloma: up-front or rescue treatment? Results of a multicenter sequential randomized clinical trial. Blood, 92, 3131-3136.

Goldschmidt H, Mai EK, Bertsch U et al.; German-Speaking Myeloma Multicenter Group (GMMG) HD7 investigators. (2022) Addition of isatuximab to lenalidomide, bortezomib, and dexamethasone as induction therapy for newly diagnosed, transplantation-eligible patients with multiple myeloma (GMMG-HD7): part 1 of an open-label, multicentre, randomised, active-controlled, phase 3 trial. Lancet Haematol, 9(11), e810-e821.

He Y, Wheatley K, Clark O et al. (2003) Early versus deferred treatment for early stage multiple myeloma. Cochrane Database Syst Rev, CD004023.

Kumar SK, Alsina M, Laplant B et al. Fixed duration therapy with daratumumab, carfilzomib, lenalidomide and dexamethasone for high risk smoldering multiple myeloma-results of the Ascent Trial. ASH Meeting 2022, Abstract # 757

Lonial S, Jacobus S, Fonseca R et al. (2020) Randomized trial of lenalidomide versus observation in smoldering multiple myeloma. J Clin Oncol, 38, 1126-1137.

Ludwig H. (2008) Post-ASH-Dias. Wien.

Mai EK, Miah K, Bertsch U, Dürig J, Scheid C, Weisel KC, Kunz C, Munder M, Lindemann HW, Merz M, Hose D, Jauch A, Seckinger A, Luntz S, Sauer S, Fuhrmann S, Brossart P, Elmaagacli A, Goerner M, Bernhard H, Hoffmann M, Raab MS, Blau IW, Hänel M, Benner A, Salwender HJ, Goldschmidt H; German-speaking Myeloma Multicenter Group (GMMG). (2021) Bortezomib-based induction, high-dose melphalan and lenalidomide maintenance in myeloma up to 70 years of age. Leukemia, 35, 809-822.

Mai EK, Bertsch U, Dürig J, Kunz C, Haenel M, Blau IW, Munder M, Jauch A, Schurich B, Hielscher T, Merz M, Huegle-Doerr B, Seckinger A, Hose D, Hillengass J, Raab MS, Neben K, Lindemann HW, Zeis M, Gerecke C, Schmidt-Wolf IG, Weisel K, Scheid C, Salwender H, Goldschmidt H. (2015) Phase III trial of bortezomib, cyclophosphamide and dexamethasone (VCD) versus bortezomib, doxorubicin and dexamethasone (PAd) in newly diagnosed myeloma. Leukemia, 29, 1721-1729.

Mai EK, Hielscher T, Bertsch U, Schlenzka J, Salwender HJ, Munder M, Gerecke C, Dührsen U, Brossart P, Neben K, Hillengass J, Raab MS, Merz M, Baertsch MA, Jauch A, Hose D, Martin H, Lindemann HW, Blau IW, Scheid C, Weisel KC, Goldschmidt H, German-speaking Myeloma Multicenter Group (GMMG) (2018) Bortezomib-based induction therapy with high or low-dose dexamethasone in newly diagnosed, transplant-eligible multiple myeloma. Leukemia, 33, 258-261.

Mateos MV, Hernández MT, Giraldo P et al. (2013) Lenalidomide plus dexamethasone for high-risk smoldering multiple myeloma. N Engl J Med, 369, 438-447.

Mateos MV, Martinez-Lopez J, Rodriguez Otero P et al. (2019) Curative strategy (GEM-CESAR) for high-risk Smoldering Myeloma (SMM): Carfilzomib, lenalidomide and dexamethasone (KRd) as induction followed by HDT-ASCT, consolidation with Krd and maintenance with Rd. Blood, 134 (Suppl_1), 781.

Merz M, Jansen L, Castro FA, Hillengass J, Salwender H, Weisel K, Scheid C, Luttmann S, Emrich K, Holleczek B, Katalinic A, Nennecke A, Straka C, Langer C, Engelhardt M, Einsele H, Kröger N, Beelen D, Dreger P, Brenner H, Goldschmidt H; GEKID Cancer Survival Working Group and the DRST. (2016) Survival of elderly patients with multiple myeloma-Effect of upfront autologous stem cell transplantation. Eur J Cancer, 62, 1-8.

Merz M, Neben K, Raab MS, Sauer S, Egerer G, Hundemer M, Hose D, Kunz C, Heiß C, Ho AD, Goldschmidt

H, Hillengass J. (2014) Autologous stem cell transplantation for elderly patients with newly diagnosed multiple myeloma in the era of novel agents Ann Oncol, 25, 189-195.

Moreau P, Attal M, Hulin C et al. (2019) Bortezomib, thalidomide, and dexamethasone with or without daratumumab before and after autologous stem-cell transplantation for newly diagnosed multiple myeloma (CASSIOPEIA): a randomised, open-label, phase 3 study. Lancet, 394, 29-38.

Palumbo A, Gay F, Falco P et al. (2010) Bortezomib as induction before autologous transplantation, followed by lenalidomide as consolidation-maintenance in untreated multiple myeloma patients. J Clin Oncol, 28, 800-807.

Rajkumar SV, Kyle R,Connor RF. (2010) Determination of appropriate initial therapy in patients with multiple myeloma. Cochrane Database Syst Rev, 18.1.

van de Donk NWCJ. (2020) Sequencing multiple myeloma therapies with and after antibody therapies. Hematology Am Soc Hematol Educ Program, 2020, 248–258.

Voorhees PM, Kaufman JL, Laubach J et al. (2020) Daratumumab, lenalidomide, bortezomib, and dexamethasone for transplant-eligible newly diagnosed multiple myeloma: the GRIFFIN trial. Blood, 136(8), 936-945

9. Medikamentöse Primärtherapie

9.1. Basis und Auswahl der Therapie

Durch die Einführung der Chemotherapie mit Melphalan und Prednison im Jahre 1969 ("Alexanian-Schema") wurde die Lebenserwartung der Myelom-Patienten von weniger als einem Jahr auf ca. drei Jahre erhöht. Es folgten fast 25 Jahre Stillstand hinsichtlich innovativer Therapeutika. Erst die Einführung der neuen Substanzen Thalidomid und Bortezomib zu Melphalan/Prednison (MPT und VMP) vor 30 Jahren führte zu einer weiteren Lebensverlängerung. Zuletzt bedingte die Addition des monoklonalen Antikörpers Daratumumab eine signifikante Verlängerung des progressionsfreien und Gesamt-Überlebens (MAIA und ALCYONE trial) im Vergleich zur alleinigen Therapie mit RD oder VMP (Mateos *et al.*, 2020; Facon *et al.*, 2019). Die Erhaltungs- und Langzeittherapie mit Lenalidomid erhöht das progressionsfreie und Gesamtüberleben signifikant und ist ein wichtiger Faktor in der Myelomtherapie (Kumar, 2014).

Eine sorgfältige Therapiewahl bei Erstdiagnose ist entscheidend. Der Einfluss der initialen Therapie auf das Gesamtüberleben ist oft größer als der Einfluss folgender Therapielinien. Ziel ist, die Therapie-assoziierte Mortalität und Morbidität gering zu halten und dadurch eine Fortführung der Therapie zu ermöglichen, um eine hohe Antitumoraktivität zu erreichen.

Das Risiko von Nebenwirkungen und die Folgen der Therapie auf die Lebensqualität sind stets für den einzelnen Patienten individuell abzuwägen.

In Europa sind die Kombinationen aus Melphalan und Prednison sowie Lenalidomid und Dexamethason mit einer neuen Substanz als Basis der konventionellen Therapie bei nicht-transplantationsfähigen Patienten etabliert. Eine Ausnahme ist Großbritannien, in welchem als Alkylanz das Cyclophosphamid bevorzugt wird. Auch in Deutschland wird das Cyclophosphamid gegenüber dem Melphalan zunehmend genutzt. In den USA wird in der Primärbehandlung oft auf alkylierende Substanzen zur Primärtherapie verzichtet. Die Rolle der dosisreduzierten Hochdosistherapie mit Melphalan (z.B. 100 mg/m²) ist umstritten. In einer Studie ohne neue Substanzen konnte ein verlängertes Gesamtüberleben beobachtet werden (Palumbo *et al.*, 2004). In einer weiteren Studie mit einem Thalidomid-basierten Schema war jedoch kein Vorteil einer reduzierten Hochdosistherapie gegenüber einer Therapie mit Melphalan/Prednison/Thalidomid beobachtet worden (Facon *et al.*, 2007). Straka berichtete die Ergebnisse der DSMM-Studie 13 auf dem ASH-Meeting 2022 (Straka *et al.*, 2022). Die Auswertung des randomisierten Vergleiches von Rd versus Rd plus Hochdosistherapie erbrachte in der Patientengruppe 60-75 Jahre keinen Vorteil für die Hochdosistherapie.

Erfreulicherweise ist die Therapie mit dem zusätzlichen CD38-Antikörper Daratumumab in Deutschland in der Primärtherapie zugelassen und wird vergütet.

Eine Übersicht zur Primärtherapie aus den *Guidelines* der EHA und ESMO gibt Abb. 8.1. Im Folgenden werden die etablierten Kombinationen zur Erstlinientherapie nicht transplantabler Patienten vorgestellt und diskutiert.

9.2. Thalidomid-basierte Therapien

Thalidomid im Überblick

- Applikation: oral.
- Nebenwirkungen: Nervenschädigungen (periphere Polyneuropathie), Müdigkeit, Abgeschlagenheit, Thrombose (in Kombination mit Dexamethason oder Chemotherapie), fruchtschädigend für ungeborenes Leben!

Thalidomid hat als erste der neuen Substanzen das Spektrum der Myelombehandlung (Singhal *et al.*, 1999) erweitert. Es induziert als Monosubstanz in ca. 50 % der neu diagnostizierten Myelompatienten eine Remission.

Die Kombination von Thalidomid mit Glukokortikoiden oder Zytostatika erhöht die Remissionsraten weiter (Übersicht bei Palumbo, 2010). Positive Elemente der Therapie mit Thalidomid sind:

- fast fehlende Knochenmarktoxizität und
- Elimination unabhängig von der Nierenfunktion.

Kombination	Namen der Medikamente	Bemerkungen
VCD	Bortezomib = Velcade®, Cyclophosphamid, Dexamethason	Induktionstherapie vor Hochdosistherapie und autologer Stammzelltransplantation.
PAd	PS 341 = Bortezomib = Velcade®, Adriamycin, Dexamethason	Induktionstherapie vor Hochdosistherapie und autologer Stammzelltransplantation. VCD bevorzugt.
TAD	Thalidomid, Adriamycin, Dexamethason	Effektives Schema, heute von VCD/VRD abgelöst.
CAD	Cyclophosphamid, Adriamycin, Dexamethason	Effektiv zur Stammzellsammlung.
HD-Cy	Hochdosis-Cyclophosphamid	Effektiv zur Stammzellsammlung.
MPT	Melphalan, Prednison, Thalidomid	Therapie für die Initialbehandlung bei Patienten, die sich nicht für eine Stammzelltransplantation eignen. Heute fast nicht mehr angewendet.
VMP	Velcade, Melphalan, Prednison	Therapie für die Initialbehandlung bei Patienten, die sich nicht für eine Stammzelltransplantation eignen.
MP	Melphalan, Prednison	Langjährige Standardtherapie für ältere Patienten. Heute nur noch in Einzelfällen eingesetzt.
D	Dexamethason	Schneller Wirkungseintritt, aber nicht lange anhaltend. Initiale Notfalltherapie.
VD	Bortezomib = Velcade®, Dexamethason	Effektives Schema für "*frail*" Patienten, meist in Kombination mit Melphalan oder Cyclophosphamid eingesetzt (VCD, VMP).
RD	Revlimid® = Lenalidomid, Dexamethason	Effektives orales Schema, in Deutschland für Erstlinientherapie zugelassen.
TD	Thalidomid, Dexamethason	Geringe Schädigung der Blutbildung. Unter Umständen geeignet für Patienten mit schweren Begleiterkankungen.
RVD/VRD	Revlimid® = Lenalidomid, Bortezomib = Velcade®, Dexamethason	In Deutschland für Erstlinientherapie für Patienten, die nicht für die Hochdosistherapie geeignet sind, zugelassen.
BP(V)	Bendamustin, Prednison, (Bortezomib = Velcade®)	Mögliche Erstlinientherapie bei Patienten mit Niereninsuffizienz.
DRD	Daratumumab, Revlimid® = Lenalidomid, Dexamethason	Höchst effektives Therapieschema. Standard für Patienten nicht geeignet für Hochdosistherapie.
D-VMP	Daratumumab, Velcade® = Bortezomib, Melphalan, Dexamethason	Sehr effektives Therapieschema.
D-VTD	Daratumumab, Velcade® = Bortezomib, Thalidomid, Dexamethason	Zur Induktions- und Konsolidierungstherapie bei Hochdosistherapie zugelassen.
D-VCD	Daratumumab, Velcade® = Bortezomib, Cyclophosphamid, Dexamethason	Kann bei Polyneuropathie zur Induktion vor Hochdosistherapie angewendet werden.
D-VRD	Daratumumab, Velcade® = Bortezomib, Revlimid®= Lenalidomid, Dexamethason	Sehr wirksame Induktionstherapie vor Hochdosistherapie. In Deutschland noch nicht zugelassen.

Tab. 9.1: Mögliche Therapieprotokolle beim neudiagnostizierten Multiplen Myelom in der Erstlinien-Therapie.

In Abhängigkeit von patientenspezifischen Faktoren, Therapiedauer und täglicher Thalidomiddosis können insbesondere Polyneuropathie, Obstipation, Müdigkeit, Hautveränderung und in Kombination mit Glukokortikoiden sowie Zytostatika vermehrt thromboembolische Komplikationen auftreten.

Eine Metaanalyse (Kapoor *et al.*, 2009) zeigt einen signifikanten Vorteil für die MPT-Therapie in den meisten Evaluationsparametern wie Ansprechrate, progressionsfreies und Gesamtüberleben. Allerdings war die Toxizität in der Thalidomid-Behandlungsgruppe größer. Ursächlich für die höhere Nebenwirkungsrate der Thalidomid-haltigen Kombinationstherapie waren insbesondere Polyneuropathie und thromboembolische Komplikationen. Bei einer zusammenfassenden Bewertung der MP- vs. MPT-Studien ist zu berücksichtigen, dass die optimale Thalidomid-Dosis in Abhängigkeit von der Komorbidität und dem Patientenalter nicht prospektiv definiert wurde. Es sollte trotz des Fehlens dieser prospektiven Daten bei älteren Patienten (>75 Jahre) oder bei reduziertem Allgemeinzustand mit einer Dosis von 50-100 mg Thalidomid pro Tag begonnen werden. Eine Dosis von 100-200 mg Thalidomid scheint die optimale Dosis für jüngere Patienten (<70-75 Jahre) in Relation von Wirkung und Nebenwirkung zu sein (Palumbo *et al.*, 2008).

Ludwig *et al* fanden beim Vergleich von Thalidomid/Dexamethason mit Melphalan/Prednison bei älteren Patienten (medianes Alter 72 Jahre) eine höhere Gesamtansprechrate und vermehrt komplette Remissionen (Ludwig *et al.*, 2009). Die Kombination Thalidomid/Dexamethason bedingte eine schnellere Tumorreduktion im Vergleich zur konventionellen Therapie mit MP. Das progressionsfreie Überleben war in beiden Therapiegruppen gleich, jedoch war das Gesamtüberleben in der Thalidomid/Dexamethason-Gruppe signifikant kürzer. Ursächlich war die höhere Toxizität durch hochdosiertes Dexamethason, insbesondere bei Patienten im Alter über 75 Jahren.

Im Rahmen einer Thalidomid-haltigen Chemotherapie ist unbedingt auf eine Thromboseprophylaxe zu achten. Diese Prophylaxe wird in der Regel mit niedermolekularen Heparinen (z.B. Clexane®), Aspirin® oder neuen oralen Antikoagulantien (NOAK) durchgeführt.

Aufgrund des besseren Therapieansprechens und der übereinstimmenden Verlängerung des progressionsfreien Überlebens durch MPT hat die EMA Kombinationen von MP mit Thalidomid zur Erstlinienbehandlung des MM zugelassen.

9.3. Bortezomib-basierte Therapien

Bortezomib im Überblick

- Applikation: meist s.c.
- Nebenwirkungen: Verminderung der Blutplättchen, Durchfall, Nervenschäden.

Bortezomib ist der erste zugelassene sogenannte Proteasomen-Inhibitor. Hierbei handelt es sich um eine Klasse von Medikamenten, die die Proteasomen, die Proteine in Körper- und Tumorzellen abbauen, hemmen und somit zum Absterben von Tumor-/Myelomzellen führen.

Wichtige Vorteile von Bortezomib als Kombinationspartner für Zytostatika und Glukokortikoide sind hohe Ansprechraten, schneller Eintritt der Tumorreduktion und Wirksamkeit bei einem Teil der zytogenetisch definierten "Hochrisiko-Myelompatienten". Bei reduzierter Nierenfunktion ist keine Dosisreduktion oder -anpassung des Bortezomib notwendig. Bortezomib induziert sensorisch betonte, teilweise schmerzhafte Polyneuropathien. Eine Dosisreduktion bis hin zum Therapieabbruch kann infolge der therapiebedingten PNP notwendig werden. Nach Absetzen des Bortezomibs bessert sich bei einer signifikanten Zahl der Patienten die PNP. Weitere relevante Nebenwirkungen sind Fatigue, passagere Thrombozytopenie oder Durchfall. Die in den ersten Studien mit Bortezomib beschriebene erhöhte Inzidenz von Herpes-Zoster-Erkrankungen konnte durch eine antivirale Prophylaxe z.B. mit Aciclovir entscheidend reduziert werden.

Die meisten Erfahrungen mit Bortezomib als Kombinationspartner wurden in Kombination mit Melphalan/Prednison (VMP) gewonnen. VMP zeigte sich gegenüber MP in den Ansprechraten, dem progressionsfreien (PFS) und dem Gesamtüberleben signifikant überlegen (☞ Tab. 9.2+9.3 und Abb. 9.1) (San Miguel *et al.*, 2008a; San Miguel *et al.*, 2013). Die Analyse von präspezifizierten Subgruppen zeigte auch einen signifikanten Überlebensvorteil für Patienten ≥75 Jahre, mit einer Kreatinin-Clearance <60 ml/min. Die Rate

	VMP, N=337		MP, N=331		p-Wert
	EBMT-Kriterien	IMWG-Kriterien	EBMT-Kriterien	IMWG-Kriterien	
ORR (≥PR)	71 %	74 %	35 %	39 %	$<10^{-6}$
CR	30 %	33 %	4 %	4 %	$<10^{-6}$
VGPR	NA	8 %	NA	4 %	
PR	40 %	33 %	31 %	31 %	
MR	9 %	NA	22 %	NA	
SD	18 %	23 %	40 %	58 %	

Tab. 9.2: Ergebnisse der VISTA-Studie, welche prospektiv Melphalan/Prednison (MP) mit Bortezomib (Velcade®) plus Melphalan/Prednison (VMP) prüfte (San Miguel *et al.*, 2008b).
ORR = *Overall Response Rate*; CR = *Complete Response*; VGPR = *Very Good Partial Response*; PR = *Partial Response*; MR = *Minimal Response*; SD = *Stable Disease*.

Therapieprotokoll	Anzahl Patienten	CR + PR (%)	CR (%)	PFS/EFS, TTP	OS
VMP vs. MP	337 331	71[a] 35	30[a] 4	24[a] Monate 16,6 Monate	3-Jahres-OS[b]: 72 %[a] 59 %
VMP vs. VTP (Bortezomib 1-mal wöchentlich)	98 107	81 81	22 27	2-Jahres-TTP: 81 % 83 %	2-Jahres-OS: 92 % 94 %
VMP vs. VMPT (Bortezomib 1-mal wöchentlich)	229 221	78 84	21[a] 35	3-Jahres-PFS: 56 % 71 %	3-Jahres-OS: 89 % 90 %
D-VMP vs. VMP (ALCYONE)	350 356	90,9 73,9	46 25	36,4 19,3	36-Monats-OS: 78 % 67,9 %
D-Rd vs. Rd (MAIA)	368 369	92,9 81,6	51 30	56-Monats PFS: n.n.e. 34,4	30-Monats-OS: 70,6 % 55,6 %
VRd vs. Rd (SWOG)	215 207	90,2 78,8	24,2 12,1	41 29	n.n.e. 69 Monate
IRd vs. Rd (TOURMALINE-MM2)	354 351	82,1 79,7	25,6 14,1	35,3 21,8	n.n.e. n.n.e.
ERd vs. Rd (ELOQUENT1)	374 374	83 79	9 10	31,4 29,5	60,4 Monate 57,4 Monate

Tab. 9.3: Studien, welche prospektiv Bortezomib oder Lenalidomid in der Primärtherapie des Multiplen Myeloms prüften. [a] Statistisch signifikanter Unterschied zwischen beiden Behandlungsarmen. [b] Medianes OS.
VMP = Bortezomib/Melphalan/Prednison; MP = Melphalan/Prednison; VTP = Bortezomib/Thalidomid/Prednison; VMPT = Bortezomib/Melphalan/Prednison/Thalidomid; D-VMP = Daratumumab/Bortezomib/Melphalan/Prednison; D-Rd = Daratumumab/Lenalidomid/Dexamethason; Rd = Lenalidomid/Dexamethason; VRd = Bortezomib/Lenalidomid/Dexamethason; IRd = Ixazomib/Lenalidomid/Dexamethason; ERd = Elotuzumab/Lenalidomid/Dexamethason; PFS = progressionsfreies Überleben; EFS = ereignisfreies Überleben; TTP = Zeit bis zur Progression; OS = Gesamtüberleben; n.n.e. = noch nicht erreicht.

an kompletter Remission war mit ca. 30 % in der VMP-Behandlungsgruppe im Vergleich zur MP-Behandlungsgruppe mit 4 % beeindruckend hoch. Mit VMP konnte im Vergleich zu MP eine signifikant höhere Gesamtansprechrate (71 %) und Rate an CR (30 %) im Vergleich zu MP (35 % bzw. 4 %) erreicht werden. Ebenso überlegen war VMP gegenüber MP in Bezug auf PFS und Gesamtüberleben; außerdem war das behandlungsfreie Intervall und die Zeit bis zur nächsten Behandlung mit VMP signifikant länger als mit dem MP-Protokoll. Patienten mit CR profitieren signifikant im Sinne einer Verbesserung der Lebensqualität und des Überlebens (San Miguel *et al.*, 2008b). Darüber hinaus wurde für eine Behandlung mit Bortezomib kein erhöhtes Risiko für Zweittumoren gezeigt.

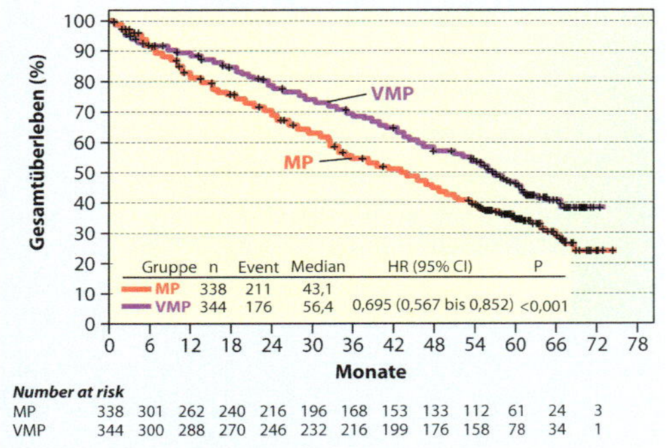

Abb. 9.1: VISTA-Update (San Miguel *et al.*, 2013). Verlängerung des Gesamtüberlebens bei Patienten mit Kontraindikationen für eine Hochdosistherapie durch die Kombinationsbehandlung VMP (Bortezomib [= Velcade®], Melphalan plus Prednison).

Als wichtigste Nebenwirkung wurden in der VMP-Therapiegruppe Neuropathien von Grad 3 und 4 bei 14 % der Patienten beschrieben. Eine komplette Rückbildung dieser Beschwerden konnte nach 5,7 Monaten bei ca. 60 % der Patienten gefunden werden. Der initial erreichte Überlebensvorteil von VMP vs. MP konnte durch die Rezidivtherapie mit neuen Substanzen im MP-Behandlungsarm nicht kompensiert werden, so dass auch bei längerer Nachbeobachtung VMP gegenüber MP hinsichtlich des Gesamtüberlebens überlegen ist.

In einer weiteren Studie (Mateos *et al.*, 2010) wurden zwei Fragestellungen zur initialen Bortezomib-basierten Kombinationstherapie geprüft. Die VMP-Kombination wurde mit einer Behandlung bestehend aus Bortezomib/Thalidomid/Prednison (VTP) verglichen. Es zeigten sich vergleichbare Ansprechraten. In der VTP-Behandlungsgruppe traten jedoch mehr Nebenwirkungen wie Obstipation, Müdigkeit und Neuropathie auf. Ob die Nebenwirkungen, insbesondere die PNP, durch eine Modifikation der Bortezomib-Applikation reduziert werden können, wurde in dieser Studie in der zweiten Fragestellung geprüft. Im ersten Therapiezyklus wurde Bortezomib an den Tagen 1, 4, 8 und 11 injiziert. Ab dem zweiten Therapieblock wurde an den Tagen 1, 7, 15, 22 (Wiederholung am Tag 35) behandelt. Bei vergleichbarer Effektivität zeigte sich eine Reduktion der Polyneuropathierate in der Behandlungsgruppe mit der wöchentlichen Applikation. Diese stimmt mit den Untersuchungen von Palumbo überein (Palumbo *et al.*, 2009a). Wesentlich in dieser italienischen Studie war die Verbesserung der Toleranz des wöchentlichen "Bortezomib-Therapieprotokolls", durch die der Anteil der Behandlungsabbrecher von 15 % auf 4 % reduziert werden konnte. Mit der Reduktion auf eine einmal wöchentliche Verabreichung von Bortezomib konnte die Häufigkeit von Grad-3- und Grad-4-Neuropathien (14 % vs. 2 %) verringert werden. Eine weitere Möglichkeit der Reduktion der Rate an Polyneuropathie ist die subkutane Applikation von Bortezomib (Moreau *et al.*, 2011; Merz *et al.*, 2016; Salwender *et al.*, 2021). Die subkutane Applikation von Bortezomib hat die intravenöse Gabe weitgehend abgelöst.

Bortezomib ist zur Primärbehandlung nicht transplantierbarer Myelompatienten durch die EMA zugelassen. Insbesondere bei dem Behandlungsziel einer schnellen Tumormassenreduktion und Niereninsuffizienz ist diese Therapieform indiziert.

9.4. Lenalidomid-basierte Therapien

Lenalidomid im Überblick

- Applikation: oral.
- Nebenwirkungen: Blutarmut, allergische Reaktion, Abgeschlagenheit, Diarrhoe, Leukopenie, Thrombozytopenie, Thrombose, Müdigkeit, fruchtschädigend!

Lenalidomid ist ein Immunmodulator (IMiD) der zweiten Generation. Es wird wie Thalidomid oral appliziert. Dies ermöglicht dem Patienten eine größere Freiheit im Vergleich zu intravenösen oder subkutanen Therapien. Ein weiterer Vorteil bei der Therapie des Multiplen Myeloms ist die sehr geringe Rate von neuropathischen Nebenwirkungen. Bei Patienten mit Nierenfunktionsverschlechterung ist eine Dosisanpassung an die renale Funktion notwendig. Die knochenmarksuppressive Wirkung von Lenalidomid ist zu beachten.

Die Kombination von Lenalidomid mit MP führte in einer Phase-I/II-Studie (Palumbo *et al.*, 2009b) zu einer Ansprechrate von 81 %. Bei 24 % der Patienten konnte eine CR nachgewiesen werden. Das Gesamtüberleben nach 2 Jahren betrug 90,5 % bei einer medianen Nachbeobachtung von 29,5 Monaten. Die Hämatotoxizität von Melphalan plus Lenalidomid erforderte in den ersten Therapiezyklen den Einsatz von G-CSF bei einem Teil der Patienten. Als logische Folge aus dieser Phase-I/II-Studie wurde eine randomisierte Phase-III-Studie aktiviert. Es wurde in folgende Therapiegruppen randomisiert: MP und Placeboerhaltungstherapie, MPR (R = Revlimid® = Lenalidomid) gefolgt von Placebo und MPR mit Lenalidomiderhaltungstherapie. In allen Gruppen waren 9 Zyklen MP vorgesehen. Die Ansprechraten in den beiden Gruppen mit initialer MPR-Therapie waren im Vergleich zur allgemeinen MP-Therapie signifikant erhöht. Das mediane PFS war in der Lenalidomid-Erhaltungstherapie bei der ersten Interimsanalyse noch nicht erreicht und signifikant verlängert im Vergleich zur MPR-Behandlungsgruppe ohne Erhaltungstherapie (Palumbo, 2010).

Lenalidomid in Kombination mit unterschiedlichen Dexamethasondosierungen wurde in einer prospektiven Studie (Rajkumar *et al.*, 2010) randomisiert untersucht. Der über 30 Jahre akzeptierte Standard der hochdosierten Dexamethason-Therapie mit Behandlungsblöcken von Tag 1-4, 9-12 und 17-20 mit täglich 40 mg Dexamethason wurde gegenüber einer einmaligen wöchentlichen Gabe (Tag 1, 8, 15, 22 usw.) von je 40 mg Dexamethason und Lenalidomid-Therapie von 25 mg Lenalidomid in beiden Therapiearmen in 28-tägigen Zyklen geprüft. Interessanterweise war dieses Studienkonzept durch einen Vertreter einer Patientenselbsthilfegruppe, der durch die hochdosierte Glukokortikoid-Therapie selbst starke Nebenwirkungen durchlebte, wesentlich mit beeinflusst. Es wurden Patienten eingeschlossen, welche nach einer initialen Therapie mit HDT oder konventioneller Weiterführung der Lenalidomid-Therapie behandelt werden sollten. Die Kombination mit hochdosiertem Dexamethason führte zwar zu einer höheren Gesamtansprechrate, jedoch war die Zweijahresüberlebensrate im Therapiearm mit niedrig dosiertem Dexamethason, auf Grund der geringen Frühmortalität, signifikant besser. Nach längerer Nachbeobachtung (>3 Jahre) kam es allerdings zu einer Annäherung der Überlebenskurven. Eine Subanalyse der Patienten >65 Jahre zeigte bei dieser Altersgruppe einen signifikanten Vorteil für das Protokoll mit niedrig dosiertem Dexamethason, so dass diese Therapieform als Standard anzusehen ist. Darüber hinaus waren die Nebenwirkungen im hochdosierten Dexamethason-Arm signifikant vermehrt, insbesondere gab es mehr schwere Beinvenenthrombosen und Infektionen.

In Studien wurden verschiedene Lenalidomidkombinationen prospektiv geprüft. Insbesondere die Langzeit- und Erhaltungstherapie mit Lenalidomid konnte sich als eine nebenwirkungsarme und effektive Behandlung etablieren. Auf dem ASH 2013 (Facon *et al.*, 2013) wurden erstmals die Daten der FIRST-Studie präsentiert, die 2014 im *New England Journal of Medicine* veröffentlicht wurden (Benboubker *et al.*, 2014). In der größten Phase-III-Studie, die jemals beim nicht-transplantierbaren Myelompatienten durchgeführt wurde (n=1623 Patienten), erfolgte die Randomisation in drei Arme. Verglichen wurden Lenalidomid plus *low-dose* Dexamethason (Rd) kontinuierlich, Rd 18 Monate (Rd18) und Melphalan/Prednison/Thalidomid (MPT). Durch die Langzeit Rd-Therapie konnte das progressionsfreie Überleben im Vergleich zu MPT und Rd18 signifikant verlängert werden. Auch hinsichtlich des Gesamtüberlebens war die kontinuierliche Rd-Applikation MPT signifikant überlegen. Im Rd-Arm traten weniger hämatologische und neurologische Nebenwirkungen auf. Ferner zeigten sich weniger Sekundärmalignome im Vergleich zu MPT. Lediglich die Zahl der Infektionen war bei kontinuierlicher Rd-Gabe im Vergleich zu MPT erhöht. Aufgrund dieser Daten erfolgte 2015 die Zulassung von Rd für die Primärtherapie des nicht-transplantablen Myelompatienten.

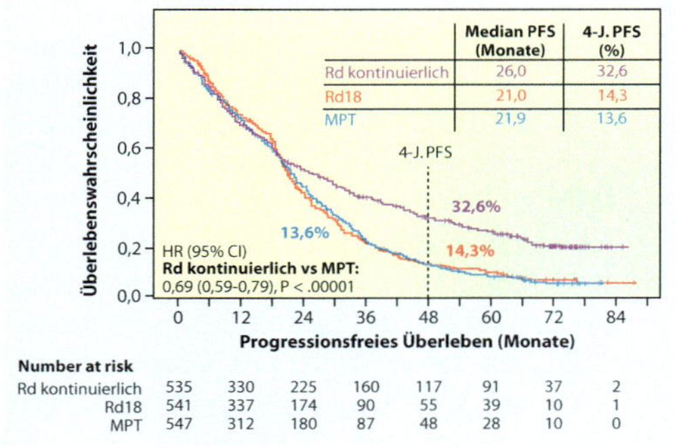

Abb. 9.2: Progressionsfreies Überleben für Rd kontinuierlich und Rd18 in der FIRST-Studie (mod. n. Facon *et al.*, 2018).

Die positiven Ergebnisse für Bortezomib- und Lenalidomid-haltige Regimen in der Erstlinientherapie von nicht-transplantablen Patienten führte zur Durchführung der randomisierten Phase-III-S0777-Studie der Southwest Oncology Group (SWOG) (Durie *et al.*, 2017). Nach Studieneinschluss erhielten die Patienten entweder eine Therapie mit 8 dreiwöchigen Zyklen VRd (Bortezomib, Lenalidomid, Dexamethason) oder mit 6 vierwöchigen Zyklen Rd. Insgesamt wurden 525 Patienten randomisiert und 43 % der Patienten waren beim Studieneinschluss älter als 65 Jahre. Nach einer medianen Nachbeobachtungszeit von 55 Monaten zeigte sich eine signifikante Verlängerung des progressionsfreien (43 versus 30 Monate) und Gesamtüberlebens (75 versus 64 Monate) durch die Addition von Bortezomib zu Rd. Dabei traten im VRd-Arm erwartungsgemäß mehr neurologische Nebenwirkungen auf (Grad >2: 33 % versus 11 %). Der Überlebensvorteil hinsichtlich PFS und OS im VRd-Arm wurde nach einer längeren Beobachtungszeit bestätigt (Durie *et al.*, 2020).

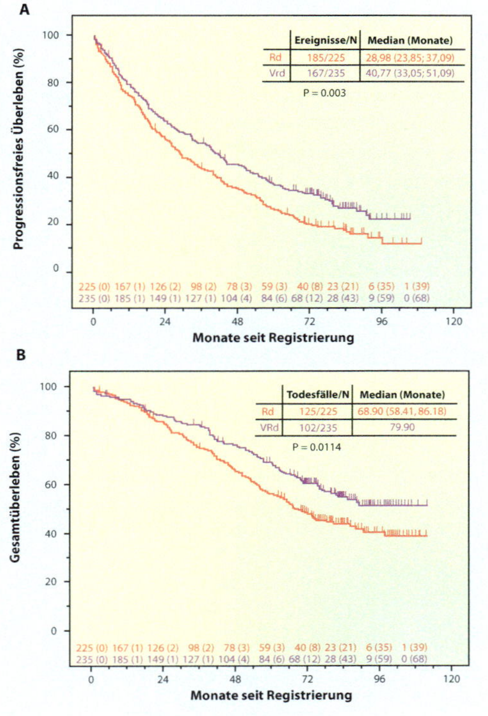

Abb. 9.3: Progressionsfreies (**A**) und Gesamtüberleben (**B**) für VRd und Rd in der S0777-Studie (mod. n. Durie *et al.*, 2020).

Auch der erste orale Proteasomeninhibitor Ixazomib wurde in Kombination mit kontinuierlichem Rd (IRd) bei nicht-transplantablen Patienten getestet. In der TOURMALINE-MM2-Studie, die 2020 erstmals auf dem ASH präsentiert wurden, zeigte sich kein signifikanter Vorteil bezüglich des progressionsfreien Überlebens (Facon *et al.*, 2021b). In einer Subgruppen-Analyse konnte jedoch ein signifikanter Vorteil für Patienten mit ungünstigem zytogenetischen Profil gefunden werden (IRd: 23,8 Monate versus Placebo-Rd: 18,0 Monate, p= 0,019). Ferner erreichten Patienten im IRd-Arm signifikant häufiger eine (stringente) komplette Remission (sCR/CR: 25,6 % versus 14,1 %, p< 0,001).

9.5. Monoklonale Antikörper

Antikörper gegen CD38

Der monoklonale Antikörper gegen CD38, Daratumumab, wurde erfolgreich in zwei randomisierten Phase-III-Studien geprüft (Facon *et al.*, 2021a;

Mateos *et al.*, 2020) (☞ Tab. 9.4). In der ALCYONE-Studie wurde eine Behandlung mit VMP um Daratumumab ergänzt, in der MAIA-Studie wurde eine Hinzunahme zu Rd evaluiert. In beiden Studien konnte eine signifikante Verbesserung der Remissionstiefe und des progressionsfreien und Gesamtüberlebens im experimentellen Arm verzeichnet werden. Die Kaplan-Maier-Kurven für progressionsfreies und Gesamtüberleben sind in den Abb. 9.4 und 9.5 dargestellt. In beiden Studien traten Infektionen häufiger im Kombinations-Arm auf. Aufgrund dieser Daten erfolgte 2018 die Zulassung von Daratumumab in Kombination mit VMP oder Rd für die Erstlinienbehandlung nicht-transplantabler Myelompatienten. Vor Hochdosistherapie gefolgt von autologer Blutstammzelltransplantation hat die Addition von Daratumumab zu der Kombination von Velcade® (Bortezomib), Thalidomid und Dexamethason (VTD) das Ansprechen und die progressionsfreie Dauer verlängert. Diese Ergebnisse der CASSIOPEIA-Studie führten zur Zulassung der Kombination Dara-VTD (Moreau *et al.*, 2019) zur Induktion vor Hochdosistherapie. Um die Neurotoxizität des Thalidomids in der VTD-Kombination zu eliminieren, kann das Thalidomid durch Lenalidomid ersetzt werden. Studien zur Effektivität und Toxizität von CD38-Antikörpern mit VRD zeigen eine gute Verträglichkeit und eine hohe Rate von *Measurable Residual Disease* (MRD)-Negativität (Voorhees *et al.*, 2020, Goldschmidt *et al.*, 2022).

	ALCYONE						MAIA					
	Alle Patienten		Alter <75 J		Alter ≥75 J		Alle Patienten		Alter <75 J		Alter ≥75 J	
	D-VMP	VMP	D-VMP	VMP	D-VMP	VMP	D-Rd	Rd	D-Rd	Rd	D-Rd	Rd
Anzahl Patienten	350	356	246	249	104	107	368	369	208	208	160	161
Median follow-up (Monate)	40,1		40,1		40,1		36,4		36,4		36,4	
PR oder besser (%)	90,9	73,9	92,3	75,5	87,5	70,1	93	82	95	82	90	81
CR oder sCR (%)	46	25	48	26	41	24	50	27	52	25	41	25
MRD-Negativität (10^{-5}) (%)	28	7	22	6	24	8	29	9	27,9	7,2	19,4	7,5
PFS												
- HR	0,42		0,49		0,53		0,56		0,49		0,62	
- 95 % CI	0,34-0,51		0,36-0,68		0,32-0,85		0,44-0,71		0,35-0,69		0,44-0,87	
OS												
- HR	0,61		0,56		0,71		NR		NR		NR	
- 95 % CI	0,46-0,80		0,40-0,79		0,44-1,13							
Grad ≥3 (%)												
- Neutropenie	40	39	35	38	52	42	51	35	43	31	60	41
- Infektionen	23	15	21	13	28	20	36	27	32	23	33	24
Infusions-bedingte Reaktionen (alle Grade) (%)	27,7	NA	24	NA	36	NA	40,9	NA	44,9	NA	35,7	NA

Tab. 9.4: Vergleich der ALCYONE- und MAIA-Studien (mod. n. Korst *et* van de Donk, 2020). Ein signifikanter Anteil der eingeschlossenen Patienten war ≥75 Jahre.
HR = *Hazard Ratio*; NA = nicht anwendbar; NR = keine Angabe; PR = partielle Remission; CR = komplette Remission; sCR = stringente komplette Remission; PFS = progressionsfreies Überleben; MRD = messbare Resterkrankung; D = Daratumumab; Rd = Lenalidomid-Dexamethason; VMP = Bortezomib-Melphalan-Prednison.

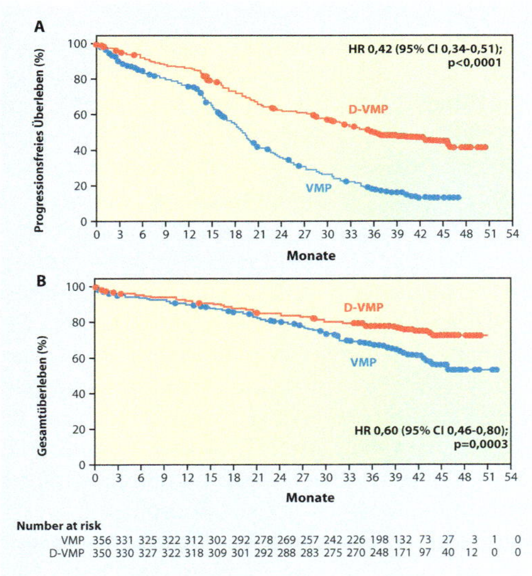

Abb. 9.4: Progressionsfreies (**A**) und Gesamtüberleben (**B**) von Daratumumab, Bortezomib, Melphalan und Prednison im Vergleich zu Bortezomib, Melphalan und Prednison (ALCYONE-Studie) (mod. n. Mateos *et al.*, 2020).

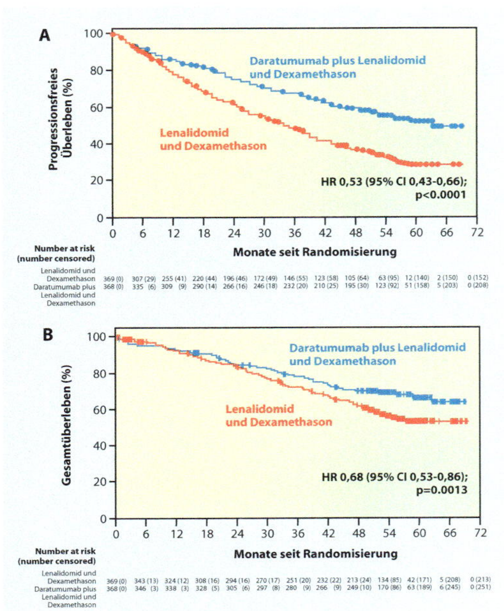

Abb. 9.5: Progressionsfreies (**A**) und Gesamtüberleben (**B**) von Daratumumab, Lenalidomid und Dexamethason im Vergleich zu Lenalidomid und Dexamethason (MAIA-Studie) (mod. n. Facon *et al.*, 2021a).

Isatuximab ist ein weiterer CD38-Antikörper, der in den USA und Europa für die Behandlung des rezidivierten/refraktären Myeloms zugelassen ist. Die randomisierte Phase-III-IMROZ-Studie prüft die Hinzunahme von Isatuximab zu einer Therapie mit VRd bei nicht-transplantablen, neudiagnostizierten Patienten (Clinical Trials.gov, Identifier: NCT03319667). Wie in ALCYONE und MAIA erfolgt die Behandlung mit dem CD38-Antikörper bis zum Progress oder Auftreten von nicht-tolerierbaren Nebenwirkungen. Die Rekrutierung der ALCYONE-Studie endete im August 2020 und erste Ergebnisse werden bald erwartet. Die deutsche GMMG-Studiengruppe prüft die Induktionstherapie RVD versus Isatuximab-RVD. Die Addition von Isatuximab induzierte nach 18 Wochen eine hochsignifikante Zunahme der MRD-Negativität (Goldschmidt *et al.*, 2022). Die PFS-Daten nach 1. Randomisierung werden 2023 erwartet.

Antikörper gegen SLAMF7

SLAMF7 wird auf normalen und malignen Plasmazellen exprimiert und der SLAMF7-Antikörper Elotuzumab wurde erfolgreich in der Kombination mit Rd und Pomalidomid/Dexamethason (Pd) beim rezidivierten/refraktären Myelom erprobt (Lonial *et al.*, 2015; Dimopoulos *et al.*, 2018). Die ELOQUENT-1-Studie prüfte die Hinzunahme von Elotuzumab zu Rd (ERd) beim nicht-transplantablen, neudiagnostizierten Patienten. Die randomisierte Phase-III-Studie konnte den primären Endpunkt nicht erreichen und es zeigte sich kein Vorteil hinsichtlich des progressionsfreien Überlebens im ERd-Arm im Vergleich zu Rd (Dimopoulos *et al.*, 2022). In der HD6-Studie der GMMG-Studiengruppe induzierte die Addition von Elotuzumab zu VRD keine Steigerung der Remissionsraten des PFS und des Gesamtüberlebens (Goldschmidt *et al.*, 2021).

Antikörper gegen Interleukin-6

Interleukin-6 (IL-6) ist ein wichtiger Wachstumsfaktor beim Multiplen Myelom. Die Hinzunahme eines anti-IL-6 Antikörpers zu einer Therapie mit VMP zeigte jedoch keine signifikante Verlängerung des Überlebens oder eine Vertiefung der Remission bei neudiagnostizierten, nicht-transplantablen Patienten in einer zwei-armigen Phase-II-Studie (San-Miguel *et al.*, 2014).

9.6. Zytostatika

Alkylanzien sind als Monosubstanz oder Kombinationspartner beim Multiplen Myelom wirksam. Die Sensitivität der Myelomerkrankung auf unterschiedliche Alkylanzien variiert (Bergsagel, 1998). So besteht meist zwischen den Alkylanzien Melphalan, Cyclophosphamid und der bifunktionellen Substanz Bendamustin keine Kreuzresistenz. Die hämatologische Toxizität der Alkylanzien ist ebenfalls unterschiedlich ausgeprägt. Cyclophosphamid besitzt eine geringe kumulative Knochenmarktoxizität z.B. im Vergleich zum Melphalan oder dem Bendamustin.

1969 führten Alexanian *et al.* die Kombination aus Melphalan und Prednison in die Behandlung des Multiplen Myeloms ein. Beide Substanzen können oral über 4 (-7) Tage jeweils mit 8-10 mg Melphalan/m^2 bzw. 60 mg Prednison/m^2 Körperoberfläche gegeben werden (Alexanian *et al.*, 1969).

Einen Überblick über verschiedene Melphalan/Prednison-Protokolle auch in Kombinationen mit neuen Substanzen gibt Tab. 9.5. Die alleinige Anwendung von MP ist heute jedoch obsolet.

Cyclophosphamid verlängert gegenüber einem Placebo ebenfalls das Überleben von Patienten mit MM. Verschiedene Studien belegen ein vergleichbares, therapeutisches Ansprechen des MM auf Melphalan und Cyclophosphamid (Übersicht bei Samson, 1996). Cyclophosphamid kann trotz Resistenz auf Melphalan wirksam sein (Bergsagel *et al.*, 1972). Aufgrund der geringeren Knochenmarktoxizität und einer besseren gastrointestinalen Verträglichkeit im Vergleich zum Melphalan wird Cyclophosphamid in der Primärtherapie des MM z.B. in Großbritannien bevorzugt. Kombinationen von Cyclophosphamid mit Lenalidomid und Prednison sind weniger myelotoxisch als die Kombination von Melphalan mit Lenalidomid und Prednison. Die Kombinationsbehandlung Bortezomib (Velcade®), Cyclophosphamid, Dexamethason (VCD oder CyBorD) insbesondere zur Primärtherapie Transplantations-geeigneter Patienten wurde sehr häufig angewendet (Engelhardt *et al.*, 2014).

Bendamustin kann ebenfalls zur Primärtherapie erfolgreich angewendet werden. Bendamustin in Kombination mit Prednison zeigt eine im Ver-

MP (Alexanian *et al.*, 1969)	Melphalan Prednison	9 mg/m^2 (0,25 mg/kg KG) 60 mg/m^2	p.o. p.o.	Tag 1-4 Tag 1-4
• Steigerung von Melphalan in Schritten von 2 mg/d pro Zyklus bis zu einem Leukozyten-Nadir von 1000/µl (oder Thrombozyten <100.000/µl). • Wiederholung alle 4-6 Wochen oder nach Regeneration des Blutbildes.				
MP i.v.	Melphalan Prednison	15 mg/m^2 60 mg/m^2	i.v. p.o.	Tag 1 Tag 1-4
• Gegebenenfalls Steigerung von Melphalan bis 20 mg/m^2. • Wiederholung alle 4 Wochen oder nach Regeneration des Blutbildes.				
MPT (modifiziert nach Facon *et al.*, 2007)	Melphalan Prednison Thalidomid	0,25 mg/kg KG 60 mg/m^2 100-200 mg/d	p.o. p.o. p.o.	Tag 1-4 Tag 1-4 kontinuierlich
• Wiederholung alle 6 Wochen für maximal 12 Zyklen oder bis Erreichen des Plateaus.				
VMP (San Miguel *et al.*, 2008a)	Melphalan Prednison Bortezomib	9 mg/m^2 60 mg/m^2 1,3 mg/m^2	p.o. p.o. i.v.	Tag 1-4 Tag 1-4 Tag 1, 4, 8, 11, 22, 25, 29, 32 (Zyklus 1-4) Tag 1, 8, 22, 29 (Zyklus 5-9)
• Wiederholung alle 6 Wochen.				

Tab. 9.5: Melphalan/Prednison als Basistherapie oder in Kombination mit Thalidomid oder Bortezomib beim Multiplen Myelom (nach Fischer *et al.*, 2009).

gleich zu Melphalan/Prednison höhere Remissionsrate, eine Verlängerung der Zeit bis zum Therapieversagen sowie eine Verbesserung der Lebensqualität (Pönisch *et al.*, 2006). Das Gesamtüberleben der Myelom-Patienten konnte in dieser Studie nicht verlängert werden. Im Gegensatz zum Melphalan ist eine Dosismodifikation des Bendamustins bei Niereninsuffizienz nicht notwendig. Eine geringe Rate von Alopezie ist mit der Bendamustin-Therapie verbunden. Umfassende Daten, z.B. Phase-III-Studien, zur Kombination vom Bendamustin mit den neuen Substanzen in der Primärtherapie des MM sind nicht publiziert.

Das Anthrazyklin Doxorubicin zeigte als Monosubstanz nur bei 3 von 20 Myelompatienten in einer Phase-II-Studie Wirksamkeit (O'Bryan *et al.*, 1973). Obwohl auch in weiteren Studien nur eine geringe Evidenz für die Wirksamkeit des Doxorubicins gefunden wurde, ist es in Kombinations-Chemotherapieprotokolle integriert und dort wirksam.

Idarubicin, ein oral applizierbares, stark lipophiles Anthrazyklin, zeigte in Phase-I- bis -III-Studien Wirksamkeit beim MM. In Kombination mit Dexamethason (Z-Dex, Cook *et al.*, 1996) oder Dexamethason und Vincristin (VID, Glasmacher *et al.*, 1998) wurde von Remissionsraten von über 75 % berichtet. Liposomales Doxorubicin wurde in Phase-III-Studien evaluiert und ist in Kombination mit Bortezomib in der Rezidivsituation zugelassen.

1984 wurde durch Barlogie *et al.* das VAD-Protokoll eingeführt. Die VAD-Behandlung besteht aus einer Kombination von Vincristin, Adriamycin und hochdosiertem, gepulsten Dexamethason. Diese Therapieform ist heute obsolet.

Polychemotherapien in Kombination mit Glukokortikoiden wurden beim MM vielfältig prospektiv geprüft. Ein besseres Ansprechen wurde bei vielen Studien dokumentiert. Eine Metaanalyse, welche eine Melphalan/Prednison-Therapie mit Kombinations-Chemotherapie (☞ Abb. 9.6) verglich, schloss 6633 Patienten aus 27 randomisierten Studien ein (Myeloma Trialists Collaborative Group, 1998). Sie bestätigte die bessere Wirksamkeit der untersuchten Induktionstherapien. Es wurde jedoch kein Gewinn hinsichtlich des Gesamtüberlebens nachgewiesen, so dass diese primäre Polychemotherapie ohne neue Substanzen bis auf wenige Ausnahmesituationen heute obsolet ist.

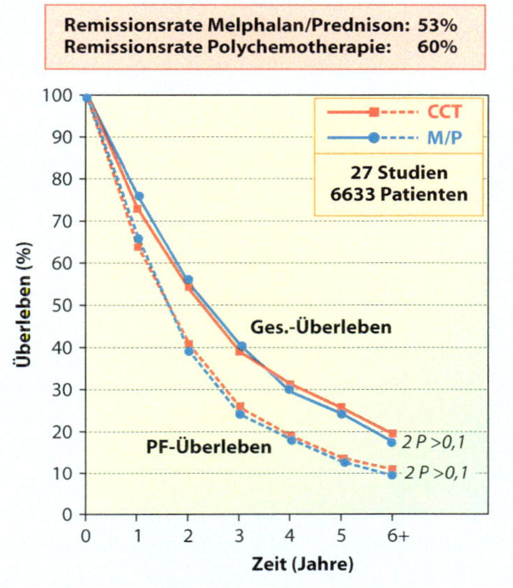

Abb. 9.6: Kombinations-Chemotherapie vs. Melphalan/Prednison (mod. n. Myeloma Trialists Collaborative Group, 1998).

9.7. Glukokortikoide

Glukokortikoide supprimieren die Lympho-, nicht jedoch die übrige Hämatopoese (Kallmeyer *et al.*, 1998). Während Prednison insbesondere zur Induktionsbehandlung in Kombination mit anderen Zytostatika und als Monosubstanz zur Remissionserhaltung genutzt wird, erfolgt die Applikation von hochdosiertem Dexamethason oder Methylprednisolon besonders bei relabierten oder refraktären Patienten und vor Hochdosistherapien.

Hochdosierte Glukokortikoidgaben können eine schnelle Reduktion der Tumormasse beim MM induzieren. Ungefähr 40 % der neu diagnostizierten und 20-25 % der rezidivierten oder refraktären Patienten erreichen eine Remission durch eine Monotherapie mit gepulstem Dexamethason (Übersicht bei Samson, 1996). In der Auswertung von Alexanian *et al.* war der Effekt einer Dexamethason-Monotherapie bei neu diagnostizierten Patienten vergleichbar mit den Ergebnissen einer historischen VAD-Therapiegruppe (Remissionsrate 27 vs. 32 %) (Alexanian *et al.*, 1986).

Die hochdosierte, gepulste Dexamethason-Therapie ist heute nur bei onkologischer Notfallsituation (z.B. Hyperkalzämie oder akutes Nierenversagen meist durch *Cast*-Nephropathie) indiziert. Die Applikation von 40 mg Dexamethason pro Tag an den Tagen 1-4, 9-12, 17-20 führt im Vergleich zur einmaligen Gabe pro Woche zu mehr Infektionen und Therapieabbrüchen (Rajkumar *et al.*, 2010), insbesondere bei Patienten mit einem Alter von über 65 Jahren und wird nur in Ausnahmesituationen angewendet.

9.8. Kontinuierliche und Erhaltungstherapien

Der Stellenwert der kontinuierlichen und der Erhaltungstherapie nach konventioneller Therapie beim MM ist gefestigt. Erfahrungen sind insbesondere mit Interferon, Glukokortikoiden, Thalidomid, Bortezomib, Lenalidomid, Daratumumab und Ixazomib beschrieben. Die immunmodulierenden Substanzen Thalidomid und insbesondere Lenalidomid erbrachten ermutigende Ergebnisse hinsichtlich der Verlängerung der progressionsfreien und bei Lenalidomid der Gesamtüberlebenszeit. Jedoch verschlechtern Nebenwirkungen die Lebensqualität. In den Zulassungsstudien für Daratumumab wurde die Therapie mit dem monoklonalen Antikörper ebenfalls bis zum Progress durchgeführt. In der MAIA-Studie erfolgte die Langzeittherapie in Kombination mit Rd. Per Definition sollte hier jedoch von einer kontinuierlichen Therapie gesprochen werden (wie in der oben beschriebenen FIRST-Studie) und nicht von einer Erhaltungstherapie im klassischen Sinne.

Interferon-alpha

Ein Effekt von Interferon-alpha zur Remissionsverlängerung wurde erstmals durch eine italienische Arbeitsgruppe beschrieben (Mandelli *et al.*, 1990). In zwei Metaanalysen wurde eine Verlängerung des ereignisfreien und Gesamtüberlebens nachgewiesen. Eine Metaanalyse durch die *Myeloma Trialists Group* (Myeloma Trialists' Collaborative Group, 2001) ergab ein rezidivfreies Überleben nach fünf Jahren von 23 % der Patienten mit Interferon-alpha-Erhaltungstherapie im Vergleich zu 16 % in der Gruppe ohne Interferon-Erhaltungstherapie ($p<0{,}001$). Das Gesamtüberleben war in der Gruppe der mit Interferon-alpha behandelten Patienten ebenfalls verbessert (31 versus 28 % nach 5 Jahren). Der potentielle Nutzen einer Interferon-alpha-Therapie wurde gegen die Nebenwirkungen abgewogen. Bei ca. 30 % der Myelompatienten wird das Interferon-alpha aufgrund von Nebenwirkungen abgesetzt, so dass meist Interferon-Alpha durch die immunmodulierenden Substanzen Thalidomid und Lenalidomid abgelöst wurde.

Prednison

In einer Studie konnte die Gabe von 50 mg Prednison jeden 2. Tag als Erhaltungstherapie nach konventioneller Chemotherapie zu einer Verlängerung des progressionsfreien Überlebens sowie zu einer Verlängerung des Gesamtüberlebens führen (Berenson *et al.*, 2002). Eine Kombination von Prednison mit Interferon-alpha oder den neuen Substanzen ist möglich, jedoch kein Standard.

Thalidomid

Die durch Thalidomid verursachten Nebenwirkungen werden u. a. durch die Dosis bestimmt. Die Nebenwirkungsrate von niedrig dosiertem Thalidomid (50 mg/Tag) ist mit der von Interferon-alpha vergleichbar. Der Effekt der Thalidomid-Erhaltungstherapie ist besonders bei Patienten mit einer Restaktivität des MM nach Ende der Primärtherapie nachweisbar. In einigen Auswertungen ist die Rezidivtherapie nach Thalidomid-Erhaltungstherapie in ihrer Wirksamkeit eingeschränkt (Morgan *et al.*, 2007). Lenalidomid hat in Deutschland das Thalidomid in der Therapie des MM abgelöst.

Lenalidomid

Lenalidomid wurde u.a. prospektiv randomisiert als Erhaltungstherapeutikum nach initialer Behandlung mit Melphalan/Prednison bzw. Cyclophosphamid/Prednison plus Lenalidomid untersucht (Palumbo, 2010; Palumbo *et al.*, 2012; Dimopoulos *et al.*, 2013; Zago *et al.*, 2014). Analysen zeigten bei guter Verträglichkeit der Erhaltungstherapie mit Lenalidomid eine hochsignifikante Verlängerung der progressionsfreien Zeit nach einer initialen Therapie mit Melphalan/Prednison plus Lenalidomid. Diese Studienauswertungen sind in Übereinstimmung mit Daten der Lenalidomid-Therapie (Attal *et al.*, 2012) nach Hochdosistherapie. Im Kapitel 10.7 sind die Studiendaten zu Erhaltungstherapien nach Hochdosistherapie dargestellt (☞ Kap 10.7).

Bortezomib

Bislang wurde eine Bortezomib-basierte Erhaltungstherapie beim nicht-transplantablen Patienten nur in Kombination mit Thalidomid in einer Phase-III-Studie geprüft (Palumbo *et al.*, 2014). In der GIMEMA-MM-03-05-Studie erhielten die 511 1:1 randomisierten Patienten entweder eine Therapie mit VMP oder eine Therapie mit VMP gefolgt von einer Erhaltungstherapie mit Bortezomib (1,3 mg/m² alle 15 Tage intravenös) und Thalidomid (50 mg/d oral) für zwei Jahre oder bis zum Progress. Sowohl das progressionsfreie als auch das Gesamtüberleben wurden durch eine VT Erhaltungstherapie signifikant verlängert. Erwartungsgemäß traten im experimentellen Arm mehr Neutropenien, Thrombopenien und Neuropathien auf. Weder Bortezomib als Einzelsubstanz noch die Kombination mit Thalidomid sind in Deutschland beim nicht-transplantablen Patienten als Erhaltungstherapie zugelassen.

Ixazomib

Ixazomib ist ein oraler Proteasomeninhibitor, der aufgrund der Daten der TOURMALINE-MM1-Phase-III-Studie beim rezidivierten/refraktären Myelom in Kombination mit Rd zugelassen wurde (Moreau *et al.*, 2016). Als Erhaltungstherapie nach autologer Transplantation verlängert Ixazomib das progressionsfreie Überleben bei neudiagnostizierten Patienten (Dimopoulos *et al.*, 2019). In der TOURMALINE-MM4-Phase-III-Studie wurden insgesamt 706 nicht-transplantable Patienten eingeschlossen, die nach einer Induktionstherapie mindestens eine *Partial Response* (PR) erzielt hatten. Die Randomisation erfolgte im Verhältnis 3:2 und die Patienten erhielten entweder eine Therapie mit Ixazomib (zunächst 3 mg, Tag 1, 8, 15, 28-Tage Zyklus, oral; ab dem 5. Zyklus 4 mg, oral) oder Placebo. Im experimentellen Arm zeigte sich ein signifikant verlängertes progressionsfreies Überleben (17,8 versus 9,6 Monate). Die häufigsten Nebenwirkungen, die verstärkt in Verbindung mit Ixazomib auftraten, waren Übelkeit, Erbrechen und Durchfall sowie ein Hautausschlag, Neuropathien und Infektionen der oberen Atemwege (Dimopoulos *et al.*, 2020). Ixazomib ist in Deutschland als Erhaltungstherapie für transplantable und für nicht-transplatable Patienten nicht zugelassen.

Antikörper

Der CD38-Antikörper Daratumumab wurde in der CASSIOPEIA-Studie nach Hochdosistherapie und Konsolidierungsbehandlung randomisiert als Erhaltungstherapie versus keine Therapie geprüft. Die Antikörper-Erhaltungstherapie erwies sich gegenüber der alleinigen Beobachtung, hinsichtlich des PFS, als überlegen (Moreau *et al.*, 2021). Um den Stellenwert der Antikörper in der Erhaltungstherapie zu bestimmen, ist der Vergleich mit dem etablierten Lenalidomid essentiell. Studien für diesen Vergleich sind aktiviert.

9.9. Literatur

Alexanian R, Barlogie B, Dixon D. (1986) High-dose glucocorticoid treatment of resistant myeloma. Ann Intern Med, 105, 8-11.

Alexanian R, Haut A, Khan AU et al. (1969) Treatment for multiple myeloma. Combination chemotherapy with different melphalan dose regimens. JAMA, 208, 1680-1685.

Attal M, Lauwers-Cances V, Marit G et al. (2012) Lenalidomide maintenance after stem-cell transplantation for multiple myeloma. N Engl J Med, 366, 1782-1791.

Benboubker L, Dimopoulos MA, Dispenzieri A et al.; FIRST Trial Team. (2014) Lenalidomide and dexamethasone in transplant-ineligible patients with myeloma, N Engl J Med 371(10), 906-17.

Berenson JR, Crowley JJ, Grogan T et al. (2002) Maintenance therapy with alternate-day prednisone improves survival in multiple myeloma patients. Blood, 99, 3163-3168.

Bergsagel DE, Cowan DH, Hasselback R. (1972) Plasma cell myeloma: response of melphalan-resistant patients to high-dose intermittent cyclophosphamide. Can Med Assoc J, 107, 851-855.

Bergsagel DE. (1998) Chemotherapy of myeloma. In: Myeloma: Biology and Management, Malpas J.S., Bergsagel D.E., Kyle R. & Anderson K., 2nd ed., Oxford Medical Publications, Oxford-New York

Clinical Trials.gov, Identifier: NCT03319667 (last update posted: October 15,2021) Clinical Benefit of SAR650984, Bortezomib, Lenalidomide and Dexamethasone Combination in NDMM Patients Not Eligible for Transplant (IMROZ).

Cook G, Sharp RA, Tansey P, Franklin IM. (1996) A phase I/II trial of Z-Dex (oral idarubicin and dexamethasone), an oral equivalent of VAD, as initial therapy at diagnosis or progression in multiple myeloma. Br J Haematol, 93, 931-934.

Dimopoulos MA, Delforge M, Hájek R et al. (2013) Lenalidomide, melphalan, and prednisone, followed by lenalidomide maintenance, improves health-related quality of life in newly diagnosed multiple myeloma patients aged 65 years or older: results of a randomized phase III trial. Haematologica, 98, 784-788.

Dimopoulos MA, Dytfeld D, Grosicki S et al. (2018) Elotuzumab plus Pomalidomide and Dexamethasone for Multiple Myeloma, N Engl J Med, 379(19), 1811-1822.

Dimopoulos MA, Gay F, Schjesvold F, Beksac M, Hajek R, Weisel KC, Goldschmidt H et al.; TOURMALINE-MM3 study group. (2019) Oral ixazomib maintenance following autologous stem cell transplantation (TOURMALINE-MM3): a double-blind, randomised, placebo-controlled phase 3 trial, Lancet, 393(10168), 253-264.

Dimopoulos MA, Špicka I, Quach H et al., TOURMALINE-MM4 study group. (2020) Ixazomib as postinduction maintenance for patients with newly diagnosed multiple myeloma not undergoing autologous stem cell transplantation: The Phase III TOURMALINE-MM4 Trial, J Clin Oncol, 38(34), 4030-4041.

Dimopoulos M, Richardson P, Bahlis N, Grosicki S, Cavo M, Beksac M, Legiec W, Liberati A, Goldschmidt H et al., ELOQUENT-1 investigators (2022) Addition of elotuzumab to lenalidomide and dexamethasone for patients with newly diagnosed, transplantation ineligible multiple myeloma (ELOQUENT-1): an open-label, multicentre, randomised, phase 3 trial. Lancet Haematol, 9(6), e403-e414.

Durie BGM, Hoering A, Abidi MH et al.(2017) Bortezomib with lenalidomide and dexamethasone versus lenalidomide and dexamethasone alone in patients with newly diagnosed myeloma without intent for immediate autologous stem-cell transplant (SWOG S0777): a randomised, open-label, phase 3 trial. Lancet, 389(10068), 519-527.

Durie BGM, Hoering A, Sexton R et al. (2020) Longer term follow-up of the randomized phase III trial SWOG S0777: bortezomib, lenalidomide and dexamethasone vs. lenalidomide and dexamethasone in patients (Pts) with previously untreated multiple myeloma without an intent for immediate autologous stem cell transplant (ASCT), Blood Cancer J, 10(5), 53.

Engelhardt M, Terpos E, Kleber M et al.; European Myeloma Network. (2014) European Myeloma Network recommendations on the evaluation and treatment of newly diagnosed patients with multiple myeloma. Haematologica, 99, 232-242.

Facon T, Mary JY, Hulin C et al.; Intergroupe Francophone du Myélome. (2007) Melphalan and prednisone plus thalidomide versus melphalan and prednisone alone or reduced-intensity autologous stem cell transplantation in elderly patients with multiple myeloma (IFM 99-06): a randomised trial. Lancet, 370, 1209-1218.

Facon T, Dimopoulos MA, Dispenzieri A et al. (2013) Initial Phase 3 Results Of The First (Frontline Investigation Of Lenalidomide + Dexamethasone Versus Standard Thalidomide) Trial (MM-020/IFM 07 01) In Newly Diagnosed Multiple Myeloma (NDMM) Patients (Pts) Ineligible For Stem Cell Transplantation (SCT). ASH Annual Meeting Abstracts. 2

Facon T, Dimopoulos MA, Dispenzieri A et al. (2018) Final analysis of survival outcomes in the phase 3 FIRST trial of up-front treatment for multiple myeloma, Blood, 131(3), 301-310.

Facon T, Kumar S, Plesner T et al.; MAIA Trial Investigators. (2019) Daratumumab plus lenalidomide and dexamethasone for untreated myeloma, N Engl J Med, 380(22), 2104-2115.

Facon T, Kumar SK, Plesner T, Orlowski RZ, Moreau P, Bahlis N, Basu S, Nahi H, Hulin C, Quach H, Goldschmidt H et al. (2021a) Daratumumab, lenalidomide, and dexamethasone versus lenalidomide and dexamethasone alone in newly diagnosed multiple myeloma (MAIA): overall survival results from a randomised, open-label, phase 3 trial, Lancet Oncol 22(11), 1582-1596

Facon T, Venner C, Bahlis N et al. (2021b) Oral ixazomib, lenalidomide, and dexamethasone for transplant-ineligible patients with newly diagnosed multiple myeloma. Blood, 137(26), 3616-3628.

Fischer N, Lang N, Dietzfelbinger H, Abedinpour F. (2009) Primärtherapie nicht transplantabler Patienten. In: Tumorzentrum München (Hrsg.) MANUAL Multiples Myelom. Straka C., Dietzfelbinger H. (Bandhrsg.); 3. überarbeitete Auflage; W. Zuckschwerdt Verlag München Wien New York

Glasmacher A, Gorschluter M, Goldschmidt H et al. (1998) Treatment of refractory and de novo multiple myeloma with vincristine, oral idarubicin and dexamethasone (VID). Blood, 92, 108a.

Goldschmidt H, Mai EK, Bertsch U et al. (2021) Elotuzumab in combination with lenalidomide, bortezomib, dexamethasone and autologous transplantation for newly-diagnosed multiple myeloma: Results from the randomized phase III GMMG-HD6 Trial. ASH Meeting 2021, Abstract # 731.

Goldschmidt H, Mai EK, Bertsch U et al.; German-Speaking Myeloma Multicenter Group (GMMG) HD7 investigators. (2022) Addition of isatuximab to lenalidomide, bortezomib, and dexamethasone as induction therapy for newly diagnosed, transplantation-eligible patients with multiple myeloma (GMMG-HD7): part 1 of an open-label, multicentre, randomised, active-controlled, phase 3 trial. Lancet Haematol. 9(11), e810-e821.

Kallmeyer C, Wallmeier M, Kiel K, Moos M, Hegenbart U, Haas R, Goldschmidt H. (1998) Decreased numbers of circulating B cells in myeloma patients with reduction after conventional chemotherapy. Am J Hematol, 57, 287-292.

Kapoor P, Rajkumar SV, Dispenzieri A et al. (2009) Melphalan and prednisone (MP) versus melphalan, prednisone and thalidomide (MPT) as initial therapy for previously untreated elderly and/or transplant ineligible patients with multiple myeloma: a meta-analysis of randomized controlled trials. ASH Annual Meeting Abstracts, 114, 615.

Korst CLBM, van de Donk NWCJ. (2020) Should all newly diagnosed MM patients receive CD38 antibody-based treatment? Hematology Am Soc Hematol Educ Program, 2020(1), 259-263.

Kumar S. (2014) Maintenance therapy in multiple myeloma. Clin Adv Hematol Oncol, 2014, 12, 133-134.

Lonial S, Dimopoulos M, Palumbo A et al.; ELOQUENT-2 Investigators. (2015) Elotuzumab Therapy for Relapsed or Refractory Multiple Myeloma, N Engl J Med, 373(7), 621-31.

Ludwig H, Hajek R, Tothova E et al. (2009) Thalidomide-dexamethasone compared with melphalan-prednisolone in elderly patients with multiple myeloma. Blood, 113, 3435-3442.

Mandelli F, Avvisati G, Amadori S et al. (1990) Maintenance treatment with recombinant interferon alfa-2b in patients with multiple myeloma responding to conventional induction chemotherapy. N Engl J Med, 322, 1430-1434.

Mateos MV, Oriol A, Martínez-López J et al. (2010) Bortezomib, melphalan, and prednisone versus bortezomib, thalidomide, and prednisone as induction therapy followed by maintenance treatment with bortezomib and thalidomide versus bortezomib and prednisone in elderly patients with untreated multiple myeloma: a randomised trial. Lancet Oncol, 11, 934-941.

Mateos MV, Cavo M, Blade J et al. (2020) Overall survival with daratumumab, bortezomib, melphalan, and prednisone in newly diagnosed multiple myeloma (ALCYONE): a randomised, open-label, phase 3 trial, Lancet, 395(10218), 132-141.

Merz M, Salwender H, Haenel M, Mai EK, Bertsch U, Kunz C, Hielscher T, Blau IW, Scheid C, Hose D, Seckinger A, Jauch A, Hillengass J, Raab MS, Schurich B, Munder M, Brossart P, Gerecke C, Lindemann HW, Zeis M, Weisel K, Duerig J, Goldschmidt H. (2016) Peripheral neuropathy associated with subcutaneous or intravenous bortezomib in patients with newly diagnosed myeloma treated within the GMMG MM5 phase III trial. Haematologica, 101(12), e485-e487.

Moreau P, Pylypenko H, Grosicki S et al. (2011) Subcutaneous versus intravenous administration of bortezomib in patients with relapsed multiple myeloma: a randomised, phase 3, non-inferiority study. Lancet Oncol, 12, 431-440.

Moreau P, Masszi T, Grzasko N et al.; TOURMALINE-MM1 Study Group. (2016) Oral ixazomib, lenalidomide, and dexamethasone for multiple myeloma, N Engl J Med, 374(17), 1621-34.

Moreau P, Attal M, Hulin C et al. (2019) Bortezomib, thalidomide, and dexamethasone with or without daratumumab before and after autologous stem-cell transplantation for newly diagnosed multiple myeloma (CASSIOPEIA): a randomised, open-label, phase 3 study. Lancet, 394(10192), 29-38.

Moreau P, Hulin C, Perrot A, et al. (2021) Maintenance with daratumumab or observation following treatment with bortezomib, thalidomide, and dexamethasone with or without daratumumab and autologous stem-cell transplant in patients with newly diagnosed multiple myeloma (CASSIOPEIA): an open-label, randomised, phase 3 trial. Lancet Oncol, 2, 1378-1390.

Myeloma Trialists Collaborative Group (1998) Combination chemotherapy versus melphalan plus prednisone as treatment for multiple myeloma: an overview of 6,633 patients from 27 randomized trials. Myeloma Trialists' Collaborative Group. J Clin Oncol, 16, 3832-3842.

Myeloma Trialists' Collaborative Group (2001) Interferon as therapy for multiple myeloma: an individual patient data overview of 24 randomized trials and 4012 patients. Br J Haematol, 113, 1020-1034.

O'Bryan RM, Luce JK, Talley RW et al. (1973) Phase II evaluation of adriamycin in human neoplasia. Cancer, 32, 1-8.

Palumbo A, Bringhen S, Petrucci MT et al. (2004) Intermediate-dose melphalan improves survival of myeloma patients aged 50 to 70: results of a randomized controlled trial. Blood, 104, 3052-3057.

Palumbo A, Facon T, Sonneveld P et al. (2008) Thalidomide for treatment of multiple myeloma: 10 years later. Blood, 111, 3968-3977.

Palumbo A, Bringhen S, Rossi D et al. (2009a) Bortezomib, melphalan, prednisone and thalidomide (VMPT) versus bortezomib, melphalan and prednisone (VMP) in elderly newly diagnosed myeloma patients: a prospective, randomized phase III study. (Abstract). Haematologica, 94.

Palumbo A, Falco P, Falcone A et al.(2009b) Melphalan, prednisone, and lenalidomide for newly diagnosed myeloma: kinetics of neutropenia and thrombocytopenia and time-to-event results. Clin. Lymphoma Myeloma, 9, 145-150.

Palumbo A. (2010) Hematology: Is thalidomide combination a new option for myeloma? Nat Rev Clin Oncol, 7, 425-426.

Palumbo A, Hajek R, Delforge M et al., MM-015 Investigators. (2012) Continuous lenalidomide treatment for newly diagnosed multiple myeloma. N Engl J Med, 366, 1759-1769.

Palumbo A, Bringhen S, Larocca A et al. (2014) Bortezomib-melphalan-prednisone-thalidomide followed by maintenance with bortezomib-thalidomide compared with bortezomib-melphalan-prednisone for initial treatment of multiple myeloma: updated follow-up and improved survival, J Clin Oncol, 32(7), 634-40.

Pönisch W, Mitrou PS, Merkle K et al.; East German Study Group of Hematology and Oncology (OSHO). (2006)Treatment of bendamustine and prednisone in patients with newly diagnosed multiple myeloma results in superior complete response rate, prolonged time to treatment failure and improved quality of life compared to treatment with melphalan and prednisone - a randomized phase III study of the East German Study Group of Hematology and Oncology (OSHO). J Cancer Res Clin Oncol, 132, 205-212

Rajkumar SV, Jacobus S, Callander NS et al. (2010) Lenalidomide plus high-dose dexamethasone versus lenalidomide plus low-dose dexamethasone as initial therapy for newly diagnosed multiple myeloma: an open-label randomised controlled trial. Lancet Oncol, 11, 29-37.

Salwender H, Elmaagacli A, Merz M, Miah K, Benner A, Haenel M, Jehn C, Mai EK, Bertsch U, Blau IW, Scheid C, Hose D, Seckinger A, Jauch A, Raab MS, Luntz SP, Besemer B, Munder M, Brossart P, Fuhrmann S, Lindemann HW, Weisel K, Duerig J, Goldschmidt H. (2021) Long-term follow-up of subcutaneous versus intravenous bortezomib during induction therapy for newly diagnosed multiple myeloma treated within the GMMG-MM5 Phase III Trial. Leukemia, 35(10), 3007-3011.

Samson D. (1996) Principles of chemotherapy and radiology. Multiple Myeloma (ed. by G. Gahrton & B. G. M. Durie), pp. 108-129. Arnold, London, Sydney, Auckland.

San Miguel JF, Schlag R, Khuageva NK et al. (2008a) Bortezomib plus melphalan and prednisone for initial treatment of multiple myeloma. N Engl J Med, 359, 906-917.

San Miguel JF, Schlag R, Khuageva NK et al. (2008b) Updated follow-up and results of subsequent therapy in the phase III VISTA trial: bortezomib plus melphalan-prednisone versus melphalan-prednisone in newly diagnosed multiple myeloma. ASH Annual Meeting Abstracts, 112, 650.

San Miguel JF, Schlag R, Khuageva NK et al. (2013) Persistent overall survival benefit and no increased risk of second malignancies with bortezomib-melphalan-prednisone versus melphalan-prednisone in patients with previously untreated multiple myeloma. J Clin Oncol, 31, 448-455.

San-Miguel J, Bladé J, Shpilberg O et al. (2014) Phase 2 randomized study of bortezomib-melphalan-prednisone with or without siltuximab (anti-IL-6) in multiple myeloma, Blood, 123(26), 4136-42.

Singhal S, Mehta J, Desikan R et al.(1999) Antitumor activity of thalidomide in refractory multiple myeloma. N Engl J Med, 341, 1565-1571.

Voorhees PM, Kaufman JL, Laubach J et al. (2020) Daratumumab, lenalidomide, bortezomib, and dexamethasone for transplant-eligible newly diagnosed multiple myeloma: the GRIFFIN trial. Blood, 136(8), 936-945

10. Hochdosistherapie und Transplantation autologer hämatopoetischer Stammzellen

10.1. Basis der Hochdosis-Melphalan-Therapie

1983 veröffentlichten McElwain und Powles erste Ergebnisse der Hochdosis-Melphalan (HDM)-Therapie bei 41 unbehandelten Myelompatienten (McElwain *et* Powles, 1983). Die HDM-Therapie (Melphalan >100 mg/m² Körperoberfläche) stellte die logische Konsequenz aus der Erfahrung mit niedrig dosierter Melphalan-Therapie dar. Melphalan und andere Alkylanzien zeigen eine Dosis-Wirkungs-Beziehung hinsichtlich der Zelltoxizität als auch der Antitumorwirksamkeit (☞ Abb. 10.1). Die Toxizität einer HDM-Therapie ohne hämatopoetischen Rescue war mit einer Letalität von bis zu 20 % sehr hoch. Die Aplasie nach HDM ohne hämatopoetischen Stammzellsupport dauert bei unbehandelten Patienten durchschnittlich 5-6 Wochen. Bei vorbehandelten bzw. therapierefraktären Patienten kann sich diese Phase um weitere 2-3 Wochen verlängern (Cunningham *et al.*, 1994).

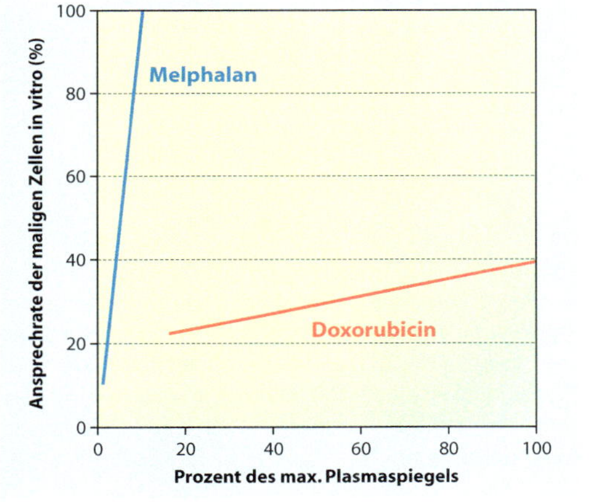

Abb. 10.1: Wirkung von Zytostatika. Starke Zunahme der Wirksamkeit von Melphalan in Zellkultur in Abhängigkeit von der Konzentration. Doxorubicin, als Vertreter der Anthrazykline, zeigt eine geringere Zunahme der Wirksamkeit in Relation zur Konzentrationssteigerung.

Aus diesem Grunde wurden die HDM- und andere Hochdosistherapien mit Behandlungen kombiniert, die zur schnellen hämatopoetischen Rekonstitution beitragen. Die autologe Blutstammzelltransplantation nach Hochdosistherapie mit Melphalan 200 mg/m² Körperoberfläche ist gegenwärtig ein essentieller Standard in der Therapiesequenz bei fitten Patienten mit MM (Dimopoulos *et al.*, 2021; Wörmann *et al.*, Onkopedia, 2018).

In einer Publikation von Attal *et al.* wurde erstmals die Überlegenheit der Hochdosistherapie (☞ Abb. 10.2) gegenüber einer Polychemotherapie bei Patienten mit Multiplem Myelom bis zum 65. Lebensjahr in einer prospektiv randomisierten Studie nachgewiesen (Attal *et al.*, 1996). Etabliert hat sich eine Therapiesequenz bestehend aus:

- Induktionstherapie zur Tumorreduktion,
- Mobilisierung und Sammlung autologer hämatopoetischer Stammzellen,
- Hochdosistherapie mit Melphalan, gefolgt von der Transplantation hämatopoetischer Stammzellen, eventuell gefolgt von einer Konsolidationstherapie sowie
- Erhaltungstherapie.

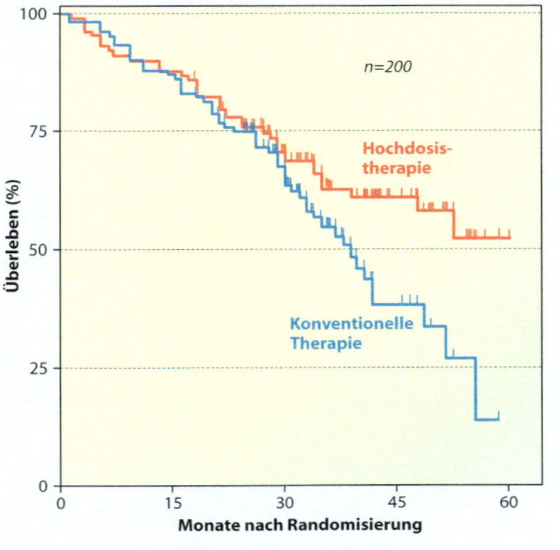

Abb. 10.2: Patientenüberleben bei autologer Transplantation (mod. n. Attal *et al.*, 1996).

Um das Ergebnis der Hochdosistherapie weiter zu verbessern, werden insbesondere Intensivierun-

Studie	N	Induktions-therapie	HDT/ Konsolidierung	Erhaltungs-therapie	Med. PFS	OS
IFM / DFCI 2009 Attal *et al.*, 2017	350 350	3 × VRD 3 × VRD	HDT + 2 × VRD 5 x VRD	1 Jahr Len 1 Jahr Len	50 Mo. 35 Mo.	48 Mo. 81 % 48 Mo. 82 %
EMNO2 / HO95 Cavo *et al.*, 2020	702 495	4 × VCD 4 × VCD	HDT 1 × oder 2 × + 2 × VRD 4 × VMP + 2 × VRD	Len bis Progress Len bis Progress	56,7 Mo. 41,9 Mo.	75 Mo. 69 % 75 Mo. 63 %
FORTE Gay *et al.*, 2021	158 157 159	4 × KRd 4 × KRd 4 × KCd	HDT + 4 × KRd 8 × KRd HDT + 4 x KCD	2. Rand Len versus Carfilzomib + Len	36 Mo. 78 % 36 Mo. 68 % 36 Mo. 58 %	n.n.e.
DETERMI-NATION Richardson *et al.*, 2022	365 337	3 × VRD 3 × VRD	HDT + 2 × VRD 5 × VRD	Len bis Progress Len bis Progress	56,4 Mo. 46,2 Mo.	60 Mo. 80,7 % 60 Mo. 79,2 %

Tab. 10.1: Landmark-Studien zum Stellenwert der Hochdosistherapie gefolgt von der autologen Blutstammzelltransplantation in der Area der neuen Substanzen. Mo. = Monate; HDT = Hochdosistherapie; VRD = Velcade®, Revlimid®, Dexamethason; VCD = Velcade®, Cyclophosphamid, Dexamethason; KRD = Carfilzomib®, Revlimid®, Dexamethason; KCD = Carfilzomib®, Cyclophosphamid, Dexamethason.

gen der Induktions-, Erhaltungs- und Konsolidierungstherapien geprüft. In die Behandlungsschritte vor und nach Hochdosistherapie wurden in den letzten Jahren die neuen Substanzen Thalidomid, Bortezomib und Lenalidomid sowie monoklonale Antikörper integriert. Durch diese neuen Substanzen in Kombination mit der Hochdosistherapie (☞ Abb. 10.3) werden die Remissionsraten der Therapie des MM entscheidend erhöht (Raab *et al.*, 2009; Poczta *et al.*, 2021). Eine Übersicht über Landmark-Studien zum Vergleich von Hochdosistherapie gefolgt von autologer Blutstammzelltransplantation gibt Tab. 10.1. Durch die Hochdosistherapie wird das PFS übereinstimmend verlängert. Die Aussagen zum OS sind widersprüchlich. In den Studien der GMMG (*German-Speaking Myeloma Multicenter Group*)-Studiengruppe wurde durch die Implementierung von Thalidomid, Lenalidomid und Bortezomib vor und nach Hochdosistherapie das Gesamtüberleben (☞ Abb. 10.4) der Myelompatienten verlängert.

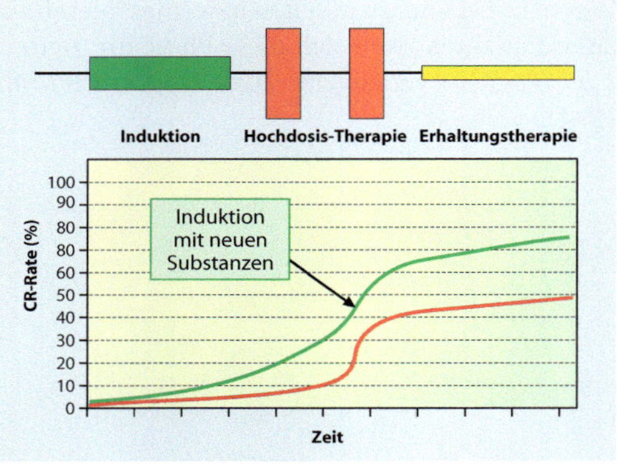

Abb. 10.3: Induktion einer Remission im Rahmen von Hochdosiskonzepten. Durch die neuen Substanzen werden die Remissionsraten der Induktionstherapie signifikant erhöht. Durch Erhaltungstherapien wird die Remissionsdauer der Myelomerkrankung verlängert. Die Rate der kompletten Remissionen kann gesteigert werden.

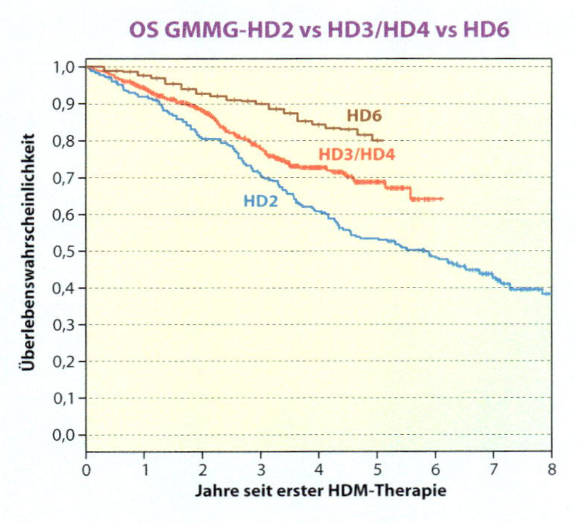

Abb. 10.4: Ergebnisse der GMMG-Studiengruppe. In der Hochdosistherapiestudie HD2 erfolgte die Induktion mit VAD (Vincristin/Adriamycin/Dexamethason). Die Erhaltungstherapie war α-Interferon. In die Nachfolgestudie wurde Thalidomid und/oder Bortezomib integriert, wodurch eine Verlängerung des Gesamtüberlebens erreicht wurde.

10.2. Induktionstherapie

Ziel der Induktionstherapie ist eine schnelle Tumorreduktion, ohne eine signifikante Schädigung der hämatopoetischen Stammzellen zu induzieren. In vielen Behandlungsempfehlungen wird Dexamethason auf einmal 40 mg pro Woche oder 20 mg enthalten. In der DSMM (Deutsche Studiengruppe Multiples Myelom)-II-Studie von Straka *et al.* wurde in einer Patientengruppe im Alter von über 60 Jahren in einem Therapiearm auf eine Induktionstherapie verzichtet (Straka *et al.*, 2007; Straka *et al.*, 2016). In dem anderen Therapiearm wurde mit einer VAD (Vincristin/Adriamycin/Dexamethason)-ähnlichen Therapie während der Induktion behandelt. Es zeigte sich eine signifikante Reduktion der therapieassoziierten Letalität (☞ Abb. 10.5) vor der Hochdosistherapie in dem Therapiearm mit maximal reduzierter Induktionsintensität. Jedoch wurde in anderen Studien belegt, dass eine Remissionssteigerung vor Hochdosistherapie die Prognose verbessert.

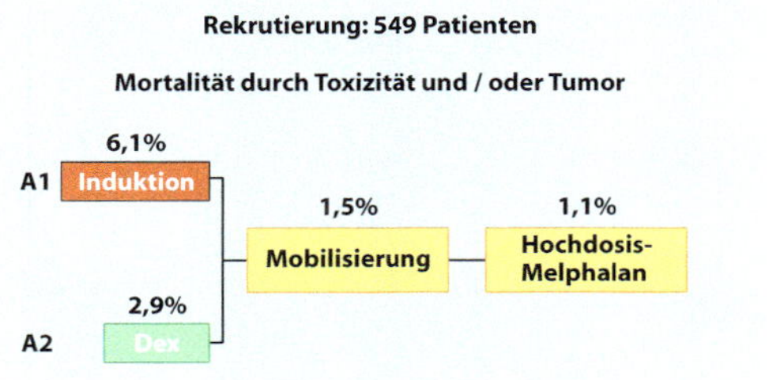

Abb. 10.5: Therapieassoziierte Mortalität in der DSMM-II-Studie (Studienleiter Ch. Straka, mod. n. Einsele, 2008).

Lenalidomid- oder Bortezomib-basierte Induktionstherapien sind in vielen Länder als Standard etabliert. Mittlerweile ist Bortezomib in Kombination mit Dexamethason oder mit Dexamethason und Thalidomid für die Induktionstherapie erwachsender Patienten mit bisher unbehandeltem Multiplen Myelom zugelassen, die für eine Hochdosistherapie mit hämatopoetischer Stammzelltransplantation geeignet sind. Einen Überblick über mögliche Induktionstherapien gibt Abb. 8.2. Kombinationen der neuen Substanzen wie VTD (Bortezomib / Thalidomid plus Dexamethason) oder VRD (Bortezomib / Lenalidomid plus Dexamethason) verbessern die Behandlungsergebnisse der Induktionstherapie weiter. In der CASSIOPEIA-Studie wurde des Weiteren erstmals die Hinzunahme des CD38-Antikörpers Daratumumab zu einer Induktionstherapie mit VTD erfolgreich geprüft. In der GRIFFIN-Studie war eine Kombination aus Daratumumab-VRD der alleinigen Therapie mit VRD überlegen. Ferner wird in der GMMG-HD7-Studie der CD38-Antikörper Isatuximab in Kombination mit VRD als Induktionstherapie erfolgreich hinsichtlich der Steigerung der MRD-Negativität untersucht. Auch der Anti-SLAMF7-Antikörper Elotuzumab wurde in der GMMG-HD6-Studie in Kombination mit VRD geprüft. Durch die Hinzunahme des Antikörpers Elotuzumab konnte keine Verbesserung der Remissionstiefe nach der Induktionstherapie erzielt werden. Die Studiengruppe DSMM konnte durch die Addition von Elotuzumab zur KRD-Induktion in einer Phase-III-Studie eine Zunahme der Rate von VGPR und MRD-Negativität nachweisen (Knop *et al.*, 2023). Anhand der aktuellen Ergebnisse ist eine Vierfach-Kombination aus Proteasomen-Inhibitor, Immunmodulator, Dexamethason und CD38-Antikörper der Goldstandard in

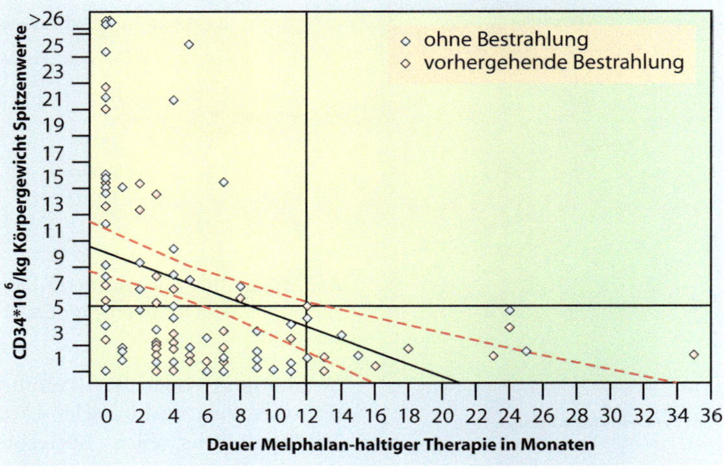

Abb. 10.6: Einfluss der Vorbehandlung mit Melphalan auf die Sammlung CD 34+ hämatopoetischer Stammzellen. Mit Zunahme der Melphalan-Therapiedauer wird der Stammzellpool reduziert.

der Induktion des transplantablen Myelompatienten.

10.3. Mobilisierung hämatopoetischer Stammzellen

Hämatopoetische Stammzellen sollen vor der konventionell dosierten Therapie mit Melphalan gesammelt werden. Eine langandauernde Melphalan-Therapie reduziert die hämatopoetische Reserve des Knochenmarks entscheidend und erschwert die Mobilisierung hämatopoetischer Stammzellen in das periphere Blut (☞ Abb. 10.6).

Ziel der Stammzellmobilisation sollte die primäre Sammlung von 2 (bis 3) Autotransplantaten sein. Die Mindestmenge an zu transplantierenden Zellen sollte nicht kleiner als $2{,}0 \times 10^6$ CD 34+-Zellen pro kg Körpergewicht sein (Hohaus *et al.*, 1993; Klaus *et al.*, 2007). Höhere Mengen an transplantierten Stammzellen führen zu einer um 1-2 Tage verkürzten Regeneration des Knochenmarks und reduzieren die Rate an infektiösen Komplikationen (Wuchter *et al.*, 2010). Eine signifikante Verminderung der transplantationsassoziierten Letalität konnte als Ergebnis einer hohen Stammzellzahl im Transplantat bisher nicht sicher nachgewiesen werden.

Die Mobilisierung der hämatopoetischen Stammzellen in das periphere Blut kann durch

- Chemotherapie plus G-CSF (Granulozyten-Kolonie stimulierender Faktor),
- G-CSF (☞ Kap. 10.3.2.) allein oder
- G-CSF plus Plerixafor (☞ Kap. 10.3.3.)

erfolgen.

10.3.1. Mobilisierung hämatopoetischer Stammzellen mit Chemotherapie plus G-CSF

Die Mobilisierung hämatopoetischer Stammzellen erfolgte Anfang der neunziger Jahre mit sehr hohen Cyclophosphamiddosen, wie z.B. 7 g Cyclophosphamid pro m² Körperoberfläche. Eine Dosis-Wirkungs-Beziehung konnte wiederholt zwischen der applizierten Cyclophosphamiddosis und der Menge harvestierter Stammzellen nachgewiesen werden (Goldschmidt *et al.*, 1996). Die Implementierung von GM-CSF (Granulozyten-Makrophagen-Kolonie stimulierender Faktor) und G-CSF nach der Cyclophosphamidgabe und der Verzicht auf stammzelltoxische Substanzen, insbesondere Melphalan, in der Primärtherapie verbesserten die Sammlungsergebnisse der hämatopoetischen Stammzellen bei Patienten mit MM entscheidend. So konnte die Cyclophosphamiddosis zur Stammzellmobilisation auf 1,0 g/m² Körperoberfläche gesenkt werden. Die Stammzellmobilisation wird heute überwiegend ambulant durchgeführt. Erfahrungen der GMMG-Studiengruppe zeigen, dass die Mobilisation mit CAD (Cyclophosphamid / Adriamycin / Dexamethason) gefolgt von 10 µg G-CSF pro kg Körpergewicht pro Tag subkutan sich als effektiv nach

Vorbehandlungen mit VAD, TAD, PAD, VCD, VRD und VRD plus Antikörper erweist (☞ Abb. 10.7).

Diese beispielhaft genannte Form der Mobilisierung hämatopoetischer Stammzellen ist fast immer ambulant umsetzbar und ermöglicht die Sammlung von $7{,}5 \times 10^6$ CD 34+-Zellen pro kg Körpergewicht im Rahmen der ersten Leukapherese bei mehr als 75 % der initial in Studien mit VAD, TAD, PAD, VCD, VRD und VRD plus Antikörper behandelten Myelompatienten. Bei Teilung eines Leukaphereseproduktes mit $>7{,}5 \times 10^6$ CD 34+-Zellen pro kg Körpergewicht können so 3 Autotransplantate mit $\geq 2{,}5 \times 10^6$ CD 34+-Zellen pro kg Körpergewicht durch eine Stammzellapherese gewonnen werden.

10.3.2. Mobilisierung hämatopoetischer Stammzellen mit G-CSF

Insbesondere in den USA (Dhakal *et al.*, 2023) werden hämatopoetische Stammzellen mit G-CSF allein oder in Kombination mit Plerixafor in das periphere Blut mobilisiert. Die am häufigsten angewendete G-CSF-Dosis beträgt 10 µg pro kg Körpergewicht pro Tag subkutan. Der Vorteil der alleinigen G-CSF-Stimulation ist die geringe Toxizität, insbesondere das Fehlen einer chemotherapiebedingten Zytopenie.

Meist wird durch Chemotherapie plus G-CSF im Vergleich zu G-CSF allein eine größere Anzahl hämatopoetischer Stammzellen mobilisiert. Cremer *et al.* analysierten das Verhältnis von CD 34+ hämatopoetischen Stammzellen zu myelomspezifischen Tumorzellen nach unterschiedlichen Mobilisierungstherapien (Cremer *et al.*, 1998). Es zeigte sich, dass bei der Mobilisation mit Cyclophosphamid plus G-CSF im Vergleich zu G-CSF allein weniger Tumorzellen pro CD 34+ hämatopoetischer Stammzellen im Leukaphereseprodukt nachweisbar sind. Aufgrund der Antimyelomwirkung von Cyclophosphamid, der effizienten, nach Chemotherapie plus G-CSF induzierten Stammzellmobilisation sowie der geringeren Tumorzellkontamination der Leukapheresen nach Cyclophosphamid plus G-CSF wird die Form der Stammzellmobilisation mit Chemotherapie plus G-CSF am Heidelberger Myelomzentrum weiterhin bevorzugt.

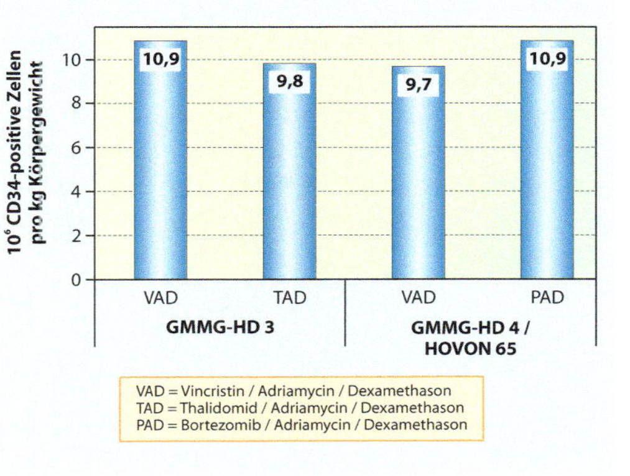

Abb. 10.7: Ergebnisse der Sammlung peripherer Blutstammzellen nach CAD plus G-CSF der GMMG-Studiengruppe.

10.3.3. Mobilisierung hämatopoetischer Stammzellen mit G-CSF plus Plerixafor

Plerixafor ist ein Antagonist des Chemokinrezeptors CXCR4. Er blockiert die Bindung der hämatopoetischen Stammzellen im Knochenmark und mobilisiert so hämatopoetische Stammzellen in das periphere Blut (Fruehauf *et al.*, 2009). Die Kombination von Plerixafor plus G-CSF erwies sich als sehr effektiv bei der Stammzellmobilisation (Wagstaff, 2009). Gegenwärtig wird diese Form der Stammzellmobilisation bei Patienten mit ungenügender Harvestierung nach G-CSF allein oder Chemotherapie plus G-CSF angewendet und es gelingt durch diese Behandlung bei mehr als 50 % der als "*poor mobilisers*" definierten Patienten erfolgreich Stammzellen zu sammeln. In den USA erfolgt die Stammzellsammlung oft in Kombination von G-CSF mit Plerixafor.

10.4. Hochdosistherapie

Die Hochdosistherapie mit Melphalan in einer Dosierung von 200 mg/m² Körperoberfläche hat sich etabliert. Dosisreduktionen von Melphalan, insbesondere bei älteren Patienten (≥70 Jahre), vermindern die Toxizität, reduzieren jedoch auch die Wirksamkeit. Einheitlich können die Remissionsraten durch die HDT im Vergleich zur konventionellen Therapie signifikant erhöht werden. Auch die progressionsfreie Zeit nach HDT ist selbst im Zeitalter der neuen Medikamente verlängert. Das Gesamtüberleben ist nicht in allen Studienauswertungen durch die Hochdosistherapie verbessert (☞ Tab. 10.1). Ursächlich können unterschiedliche Hochdosistherapieprotokolle (s. unten) und differente Rezidivtherapien sein. Die HDT im Rahmen des Erstlinientherapiekonzeptes hat keinen Vorteil im Gesamtüberleben gegenüber einer Transplantation im Rezidiv erbracht (☞ Abb. 10.8).

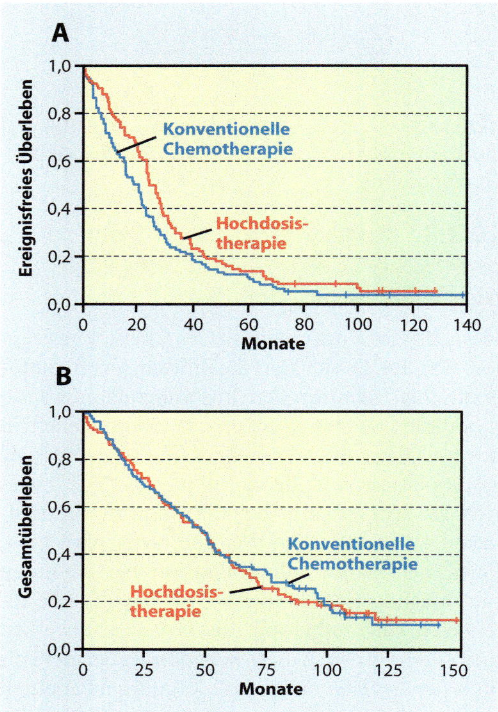

Abb. 10.8: Das ereignisfreie Überleben (**A**) wird durch eine Hochdosistherapie im Vergleich zur konventionellen Therapie signifikant verlängert. Das Gesamtüberleben (**B**) wird durch eine primäre Hochdosistherapie nicht verlängert. Jedoch wurde die chemotherapiefreie Zeit für die Myelompatienten durch die primäre Hochdosistherapie verlängert (mod. n. Fermand *et al.*, 2005).

Jedoch war die Lebensqualität der primär mit Hochdosistherapie behandelten Patienten besser und das progressionsfreie Überleben war mit 39 versus 13 Monaten signifikant verlängert (Fermand *et al.*, 2005). Deshalb ist jeder fitte Patient mit Multiplem Myelom bis zum 70. (-75.) Lebensjahr über die Option einer Hochdosistherapie mit autologer Blutstammzelltransplantation primär aufzuklären und sollte in einem Transplantationszentrum vorgestellt werden. Mai *et al.* (2021) konnten in einer Auswertung der prospektiven GMMG MM5-Studie zeigen, dass Patienten im Alter von 65-70 Jahren eine gleich gute Prognose haben im Vergleich zu jüngeren Patienten (☞ Abb. 10.9 + 10.10). In den Auswertungen der EBMT und in der Analyse der Daten aus *Little Rock* sowie des *European Myeloma Networks* (EMN) zeigt sich, dass eine geplante zweite Transplantation gegenüber einer verzögerten Transplantation (>12 Monate Abstand zwischen erster und zweiter Hochdosistherapie) von Vorteil sein kann (Barlogie *et al.*, 2010; Morris *et al.*, 2004; Cavo *et al.*, ASH 2017).

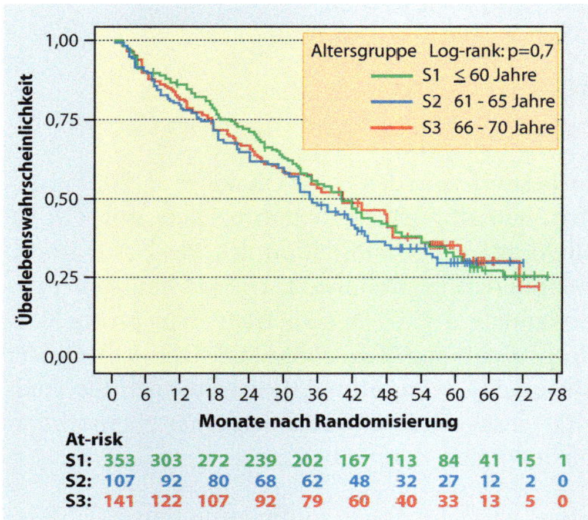

Abb. 10.9: GMMG MM5-Studie: Progressionsfreies Überleben (mod. n. Mai *et al.*, 2021). Es zeigte sich kein Unterschied im PFS für die Prognose der Altersgruppen ≤60 Jahre, 61-65 Jahre und 66-70 Jahre.

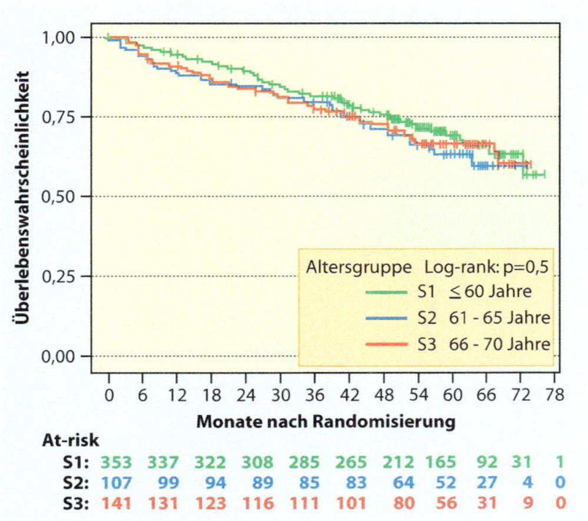

Abb. 10.10: GMMG MM5-Studie: Gesamtüberleben (mod. n. Mai *et al.*, 2021). Es zeigte sich kein Unterschied für die Prognose der Altersgruppen ≤60 Jahre, 61-65 Jahre und 66-70 Jahre.

In den Auswertungen der französischen IFM-Myelomstudien war das Erreichen einer VGPR (*Very Good Partial Remission*), das heißt einer Tumorreduktion von mehr als 90 % durch die Therapie, mit einer Prognoseverbesserung verbunden (Harousseau *et al.*, 2008a). Deshalb empfiehlt die IFM (Attal *et al.*, 2003) eine Doppeltransplantation nur für Patienten, welche nicht mindestens eine VGPR nach der ersten Hochdosistherapie erreichen. Andere Arbeitsgruppen und eigene Auswertungen zeigen, dass das Erreichen einer kompletten Remission (Lehners *et al.*, 2018) oder einer nahezu kompletten Remission nach HDT eine sehr hohe prognostische Bedeutung hat. Die Gruppe in *Little Rock* beschreibt bei 25 % der Patienten Langzeitremissionen nach 8 Jahren innerhalb des *Total Therapy*-Programmes. Wesentliches Element dieser *Total Therapy* war die Doppeltransplantation. Auf Grund der Auswertungen der deutschen GMMG-Studiengruppe und des *European Myeloma Networks* empfehlen wir in den aktuellen GMMG-Studien die Doppeltransplantation bei Patienten bis zum 70. Lebensjahr, welche keine komplette oder fast komplette Remission nach der ersten HDT erreicht haben. Zusätzlich sollen Patienten mit einer Hochrisikozytogenetik "Tandem-transplantiert" werden (Dimopoulos *et al.*, 2021).

Als Hochdosistherapien sind differente Melphalandosierungen, Polychemotherapien und Melphalan in Kombination mit Ganzkörperbestrahlungen geprüft worden. Goldschmidt *et al.* haben den Vorteil von Melphalan 200 mg/m² Körperoberfläche in Bezug auf Toxizität im Vergleich zu Melphalan 140 mg/m² Körperoberfläche plus Ganzkörperbestrahlung mit 14,4 Gy erstmals aufgezeigt (Goldschmidt *et al.*, 1997). Die IFM-Studiengruppe (Moreau *et al.*, 2002) erzielte in einer prospektiv randomisierten Studie ein gleiches Ergebnis und beschrieb zusätzlich eine bessere Gesamtprognose für die Patienten, welche mit Melphalan 200 mg/m² behandelt wurden. Polychemotherapien als Hochdosistherapien beim Multiplen Myelom erwiesen sich meist als zu toxisch, so dass die Hochdosistherapie mit Melphalan als Standard anzusehen ist. Bei älteren Myelompatienten sind Melphalandosierungen zwischen 100-140 mg/m² Körperoberfläche evaluiert worden. Während in Phase-II-Studien hohe Remissionsraten publiziert worden sind, zeigte die prospektive, randomisierte Phase-III-Studie der IFM bei 65- bis 75-jährigen Patienten mit MM bei der "*Intention-to-Treat*-Auswertung" keinen Vorteil für eine HDT mit Melphalan 140 mg/m² Körperoberfläche im Vergleich zur Therapie mit Melphalan, Prednison plus Thalidomid (Facon *et al.*, 2007). Straka *et al.* (2022) bestätigten in einer prospektiven Studie, dass die Addition von Hochdosistherapie (Melphalan 100-140 mg/m² KOF) in einer Patientenkohorte von Patienten im Alter von 60-75 Jahre kein Vorteil gegenüber einer alleinigen Therapie mit Lenalidamid plus Dexamethason erbringt. Die von Palumbo *et al.* publizierte Auswertung von Melphalan 200 mg/m² Körperoberfläche versus 100 mg/m² Körperoberfläche zeigte einen Vorteil für die Dosierung von 200 mg/m² Körperoberfläche HD-Melphalan (Palumbo *et al*, 2010). Unizentrische Auswertungen und Registerstudien zeigen, dass die Toxizität von Melphalan 200 mg/m² Körperoberfläche auch bei gut selektionierten Patienten über 65 Jahre vertretbar ist (Merz *et al.*, 2014; Merz *et al.*, 2016).

10.5. Konsolidierungstherapie

Durch eine intensive Konsolidierungstherapie mit neuen Substanzen in Kombination mit einem Glukokortikoid konnte eine hohe Rate von Remissionen nach Hochdosistherapie gefolgt von autologer Blutstammzelltransplantation erreicht werden. Insbesondere die molekularbiologischen Remissionen korrelieren mit einer ausgezeichneten Prognose hinsichtlich der progressionsfreien Zeit. Ziel der Konsolidierungs-/Erhaltungstherapie wird zunehmend sein, die Tiefe der Remissionen zu erhöhen. In Analogie zu anderen malignen hämatopoetischen Erkrankungen wird die komplette molekularbiologische Remission beim MM mit einer Langzeitremission korrelieren (Ladetto *et al.*, 2010). Die Kombination von neuen Substanzen nach Hochdosistherapie kann eine weitere Tumormassenreduktion induzieren (Ladetto *et al.*, 2010). Die Behandlung mit Bortezomib, Thalidomid, Dexamethason führte in dieser italienischen Auswertung zu dem Erreichen von molekularbiologischen Remissionen (*"Measurable Residual Disease"*-Negativität). In dieser Studie wurden ASO-Primer verwendet, welche eine Sensitivität von einer malignen Zelle unter einer Million gesunder Zellen haben. Patienten, die diese molekularbiologische Remission erreichten, erzielten auch ein wesentlich besseres progressionsfreie Überleben (☞ Abb. 10.11). Ferner konnte in der EMN02/HOVON95-Studie erstmals eine Verbesserung des progressionsfreien Überlebens durch eine Konsolidierungstherapie mit VRD nach autologer Stammzelltransplantation in einer Phase-III-Studie gezeigt werden (Cavo *et al.*, 2020). Im Rahmen der *Blood and Marrow Transplant Clinical Trials Network* (CTN) 0702-Studie (Stadtmauer *et al.*, 2019) erbrachte eine zweite autologe Transplantation oder eine Konsolidierungstherapie mit 4 Zyklen VRD jedoch keine Verbesserung des progressionsfreien oder Gesamtüberlebens im Vergleich zur einfachen autologen Transplantation gefolgt von einer Erhaltungstherapie mit Lenalidomid. Weitere Studien sind daher nötig, um den Stellenwert der Tandemtransplantation und der Konsolidierungstherapie nach einer ersten autologen Transplantation zu bestimmen. Die Bestimmung der messbaren Resterkrankung zur Therapiesteuerung wird dabei eine entscheidende Rolle spielen.

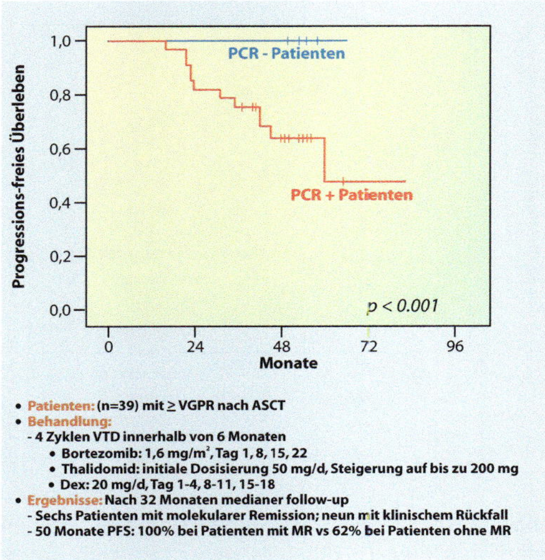

Abb. 10.11: Konsolidierungstherapie mit VTD nach autologer Stammzelltransplantation (mod. n. Ladetto *et al.*, 2009).

10.7. Erhaltungstherapie

Frühe Studien zu Erhaltungstherapien

In den 1990er Jahren wurde erstmals Interferon als Erhaltungstherapie angewendet. Eine große Metaanalyse an fast 4000 Patienten bestätigte den positiven Effekt auf das progressionsfreie und das Gesamtüberleben (Fritz *et al.*, 2000). Nebenwirkungen, wie die Knochenmarktoxizität, psychiatrische Nebenwirkungen und Fatigue limitierten jedoch den flächendeckenden Einsatz. Die Erhaltungstherapie mit Thalidomid hat in der französischen IFM-99 und in einer australischen Studie eine Verlängerung des Gesamtüberlebens bewirkt (Harousseau, 2008b). In der Auswertung von Lokhorst *et al.* (2010) zeigte sich, dass durch die Erhaltungstherapie mit Thalidomid 50 mg pro Tag eine hochsignifikante Verlängerung des progressionsfreien Überlebens erreicht wurde. Diese Verlängerung des progressionsfreien Überlebens konnte nicht in eine Verlängerung des Gesamtüberlebens umgesetzt werden. Es wurde gezeigt, dass Rezidive während einer Thalidomid-Therapie eine höhere Aggressivität haben. Ferner zeigte sich in der *Medical Research Council* (MRC) IX-Studie ein kürzeres Gesamtüberleben für Patienten mit Hochrisiko-Zytogenetik, die eine Erhaltungstherapie mit Thalidomid erhielten (Morgan *et al.*, 2013).

Lenalidomid

2010 wurden erstmals übereinstimmende positive Ergebnisse zur Erhaltungstherapie mit Lenalidomid nach Hochdosistherapie auf dem ASH präsentiert. Seither wurden Ergebnisse von insgesamt 4 Phase-III-Studien veröffentlicht, die die Überlegenheit einer Erhaltungstherapie mit Lenalidomid im Vergleich zu Placebo/Beobachtung demonstrierten. Eine große Metaanalyse (McCarthy *et al.*, 2017) bestätigte 2017 den positiven Effekt auf das progressionsfreie und Gesamtüberleben nach autologer Transplantation (☞ Abb. 10.12). Die optimale Dosierung und Dauer der Lenalidomid-Erhaltungstherapie wurden in weiteren Studien untersucht. Die GMMG-MM5-Studie zeigte dabei, dass die Therapie über das Erreichen einer CR hinaus fortgeführt werden sollte (Goldschmidt *et al.*, 2020). In der LenaMain-Studie (Fenk *et al.*, 2020) wurden 5 mg mit 25 mg verglichen. Es zeigte sich, dass 25 mg mit einem längeren PFS vergesellschaftet sind, jedoch häufiger Dosisreduktionen und Nebenwirkungen auftreten. Es empfiehlt sich daher, mit einer geringen Dosis zu beginnen (z.B. 10 mg/d) und die Dosis im Verlauf auf 15 mg/d zu erhöhen.

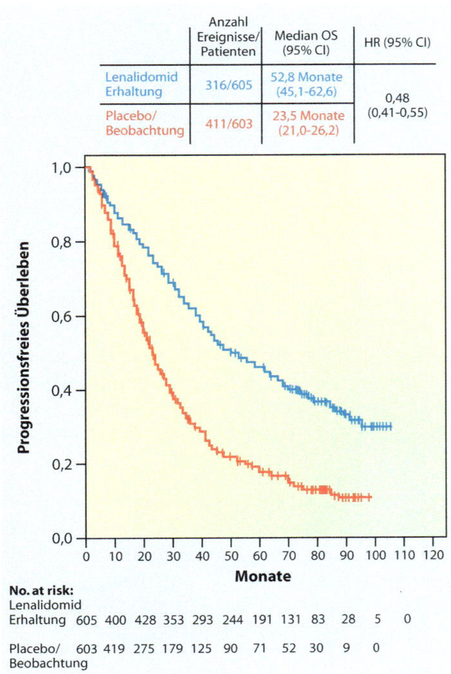

a

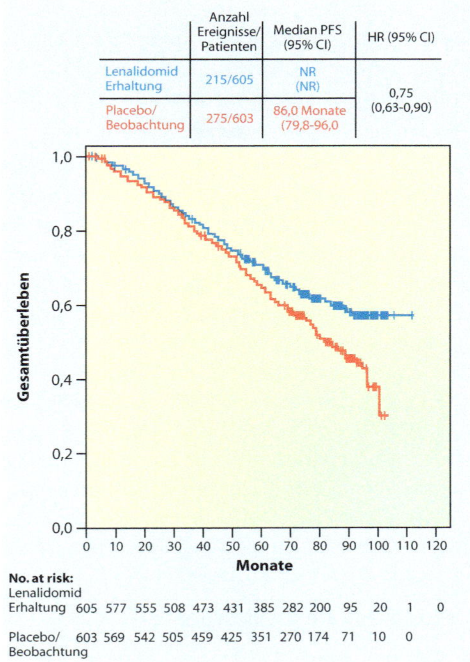

b

Abb. 10.12: Erhaltungstherapie mit Lenalidomid nach autologer Transplantation (mod. n. McCarthy *et al.*, 2017). **a:** Progressionsfreies Überleben. **b:** Gesamtüberleben.

Proteasom-Inhibitoren

In der GMMG HD4/HOVON 65-Studie zeigte sich, dass eine Erhaltungstherapie mit Bortezomib einen positiven Einfluss auf das PFS und OS von Patienten mit del(17p) und eingeschränkter Nierenfunktion hat (Goldschmidt *et al.*, 2018). Bei Kontraindikationen gegen eine Lenalidomid-Erhaltungstherapie kann daher eine Kostenübernahme für eine Bortezomib-Erhaltungstherapie für Patienten mit diesem entsprechenden Risikoprofil beantragt werden.

In den TOURMALINE-MM3- und -MM4-Phase-III-Studien wurde der erste orale Proteasom-Inhibitor Ixazomib im Vergleich zu Placebo bei neudiagnostizierten Patienten geprüft, die für eine Transplantation geeignet (MM3) (Dimopoulos *et al.*, 2019) oder nicht geeignet waren (MM4) (Dimopoulos *et al.*, 2020). In beiden Studien erhielten Patienten, die mindestens eine partielle Remission nach Primärtherapie erreichten, eine Erhaltungstherapie mit Ixazomib 3 mg bzw. 4 mg bei Verträglichkeit. Sowohl für transplantable als auch nicht transplantable Patienten zeigte sich eine Verlängerung des PFS durch Ixazomib im Vergleich zu Placebo. Ferner konnten höhere Raten an MRD-Negativität durch Ixazomib erreicht werden (Paiva *et al.*, 2021).

Eine Erhaltungstherapie mit dem Proteasom-Inhibitor der zweiten Generation – Carfilzomib – wurde erstmals im Rahmen der FORTE Phase-III-Studie in Kombination mit Lenalidomid bei transplantablen Patienten im Vergleich zu einer alleinigen Erhaltungstherapie mit Lenalidomid geprüft. Unabhängig vom Risikoprofil der Patienten zeigte sich bei guter Verträglichkeit der Zweierkombination eine signifikante Verlängerung des PFS (Mina *et al.*, 2023) durch eine Erhaltungstherapie mit Carfilzomib/Lenalidomid. Die Kombination Carfilzomib/Lenalidomid/Dexamethason erwies sich in einer Phase-III-Studie der alleinigen Erhaltungstherapie mit Lenalidomid/Dexamethason als überlegen (Dytfeld *et al.*, 2023).

Monoklonale Antikörper

Der monoklonale anti-CD38-Antikörper Daratumumab wurde in der CASSIOPEIA Phase-III-Studie im Vergleich zu Placebo bei neudiagnostizierten, transplantablen Patienten als Erhaltungstherapie geprüft. Eine kontinuierliche Behandlung mit Daratumumab führte zu einer signifikanten Verlängerung des PFS im Vergleich zu Placebo (Moreau *et al.*, 2021). Dies traf aber nur für Patienten zu, die im Rahmen der Induktionstherapie kein Daratumumab erhalten hatten. Ferner ist eine Placebo-kontrollierte Studie im Zeitalter der zugelassenen Lenalidomid-Erhaltungstherapie nicht mehr adäquat. Im Rahmen laufender Phase-III-Studien werden daher schwerpunktmäßig monoklonale Antikörper in Kombination mit Lenalidomid als Erhaltungstherapie nach autologer Stammzelltransplantation geprüft.

10.9. Literatur

Attal M, Lauwers-Cances V, Hulin C et al. (2017) Lenalidomide, bortezomib, and dexamethasone with transplantation for myeloma. N Engl J Med, 376(14), 1311-1320.

Attal M, Harousseau JL, Facon T et al. (2003) Single versus double autologous stem-cell transplantation for multiple myeloma. N Engl J Med, 349, 2495-2502.

Attal M, Harousseau JL, Stoppa AM et al. (1996) A prospective, randomized trial of autologous bone marrow transplantation and chemotherapy in multiple myeloma. Intergroupe Francais du Myelome. N Engl J Med, 335, 91-97.

Barlogie B, Attal M, Crowley J et al. (2010) Long-term follow-up of autotransplantation trials for multiple myeloma: update of protocols conducted by the intergroupe francophone du myelome, southwest oncology group, and university of arkansas for medical sciences. J Clin Oncol, 28, 1209-1214.

Cavo M., Gay FM, Patriarca F et al. (2017) Double Autologous Stem Cell Transplantation Significantly Prolongs Progression-Free Survival and Overall Survival in Comparison with Single Autotransplantation in Newly Diagnosed Multiple Myeloma: An Analysis of Phase 3 EMN02/HO95 Study. ASH Abstract 2017.

Cavo M, Gay F, Beksac M et al. (2020) Autologous haematopoietic stem-cell transplantation versus bortezomib–melphalan–prednisone, with or without bortezomib–lenalidomide–dexamethasone consolidation therapy, and lenalidomide maintenance for newly diagnosed multiple myeloma (EMN02/HO95): a multicentre, randomised, open-label, phase 3 study. Lancet Haematol, 7(6), e456-e468.

Cremer FW, Kiel K, Wallmeier M, Haas R, Goldschmidt H, Moos M. (1998) Leukapheresis products in multiple myeloma: lower tumor load after mobilization with cyclophosphamide plus granulocyte colony-stimulating factor (G-CSF) compared with G-CSF alone. Exp Hematol, 26, 969-975.

Cunningham D, Paz-Ares L, Milan S et al. (1994) High-dose melphalan and autologous bone marrow transplantation as consolidation in previously untreated myeloma. J Clin Oncol, 12, 759-763.

Dhakal B, Zhang MJ, Burns LJ et al. Efficacy, safety, and cost of mobilization strategies in multiple myeloma: A prospective observational study. Haematologica. 2023 Jan 5. Online ahead of print.

Dimopoulos MA, Gay F, Schjesvold F, Beksac M, Hajek R, Weisel KC, Goldschmidt H et al., and the TOURMALINE-MM3 study group (2019) Oral ixazomib maintenance following autologous stem cell transplantation (TOURMALINE-MM3): a double-blind, randomised, placebo-controlled phase 3 trial. Lancet, 393(10168), 253-264.

Dimopoulos MA, Špicka I, Quach H et al., and the TOURMALINE-MM4 study group (2020) Ixazomib as postinduction maintenance for patients with newly diagnosed multiple myeloma not undergoing autologous stem cell transplantation: The Phase III TOURMALINE-MM4 Trial. J Clin Oncol, 38(34), 4030-4041.

Dimopoulos MA, Moreau P, Terpos E et al. EHA Guidelines Committee. (2021) Multiple myeloma: EHA-

ESMO Clinical Practice Guidelines for diagnosis, treatment and follow-up. Ann Oncol, 32(3), 309-322.

Dytfeld D, Wróbel T, Jamroziak K et al. (2023) Carfilzomib, lenalidomide, and dexamethasone or lenalidomide alone as maintenance therapy after autologous stem-cell transplantation in patients with multiple myeloma (ATLAS): interim analysis of a randomised, open-label, phase 3 trial. Lancet Oncol, (2),139-150.

Facon T, Mary JY, Hulin C et al. (2007) Melphalan and prednisone plus thalidomide versus melphalan and prednisone alone or reduced-intensity autologous stem cell transplantation in elderly patients with multiple myeloma (IFM 99-06): a randomised trial. Lancet, 370, 1209-1218.

Fenk R, Giagounidis A, Goldschmidt HK et al. (2020) Efficacy and tolerability of high-versus low-dose lenalidomide maintenance therapy of multiple myeloma after autologous blood stem cell transplantation. Clin Cancer Res, 26(22),5879-5886.

Fermand JP, Katsahian S, Divine M et al. (2005) High-dose therapy and autologous blood stem-cell transplantation compared with conventional treatment in myeloma patients aged 55 to 65 years: long-term results of a randomized control trial from the Group Myelome-Autogreffe. J Clin Oncol, 23, 9227-9233.

Fritz E, Ludwig H. (2000) Interferon-alpha treatment in multiple myeloma: meta-analysis of 30 randomised trials among 3948 patients. Ann Oncol, 11(11), 1427-1436.

Fruehauf S, Veldwijk MR, Seeger T, Schubert M, Laufs S, Topaly J, Wuchter P, Dillmann F, Eckstein V, Wenz F, Goldschmidt H, Ho AD, Calandra G. (2009) A combination of granulocyte-colony-stimulating factor (G-CSF) and plerixafor AMD3100 (plerixafor) mobilizes more primitive peripheral blood progenitor cells than G-CSF alone: results of a European phase II study. Cytotherapy, 1-10.

Gay F, Musto P, Rota-Scalabrini D et al. (2021) Carfilzomib with cyclophosphamide and dexamethasone or lenalidomide and dexamethasone plus autologous transplantation or carfilzomib plus lenalidomide and dexamethasone, followed by maintenance with carfilzomib plus lenalidomide or lenalidomide alone for patients with newly diagnosed multiple myeloma (FORTE): a randomised, open-label, phase 2 trial. Lancet Oncol, 22(12),1705-1720

Goldschmidt H, Hegenbart U, Haas R, Hunstein W. (1996) Mobilization of peripheral blood progenitor cells with high-dose cyclophosphamide (4 or 7 g/m^2) and granulocyte colony-stimulating factor in patients with multiple myeloma. Bone Marrow Transplant, 17, 691-697.

Goldschmidt H, Hegenbart U, Wallmeier MK et al. (1997) High-dose therapy with peripheral blood progenitor cell transplantation in multiple myeloma. Ann Oncol, 8, 243-246.

Goldschmidt H, Lokhorst HM, Mai EK et al. (2018) Bortezomib before and after high-dose therapy in myeloma: long-term results from the phase III HOVON-65/GMMG-HD4 trial. Leukemia, 32(2), 383-390.

Goldschmidt H, Mai EK, Dürig J et al., German-speaking Myeloma Multicenter Group (GMMG). (2020) Response-adapted lenalidomide maintenance in newly diagnosed myeloma: results from the phase III GMMG-MM5 trial. Leukemia, 34, 1853-1865.

Harousseau JL. (2008b) Maintenance treatment in multiple myeloma. Ann Oncol, 19 Suppl 4, 54-55.

Harousseau J-L, Mathiot C, Attal M et al. (2008a) Bortezomib/dexamethasone versus VAD as induction prior to autologous stem cell transplantion (ASCT) in previously untreated multiple myeloma (MM): Updated data from IFM 2005/01 trial. J Clin Oncol (ASCO Annual Meeting Abstracts), 26, 8505.

Hohaus S, Goldschmidt H, Ehrhardt R, Haas R. (1993) Successful autografting following myeloablative conditioning therapy with blood stem cells mobilized by chemotherapy plus rhG-CSF. Exp Hematol, 21, 508-514.

Klaus J, Herrmann D, Breitkreutz I, Hegenbart U, Mazitschek U, Egerer G, Cremer FW, Lowenthal RM, Huesing J, Fruehauf S, Moehler T, Ho AD, Goldschmidt H. (2007) Effect of CD34 cell dose on hematopoietic reconstitution and outcome in 508 patients with multiple myeloma undergoing autologous peripheral blood stem cell transplantation. Eur J Haematol, 78, 21-28.

Knop S, Stuebig T, Kull M et al. (2023) Carfilzomib, lenalidomide, and dexamethasone (KRd) versus elotuzumab and KRd in transplant-eligible patients with newly diagnosed multiple myeloma: Post-induction response and MRD results from an open-label randomized phase 3 study. ASCO Abstract 8000

Ladetto M, Pagliano G, Ferrero S et al. (2009) Correlation between clinical outcome and disease kinetics by quantitative pcr in myeloma patients following post-transplant consolidation with bortezomib, thalidomide and dexamethasone. ASH, Abstract 960.

Ladetto M, Pagliano G, Ferrero S et al. (2010) Major tumor shrinking and persistent molecular remissions after consolidation with bortezomib, thalidomide, and dexamethasone in patients with autografted myeloma. J Clin Oncol, 28, 2077-2084.

Lehners N, Becker N, Benner A, Pritsch M, Löpprich M, Mai EK, Hillengass J, Goldschmidt H, Raab MS. (2018) Analysis of long-term survival in multiple myeloma after first-line autologous stem cell transplantation: impact of clinical risk factors and sustained response. Cancer Med, 7(2), 307-316.

Lokhorst HM, van der Holt B, Zweegman S et al.; Dutch-Belgian Hemato-Oncology Group (HOVON) (2010) A randomized phase 3 study on the effect of thalidomide combined with adriamycin, dexamethasone, and high-dose melphalan, followed by thalidomide maintenance in patients with multiple myeloma. Blood, 115, 1113-1120.

Mai EK, Miah K, Bertsch U, Dürig J, Scheid C, Weisel KC, Kunz C, Munder M, Lindemann HW, Merz M, Hose D, Jauch A, Seckinger A, Luntz S, Sauer S, Fuhrmann S, Brossart P, Elmaagacli A, Goerner M, Bernhard H, Hoffmann M, Raab MS, Blau IW, Hänel M, Benner A, Salwender HJ, Goldschmidt H; German-speaking Myeloma Multicenter Group (GMMG). (2021) ERRATUM in Publisher Correction: Bortezomib-based induction, high-dose melphalan and lenalidomide maintenance in myeloma up to 70 years of age. Leukemia, 35(12),3636.

McCarthy P, Holstein S, Petrucci M et al. (2017) Lenalidomide maintenance after autologous stem-cell transplantation in newly diagnosed multiple myeloma: A meta-analysis. J Clin Oncol, 35(29),3279-3289.

McElwain TJ, Powles RL. (1983) High-dose intravenous melphalan for plasma-cell leukaemia and myeloma. Lancet, 2, 822-824.

Mina R, Musto P, Rota-Scalabrini D et al. (2023) Carfilzomib induction, consolidation, and maintenance with or without autologous stem-cell transplantation in patients with newly diagnosed multiple myeloma: preplanned cytogenetic subgroup analysis of the randomised, phase 2 FORTE trial. Lancet Oncol, 24(1),64-76

Moreau P, Facon T, Attal M et al. (2002) Comparison of 200 mg/m(2) melphalan and 8 Gy total body irradiation plus 140 mg/m(2) melphalan as conditioning regimens for peripheral blood stem cell transplantation in patients with newly diagnosed multiple myeloma: final analysis of the Intergroupe Francophone du Myelome 9502 randomized trial. Blood, 99, 731-735.

Moreau P, Hulin C, Perrot A et al. (2021) Daratumumab maintenance vs observation in patients with newly diagnosed multiple myeloma treated with bortezomib, thalidomide, and dexamethasone ± daratumumab and ASCT: CASSIOPEIA part 2 results. EHA Abstract S180.

Morgan GJ, Davies FE, Gregory WM et al. (2013) Long-term follow-up of MRC Myeloma IX trial: Survival outcomes with bisphosphonate and thalidomide treatment. Clin Cancer Res, 19(21), 6030-6038.

Morris C, Iacobelli S, Brand R et al. (2004) Benefit and timing of second transplantations in multiple myeloma: clinical findings and methodological limitations in a European Group for Blood and Marrow Transplantation registry study. J Clin Oncol, 22, 1674-1681.

Paiva B, Sáenz de Tejada IM, Dimopoulos MA et al. (2021) Measurable residual disease (MRD) evaluation during ixazomib (IXA) maintenance in newly diagnosed multiple myeloma (NDMM): a large analysis of 1280 patients (PTS) enrolled in TOURMALINE-MM3 and MM4. EHA Abstractr S184.

Palumbo A, Gay F, Falco P et al. (2010) Bortezomib as induction before autologous transplantation, followed by lenalidomide as consolidation-maintenance in untreated multiple myeloma patients. J Clin Oncol, 28, 800-807.

Poczta A, Rogalska A, Marczak A. (2021) Treatment of multiple myeloma and the role of melphalan in the era of modern therapies-current research and clinical approaches. J Clin Med, 23;10(9), 1841.

Raab MS, Podar K, Breitkreutz I et al. (2009) Multiple myeloma. Lancet, 374, 324-339.

Rajkumar SV, Sonneveld P. (2009) Front-line treatment in younger patients with multiple myeloma. Semin Hematol, 46, 118-126.

Richardson PG, Jacobus SJ, Weller EA et al. (2022) Triplet therapy, transplantation, and maintenance until progression in Myeloma. N Engl J Med, 387(2), 132–147

Stadtmauer E, Pasquini M, Blackwell B et al. (2019) Autologous transplantation, consolidation, and maintenance therapy in multiple myeloma: Results of the BMT CTN 0702 Trial. J Clin Oncol, 37(7), 589-597

Straka C, Liebisch P, Hennemann B et al. (2007) The effects of induction chemotherapy and high-dose melphalan with tandem autologous transplantation in multiple myeloma: the retrospective randomised DSMM 2 study. Blood. ASH Annual Meeting Abstracts, 110, 446.

Straka C, Liebisch P, Salwender H et al. (2016) Autotransplant with and without induction chemotherapy in older multiple myeloma patients: long-term outcome of a randomized trial. Haematologica, 101(11), 1398-1406.

Straka C, Schaefer-Eckart K, Hertenstein B et al. Long-term outcome of a prospective randomized trial comparing continuous lenalidomide/dexamethasone with lenalidomide/dexamethasone induction, MEL140 with autologous blood stem cell transplantation and single agent lenalidomide maintenance in patients of age 60-75 years with newly diagnosed Multiple Myeloma. ASH Meeting 2022. Abstract # 116

Wagstaff AJ. (2009) Plerixafor: in patients with non-Hodgkin's lymphoma or multiple myeloma. Drugs, 69, 319-326.

Wörmann et al., Leitlinien Multiples Myelom (2018) Onkopedia.

Wuchter P, Ran D, Bruckner T, Schmitt T, Witzens-Harig M, Neben K, Goldschmidt H, Ho AD. (2010) Poor mobilization of hematopoietic stem cells-definitions, incidence, risk factors, and impact on outcome of autologous transplantation. Biol Blood Marrow Transplant, 16, 490-499.

11. Transplantation allogener hämatopoetischer Stammzellen

11.1. Grundlagen der Transplantation allogener hämatopoetischer Stammzellen

Die Transplantation allogener hämatopoetischer Stammzellen beim Multiplen Myelom wird seit 40 Jahren evaluiert (Gahrton *et al.*, 2020). Die Bedeutung der allogenen Transplantation bei der Myelomerkrankung ist rückläufig. Das Prinzip der Transplantation allogener hämatopoetischer Stammzellen beruhte auf vier Säulen:

- Zytostatika, neue Substanzen und/oder Bestrahlung reduzieren die malignen Myelomzellen,
- die Konditionierung supprimiert das Immunsystem des Empfängers,
- durch die transplantierten Zellen wird eine neue Hämatopoese im Empfänger aufgebaut und
- die immunkompetenten Zellen des Spenders eliminieren restliche Tumorzellen durch eine "Graft-vs.-Myeloma" (GvM)-Reaktion.

Die in den letzten zwanzig Jahren eingeführte allogene Stammzelltransplantation nach reduzierter Konditionierung (allo-RIC) akzeptiert eine verminderte Tumorzellelimination im Empfänger, um die Toxizität der Prozedur zu vermindern. Der immunologische Effekt der "Graft-vs.-Myeloma"-Reaktion soll die Krankheitsaktivität des Multiplen Myeloms minimieren und möglichst Restzellen des Tumorklones eradizieren (☞ Abb. 11.1).

Autologe Transplantation		
Typ	Vorteile	Nachteile
Einmalig	• hohe Rate von kompletten Remissionen durch Hochdosistherapie • besser als Standardtherapie in Hinsicht auf das Überleben bis zum 70. Lebensjahr • langfristige Remissionen möglich	• Rezidivhäufigkeit ohne Erhaltungstherapie wie bei Standardtherapie • toxischer als Standardtherapie
Doppelt	• genauso wie bei einmaliger Transplantation • Rate der kompletten Remissionen weiter gesteigert	• toxischer und teurer als Einmaltransplantation
Allogene Transplantation		
	Vorteile	Nachteile
	• kein Risiko der Kontamination von gesunden Knochenmark- oder Blutstammzellen mit Myelomzellen • mögliche Graft-versus-Myelom-Reaktion ermöglicht Verlängerung der Remission oder ggf. eine Heilung	• sogar bei HLA-identischen Geschwistern hohes Risiko für frühe Komplikationen und sogar Tod (10-15 %) • chronische Abstoßungsreaktion kann Lebensqualität kosten • nur für Patienten in gutem Allgemeinzustand geeignet. Notwendigkeit einer längerfristigen Immunsuppression

Tab. 11.1: Vergleich der autologen und allogenen Transplantation von hämatopoetischen Stammzellen.

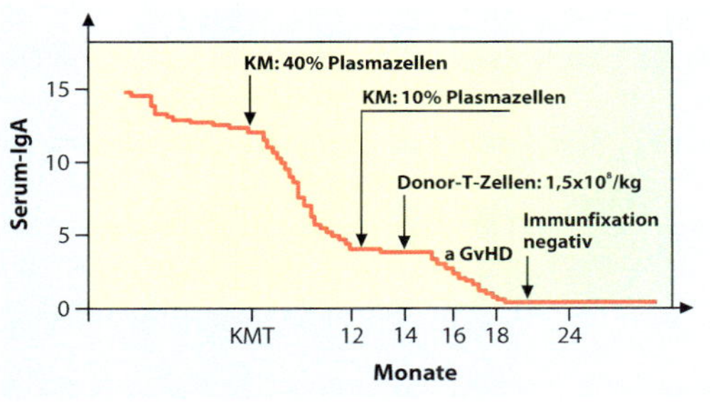

Abb. 11.1: Graft-vs.-Myeloma-Effekt.
KM = Knochenmark, KMT: Knochenmarktransplantation, aGvHD = *acute Graft-vs-Host-Disease* (mod. n. Kröger *et al.*, 2001).

Dabei wird das Therapieziel der allo-RIC, die Heilung der Myelomerkrankung, im Vergleich zur Toxizität weiterhin höchst kontrovers diskutiert.

11.2. Transplantation allogener hämatopoetischer Stammzellen nach myeloablativer Konditionierung

Die myeloablative Konditionierung (MAC) bedingte eine sehr hohe transplantationsassoziierte Mortalität (*Transplant Related Mortality*, TRM) von bis zu 30-40 % (Gahrton *et al.*, 1991). Innerhalb der Auswertungen der EBMT konnten Gahrton *et al.* (2001) zeigen, dass die Frühletalität der allogenen hämatopoetischen Stammzelltransplantation nach 1993 auf ca. 25 % gesenkt werden konnte. Obwohl die Relapse-Rate nach allogener Transplantation im Vergleich zur autologen Transplantation signifikant geringer ist, war in der EBMT-Auswertung von Björkstrand das Gesamtüberleben nach allogener Transplantation 1996 im Vergleich zur autologen Transplantation vermindert (Bjorkstrand *et al.*, 1996). In dieser retrospektiven Registerauswertung war bei Frauen die TRM nach allogener Transplantation geringer und das Langzeitüberleben betrug nach neun Jahren 30 %. Eine spätere Auswertung bestätigte das bessere Gesamtüberleben für Frauen nach allogener Transplantation (Gahrton *et al.*, 2005). Trotz optimierter supportiver Therapie und eines besseren Matching von Spender und Empfänger ist die hohe Transplantations-assoziierte Letalität nach myeloablativer Konditionierung weiterhin der entscheidende Nachteil der allogenen Transplantation im Vergleich zur autologen Stammzelltransplantation beim MM (Gahrton *et al.*, 2020).

11.3. Transplantation allogener hämatopoetischer Stammzellen nach reduzierter Konditionierung

Eine signifikante Verminderung der transplantationsassoziierten Letalität der allogenen Knochenmark- oder Blutstammzelltransplantation wurde in Phase-II-Studien durch eine Reduktion der Konditionierung erreicht. Die "nichtmyeloablative Konditionierung" (RIC) induziert eine ausgeprägte Immunsuppression des Empfängers, so dass die Spenderhämatopoese anwachsen kann. Vorteilhaft bei dieser Transplantationsform ist z.B. bei der Konditionierung mit niedrigdosierter Ganzkörperbestrahlung (z.B. 2 Gy) plus/minus Fludarabin (z.B. 3 × 30 mg) das Fehlen einer Leukozytopenie. Die Kombination von Melphalan (100-140 mg/m² KOF) und Fludarabin zur Konditionierung hat einen stärkeren Antimyelomeffekt, jedoch auch eine höhere hämatologische Toxizität.

Die allogene Transplantation nach reduzierter Konditionierung wurde 2007 mit den Ergebnissen nach myeloablativer Konditionierung verglichen (Crawley *et al.*, 2007). Die in die Auswertung eingeschlossenen Patienten waren im Vergleich zu den prospektiven Studien mit myoablativer Konditionierung in weiter fortgeschrittenen Krankheitsstadien des MM und das mediane Alter war im Vergleich leicht erhöht. Als reduzierte Konditionierung wurden in dieser Auswertung gewertet: Eine Melphalandosis geringer als 140 mg/m² Körperoberfläche, Busulfan in einer Dosis von weniger als 8 mg/kg Körpergewicht, eine Cyclophosphamiddosis von weniger als 120 mg/kg Körpergewicht und eine Ganzkörperbestrahlung mit weniger als 6 Gy oder bis 6 Gy fraktioniert. Unter Anwendung dieser Festlegungen war die reduzierte Konditionierung mit einer geringeren TRM assoziiert, aber die Rezidivrate war höher im Vergleich zur myeloablativen Therapie. Das progressionsfreie Überleben war nach myeloablativer Konditionierung besser im Vergleich zur reduzierten Konditionierung. Das Gesamtüberleben unterschied sich nicht in Abhängigkeit von der Konditionierung. Die Gaben von Antithymozytenglobulin und Alemtuzumab (Anti-CD52-Antikörper) waren mit einer höheren Rezidivrate verbunden.

Es sind 6 randomisierte prospektive Studien veröffentlicht, welche eine autologe Transplantation mit einer Hochdosistherapie gefolgt von einer allogenen Transplantation vergleichen. Die allogene Transplantation (allo TPL) mit reduzierter Konditionierung wurde nach einer ersten autologen Transplantation (auto TPL) realisiert (☞ Tab. 11.2). Die Studien wurden auf der Basis einer sogenannten "genetischen Randomisation" durchgeführt. Patienten mit einem Hla (*Human Leukocyte Antigen*)-identen Geschwister-Spender wurde die allo TPL nach reduzierter Konditionierung angeboten. Patienten ohne HLA-identen Geschwister-Spender wurden mit einer oder zwei auto TPL be-

Therapie-protokoll	Studie	Anzahl Patienten	Konditio-nierung vor Allotrans-plantation	Einschluss-kriterien	Komplette Remission (%)	Ereignis-freies Über-leben, Zeit bis zur Pro-gression	Gesamt-überleben (Monate, median)
Auto/Allo vs. Auto/Auto	IFM (Garban *et al.*, 2006; Moreau *et al.*, 2008)	Intention to treat 65/219 treated per protocol 46/166	Fludarabin/ Busulfan/ ATG	Hochrisiko (hohes β_2-Mikroglobulin/ Deletion 13q)	62 vs. 51 (CR+VGPR) (p=NS)	19 vs. 22 (p=0,58)	34 vs. 48 (p=0,07)
Auto/Allo vs. Auto/Auto	Italian Group (Bruno *et al.*, 2007; Giaccone *et al.*, 2011)	80 vs. 82	TBI 2 GY	alle Patienten	55 vs. 26 (p=0,004)	35 vs. 29 (p=0,02)	80 vs. 54 (p=0,01)
Auto/Allo vs. Auto/Auto	PETHEMA (Rosinol *et al.*, 2008)	25 vs. 85	Melphalan/ Fludarabin	Patienten <70 Jahre Nichterreichen CR/nCR nach erster Auto	40 vs. 11 (p=0,001)	PFS nicht erreicht vs. 31 (p=0,08)	nicht erreicht vs. 58 (p=0,9)
Auto/Allo vs. Auto/Erhaltungstherapie	HOVON (Lokhorst *et al.*, 2008; Lokhorst *et al.*, 2012)	Intention to treat 126/141 treated per protocol 122 vs. 138	TBI 2 GY	Patienten <66 Jahre	45 vs. 42	39 % vs. 34 % nach 4 Jahren (p=NS)	56 % vs. 63 % nach 4 Jahren (p=NS)
Auto/Allo vs. Auto oder Auto/Auto	EBMT (Bjorkstrand *et al.*, 2011; Gahrton *et al.*, 2013)	Intention to treat 109/250 treated per protocol 98 vs. 250	TBI 2 GY/ Fludarabin	Patienten <70 Jahre	44 vs. 36	PFS 22 % vs. 12 % nach 96 Monaten	49 % vs. 36 % nach 96 Monaten
Auto/Allo vs. Auto/Auto Erhaltungstherapie	Krishnan *et al.*, 2011	226 vs. 484	TBI 2 GY	Patienten <70 Jahre	13 vs. 9	43 % vs. 46 % nach 36 Monaten	77 % vs. 80 % nach 36 Monaten

Tab. 11.2: Zusammenstellung der Ergebnisse großer prospektiver Studien, welche die allogene Stammzelltransplantation beim Multiplen Myelom prüfen.
ATG = Antithymozytenglobulin; TBI = Ganzkörperbestrahlung; NS = nicht signifikant; CR = komplette Remission; nCR = nahezu komplette Remission; VGPR = sehr gute partielle Remission; PFS: progressionsfreies Überleben.

handelt. Die auto TPL wurde meist nach VAD-ähnlicher Induktionstherapie, teilweise unter dem Einschluss von Thalidomid, Bortezomib oder Lenalidomid, ausgeführt. Als Hochdosistherapie wurde im Allgemeinen Melphalan 200 mg/m² Körperoberfläche verwendet.

Eine Studie von der französischen Myelomstudiengruppe IFM verglich 65 Auto-Allo-transplantierte Patienten mit 219 Patienten, welche mit einem Auto-Auto-Konzept behandelt wurden. In dem ersten Bericht (Garban *et al.*, 2006) war kein signifikanter Unterschied im ereignisfreien Überleben bei der *Intention-to-Treat*-Analyse nachweisbar. Das Gesamtüberleben war im Auto-Auto-Behandlungskonzept leicht besser. In einem Update dieser Studie (Moreau *et al.*, 2008) wurde dieses Ergebnis bestätigt. Bei der Bewertung der Studie ist zu beachten, dass einheitlich Hochrisiko-Patienten (Beta-2-Mikroglobulin >3 mg/l oder Nachweis einer Deletion 13q) eingeschlossen wurden. Die reduzierte Konditionierung mit Busulfan und Fludarabin sowie hochdosiertem Antithymozytenglobulin, welche in dieser Studie verwendet wurde, erscheint nicht die optimale Form der Konditionierung vor allogener Transplantation bei Patienten mit Multiplem Myelom zu sein.

In einer Studie von Bruno *et al.* zeigte sich ein besseres Gesamtüberleben für Patienten nach Auto-Allo-Transplantation im Vergleich zur geplanten Auto-Auto-Transplantation (Bruno *et al.*, 2007). 245 Patienten mit Multiplem Myelom wurden zum Zeitpunkt der Diagnose in diese Studie aufgenommen. Nur 58 Patienten wurden mit Auto-Allo-Transplantation und 46 mit dem Auto-Auto-Konzept behandelt. Der Vorteil für das Auto-Allo-Vorgehen wurde nach zwei Jahren gesehen und führte zu einem besseren Gesamtüberleben. In einem Update dieser Studie (Giaccone *et al.*, 2011) wird insbesondere auf das Erreichen einer kompletten Remission nach Allo-Transplantation als prognostisch günstiger Faktor hingewiesen. Auch die positiven Effekte der neuen Substanzen zur Rezidivtherapie nach Allo-Transplantation wurden hervorgehoben.

Die spanische PETHEMA-Studiengruppe (Rosinol *et al.*, 2008) hat eine weitere Studie präsentiert. Nur Patienten, welche keine komplette oder fast komplette Remission nach der ersten autologen Transplantation erreichten, wurden in den Vergleich Auto vs. Allo eingeschlossen. 110 Patienten erhielten eine zweite Transplantation, davon 25 eine allo TPL nach reduzierter Konditionierung. Unter Berücksichtigung der relativ kleinen Patientenzahlen zeigte sich kein Unterschied beim progressionsfreien und Gesamtüberleben.

Die holländische HOVON-Gruppe (Lokhorst *et al.*, 2008; Lokhorst *et al.*, 2012) verglich die Allo-Transplantation nach Auto-Transplantation mit einer Auto-Transplantation gefolgt von Thalidomiderhaltung. Als Konditionierung wurde mit 2 Gy Ganzkörperbestrahlung (TBI) das "*Original Seattle Protocol*" verwendet. Es wurde kein Unterschied im progressionsfreien und Gesamtüberleben gefunden. Interessant ist, dass sich in dieser Studie, sowie in der französischen Studie (s.o.), keine signifikanten Unterschiede in den Raten an kompletten Remissionen zwischen den beiden Armen zeigten.

Die EBMT publizierte eine weitere Studie zu dieser Fragestellung 1999 (Björkstrand *et al.*, 2011). Patienten mit Ansprechen auf VAD oder VAD-ähnliche Therapien wurden mit Auto-Transplantationen behandelt. Für Patienten mit HLA-identen Geschwistern wurde anschließend eine Allo-Transplantation angestrebt. Die anderen Patienten wurden mit einer zweiten autologen Transplantation oder keiner spezifischen Therapie behandelt. In einem Update (Gahrton *et al.*, 2013) zeigt sich langfristig ein besseres Gesamtüberleben für die Auto-Allo-Therapiegruppe von 36 % (auto-auto TPL) versus 49 % (auto-allo TPL) nach 96 Monaten.

Eine multizentrische, amerikanische Studie (Krishnan *et al.*, 2011) unterteilte ein Patientenkollektiv von 710 Patienten basierend auf der Zytogenetik und Beta-2-Mikroglobulin in Standard- und Hochrisikogruppen. Diese Gruppen erhielten wiederum, je nach verfügbarem Geschwister-/Fremdspenderstatus, eine auto-auto oder auto-allo TPL. Nach einem medianen *Follow-Up* von 36 Monaten konnte weder im Standard- noch im Hochrisikoarm ein signifikanter PFS oder Gesamtüberlebensvorteil für das Auto-Allo-Konzept gegenüber dem Auto-Auto-Konzept festgestellt werden. In der deutschen DSMM-V Studie, die auch unverwandte Spender einschloss und die bis dato nur als Abstract vorliegt, konnte bisher auch kein Vorteil für das Gesamtüberleben gezeigt werden.

Bei der Analyse dieser Studien zeigt sich, dass die Konditionierungen stark differieren und der Einfluss der Verwendung von Antithymozytenglobulin den Vergleich erschwert. Es konnte lediglich bei zwei Studien, der EBMT-Studie und der italienischen Studie, ein signifikanter Überlebensvorteil für Patienten, die mit einem Auto-Allo-Konzept behandelt wurden, gezeigt werden. Hauptursachen hierfür sind die hohe TRM und die hohe Rate an chronischer GvHD. Dem entgegen stehen die erhöhten Raten an kompletten, und teils andauernden, Remissionen. So sind ca. 30 % der Patienten, die eine allo TPL erhielten, krankheitsfrei. Unklar bleibt, welches Patientenkollektiv für diese Therapieform geeignet ist und von ihr profitiert. Dass z.B. Patienten mit jungem Alter, Hochrisiko-Zytogenetik oder raschem Rezidiv nach auto TPL von einer allo TPL profitieren, ist nicht hinreichend belegt.

Zusammenfassend ist die allogene Transplantation von Blutstammzellen oder Knochenmark nach reduzierter Konditionierung keine bisher einheitlich bewertete Therapie. Eine ausführliche Darstellung der Ergebnisse der allogenen Transplantation findet sich unter www.iqwig.de (N05-03C – Stammzelltransplantation bei Multiplem Myelom).

11.4. Syngene Transplantation

Die Transplantation von hämatopoetischen Stammzellen von eineiigen Zwillingen beim MM wurde bisher in kleineren Serien durchgeführt. 2 von 11 Patienten sind nach syngener Knochenmarktransplantation nach 9 und 15 Jahren krankheitsfrei (Bensinger *et al.*, 1996). Besonders zu beachten ist, dass beide Patienten eine progressive Erkrankung vor der Hochdosistherapie hatten und somit eine ungünstige Prognose aufweisen.

11.5. Literatur

Björkstrand B, Iacobelli S, Hegenbart U, Gruber A, Greinix H, Volin L, Narni F, Musto P, Beksac M, Bosi A, Milone G, Corradini P, Goldschmidt H et al. (2011) Tandem autologous/reduced-intensity conditioning allogeneic stem-cell transplantation versus autologous transplantation in myeloma: long-term follow-up. J Clin Oncol, 29, 3016-3022.

Bjorkstrand BB, Ljungman P, Svensson H et al. (1996) Allogeneic bone marrow transplantation versus autologous stem cell transplantation in multiple myeloma: a retrospective case-matched study from the European Group for Blood and Marrow Transplantation. Blood, 88, 4711-4718.

Bruno B, Rotta M, Patriarca F et al. (2007) A comparison of allografting with autografting for newly diagnosed myeloma. N Engl J Med, 356, 1110-1120.

Crawley C, Iacobelli S, Bjorkstrand B et al. (2007) Reduced-intensity conditioning for myeloma: lower nonrelapse mortality but higher relapse rates compared with myeloablative conditioning. Blood, 109, 3588-3594.

Gahrton G, Svensson H, Cavo M et al. (2001) Progress in allogenic bone marrow and peripheral blood stem cell transplantation for multiple myeloma: a comparison between transplants performed 1983—93 and 1994—8 at European Group for Blood and Marrow Transplantation centres. Br J Haematol, 113, 209-216.

Gahrton G, Iacobelli S, Apperley J et al. (2005) The impact of donor gender on outcome of allogeneic hematopoietic stem cell transplantation for multiple myeloma: reduced relapse risk in female to male transplants. Bone Marrow Transplant, 35, 609-617.

Gahrton G, Iacobelli S, Björkstrand B, Hegenbart U, Gruber A, Greinix H, Volin L, Narni F, Carella AM, Beksac M, Bosi A, Milone G, Corradini P, Schönland S, Friberg K, van Biezen A, Goldschmidt H et al.; EBMT Chronic Malignancies Working Party Plasma Cell Disorders Subcommittee. (2013) Autologous/reduced-intensity allogeneic stem cell transplantation vs autologous transplantation in multiple myeloma: long-term results of the EBMT-NMAM2000 study. Blood, 121, 5055-5063.

Gahrton G, Tura S, Ljungman et al. (1991) Allogeneic bone marrow transplantation in multiple myeloma. European Group for Bone Marrow Transplantation. N Engl J Med, 325, 1267-1273.

Gahrton G, Iacobelli S, Garderet L et al. (2020) Allogeneic transplantation in multiple myeloma - Does it still have a place? J Clin Med, 9, 2180.

Garban F, Attal M, Michallet M et al. (2006) Prospective comparison of autologous stem cell transplantation followed by dose-reduced allograft (IFM99-03 trial) with tandem autologous stem cell transplantation (IFM99-04 trial) in high-risk de novo multiple myeloma. Blood, 107, 3474-3480.

Giaccone L, Storer B, Patriarca F et al. (2011) Long-term follow-up of a comparison of nonmyeloablative allografting with autografting for newly diagnosed myeloma. Blood, 117, 6721-6727.

Krishnan A, Pasquini MC, Logan B et al.; Blood Marrow Transplant Clinical Trials Network (BMT CTN). (2011) Autologous haemopoietic stem-cell transplantation followed by allogeneic or autologous haemopoietic stem-cell transplantation in patients with multiple myeloma (BMT CTN 0102): a phase 3 biological assignment trial. Lancet Oncol, 12, 1195-1203.

Kröger N, Krüger W, Renges H et al. (2001) Donor lymphocyte infusion enhances remission status in patients with persistent disease after allografting for multiple myeloma. Br J Haematol, 112, 421-423.

Lokhorst H, Sonneveld P, van der Holt B et al. (2008) Donor versus no donor analysis of newly diagnosed myeloma patients included in the HOVON 50/54 study. ASH Annual Meeting Abstracts, 112, 461.

Lokhorst HM, van der Holt B, Cornelissen JJ et al. (2012) Donor versus no-donor comparison of newly diagnosed myeloma patients included in the HOVON-50 multiple myeloma study. Blood, 119, 6219-6225.

Moreau P, Garban F, Attal M et al. (2008) Long-term follow-up results of IFM99-03 and IFM99-04 trials comparing nonmyeloablative allotransplantation with autologous transplantation in high-risk de novo multiple myeloma. Blood, 112, 3914-3915.

Rosinol L, Perez-Simon JA, Sureda A et al. (2008) A prospective PETHEMA study of tandem autologous transplantation versus autograft followed by reduced-intensity conditioning allogeneic transplantation in newly diagnosed multiple myeloma. Blood, 112, 3591-3593.

12. Rezidivtherapie

12.1. Behandlungsindikation und Therapieziele

Trotz der Implementierung neuer Substanzklassen und der Etablierung der Hochdosistherapie mit nachfolgender autologer Blutstammzelltransplantation in die Primärtherapie des Multiplen Myeloms ist die Myelomerkrankung nur selten heilbar. Bei der überwiegenden Zahl der Patienten kommt es im Krankheitsverlauf zu einem Rezidiv bzw. einer Krankheitsprogression des Myeloms. Die Möglichkeiten der Rezidivtherapie des Multiplen Myeloms haben sich entschieden verbessert und erweitert. Der typische Krankheitsverlauf des Multiplen Myeloms ist in Abb. 1.3 (☞ Kap. 1.) dargestellt. Durch die Entwicklung von Resistenzmechanismen der Myelomzellen, klonaler Evolution der Myelomerkrankung, Verminderung der Funktion des Immunsystems sowie Schädigung des Knochenmarksstroma wird die Remissionsdauer im Krankheitsverlauf des Multiplen Myeloms immer kürzer (☞ Abb. 12.1). In den letzten Jahren sind zahlreiche neue Substanzen etabliert worden und haben zu einer Lebensverlängerung der Patienten mit Multiplem Myelom geführt (Piechotta *et al.*, 2022). Im ersten bis dritten Rezidiv der Myelomerkrankung sind vielfältige Kombinationstherapien in Deutschland zugelassen. In Phase-III-Studien wurden überwiegend Zweier- gegen Dreierkombinationen verglichen. Erfreulicherweise wurde das Ansprechen durch die Dreierkombinationen bei nur gering erhöhter Toxizität signifikant verbessert. Eine Übersicht über die wichtigsten Studien zur Rezidivtherapie zeigt Tab. 12.1. Die Medikamente und Studien bis zur dritten Rezidivtherapie werden in diesem Kapitel schwerpunktmäßig diskutiert. Zusätzlich sind die Therapeutika Selinexor, Venetoclax und Melphalanflufenamid in diesem Kapitel aufgeführt. Therapien mit Immunonkologika, welche gegenwärtig meist nach dem dritten Rezidiv in Studien geprüft wurden, werden in Kap. 15. besprochen. Es ist zu erwarten, dass die immunonkologisch hochwirksamen Behandlungen wie CAR-T-Zellen und bispezifische Antikörper sich auch in der Primärtherapie etablieren werden.

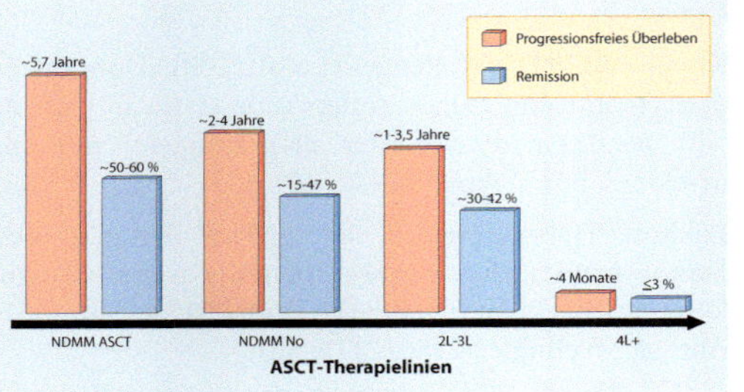

Abb. 12.1: Mittleres progressionsfreies Überleben und Raten an stringenter und kompletter Remission im Verlauf der Myelomerkrankung (mod. n. Gandhi *et al.*, 2019).
CR = *Complete Response*; mPFS = medianes *Progression Free Survival*; NDMM = *Newly Diagnosed Multiple Myeloma*; sCR = *stringent* CR; ASCT = Autologe Stammzelltransplantation; no ASCT = keine ASCT, 2L-3L = 2-3 Linie der Therapie; 4L+ = mehr als 4 Linien Therapie.

Während vor 10 Jahren viele Behandlungen bei einem Rezidiv ohne Erhaltungs- oder Dauertherapie geprüft und etabliert wurden, stellt heute die Erhaltungs- oder Dauertherapie mit Lenalidomid, Daratumumab oder Bortezomib zunehmend neue Herausforderungen zur Behandlung des Myelomrezidives dar. Deshalb ist eine Unterteilung der Rezidive ohne Therapie vs. Langzeittherapie vorzunehmen. In den Empfehlungen der ESMO-EHA wird diese Unterscheidung (☞ Abb. 12.2; Dimopoulos *et al.*, 2021a) abgebildet. Optionen zur Therapie des zweiten und dritten Rezidivs zeigt Abb. 12.3.

Durch eine regelmäßige Nachsorge kann ein Rezidiv oder der Progress zeitnah erkannt werden. So bleibt vor dem Eintreten von Organschäden Zeit, um supportive Behandlungen und die Rezidivtherapie einzuleiten. Hierdurch kann der Zustand der Patienten meist stabilisiert und die Lebensqualität sogar verbessert werden.

Das Rezidiv und die Krankheitsprogression sind durch die IMWG-Kriterien (Durie *et al.*, 2006) definiert und wurden 2016 (Kumar *et al.*, 2016) aktualisiert. Die primär refraktäre Myelomerkrankung ist in primär *no change* und primär progrediente Krankheitsverläufe zu unterteilen. Besonders der primär progrediente Krankheitsverlauf des Myeloms ist mit einer schlechten Prognose verbunden. Bei den Rezidiven ist ein Frührezidiv

Studie	Literaturstelle	Inter-vention	Ver-gleich	Medianes PFS		HR für PFS [95%-KI]	Medianes OS		HR für OS [95%-KI]	SAE		Anspre-chen		CR	
				Inter ven.	Ver gl.		Inter ven.	Ver gl.		Inter ven.	Ver gl.	Inter ven.	Ver gl.	Inter ven.	Ver gl.
Rezidiv															
APOLLO	Dimopolous *et al.*, 2021	Dara Pd	Pd	12	7	0,63 [0.47; 0,85]	NE	NE	–	50%	39%	69%	46%	25%	4%
ASPIRE	Siegel *et al.*, 2018	KRd	Kd	26	17	0,66 [0,55; 0,78]	48	40	0,79 [0,67; 0,95]	65%	57%	87%	67%	32%	9%
BOSTON	Grosicki *et al.*, 2020	SVd*2	Vd	14	10	0,70 [0,53; 0,93]	NE	25	0,84 [0,57; 1,23]	24%	30%	76%	62%	17%	10%
CANDOR	Usmani *et al.*, 2022a	Dara Kd	Kd	29	15	0,59 [0,45; 0,78]	NE	NE	–	56%	46%	84%	73%	33%	13%
CASTOR	Spencer *et al.*, 2018	DaraVd	Vd	17	7	0,31 [0,24; 0,39]	NE	NE	–	42%	34%	84%	63%	19%	9%
ELOQUENT-2	Dimopolous *et al.*, 2018a	Elo Rd	Rd	19	15	0,71 [0,59; 0,86]	48	40	0,78 [0,63; 0,96]	65%	56%	79%	66%	4%	7%
ELOQUENT-3	Dimopolous *et al.*, 2018b	Elo Pd	Pd	10	5	0,54 [0,34; 0,86]	NE	NE	–	53%	55%	53%	26%	8%	2%
ENDEAVOR	Dimopolous *et al.*, 2016 Orlowski *et al.*, 2019	Kd	Vd	19	9	0,53 [0,44; 0,65]	48	39	0,76 [0,63; 0,92]	59%	40%	77%	63%	13%	6%
ICARIA-MM	Attal *et al.*, 2019	lsaPd	Pd	12	7	0,60 [0,44; 0,81]	NE	NE	0,69 [0,46; 1,0]	62%	54%	60%	35%	5%	1%
IKEMA	Moreau *et al.*, 2021	lsaKd	Kd	NE	19	0,53 [0,32; 0,89]	NE	NE	–	59%	57%	87%	83%	40%	28%
OPTIMISMM	Richardson *et al.*, 2019	PVd	Vd	11	7	0,61 [0,49; 0,77]	NE	NE	0,98 [0,73; 1,32]	61%	43%	82%	50%	16%	4%
POLLUX	Bahlis *et al.*, 2020	Dara Rd	Rd	45	18	0,44 [0,35; 0,55]	NE	NE	–	49%	42%	93%	76%	57%	23%
TOURMALINE-1	Moreau *et al.*, 2016 Richardson *et al.*, 2021	lxaRd	Rd	21	15	0,74 [0,59; 0,94]	54	52	0,94 [0,78; 1,13]	40%	44%	78%	72%	14%	7%

Tab. 12.1: Zugelassene Rezidivtherapien ohne Ergebnisse aus randomisierten Vergleichsstudien: Belantamab-Mafodotin, Idecabtagene vicleucel. Dara = Daratumumab; d = Dexamethason; Elo = Elotuzumab; Interven. = Intervention; Isa = Isatuximab; Ixa = Ixazomib; K = Carfilzomib; M = Melphalan; P = Pomalidomid; R = Lenalidomid; S = Selinexor; V = Bortezomib; CR = "*Complete Response*", HR = *Hazard Ratio*; NE = nicht erreicht; OS = Gesamtüberleben in Monaten; PFS = progressionsfreies Überleben in Monaten; SAE = schwere unerwünschte Ereignisse; 95%-KI = 95%-Konfidenzintervall; Vergl. = Vergleich.

* Diese Tabelle ist nicht Bestandteil der Leitlinie, stellt aber die zugrunde liegenden klinischen Ergebnisse dar.

** Selinexor ist bisher nur in Kombination mit Dexamethason, nicht aber in Kombination mit Bortezomib und Dexamethason zugelassen.

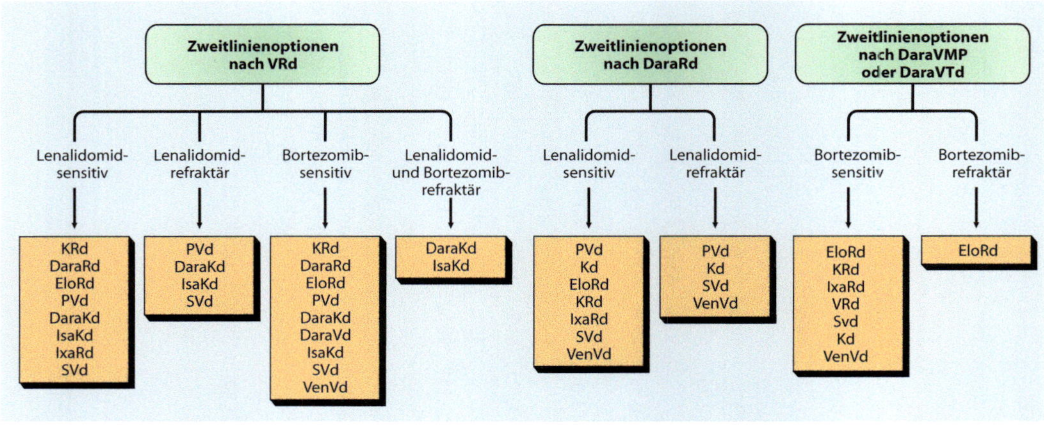

Abb. 12.2: Empfehlungen der ESMO-EHA zur Wahl der Rezidivtherapie beim Multiplen Myelom (mod. n. Dimopoulos *et al.*, 2021a). Wesentliche Unterscheidungen sind die Vor- oder Dauertherapie mit Lenalidomid oder Bortezomib. Die Therapieoption an einer Studie teilzunehmen, sollte geprüft werden.
Dara = Daratumumab; Elo = Elotuzumab; Isa = Isatuximab; Ixa = Ixazomib; K = Carfilzomib; Kd = Carfilzomib/Dexamethason; PVd = Pomalidomid/Bortezomib/Dexamethason; Rd = Lenalidomid/Dexamethason; S = Selinexor; Vd = Bortezomib/Dexamethason; VMP = Bortezomib/Melphalan/Prednisolon; VRd = Bortezomib/Lenalidomid/Dexamethason; Ven = Venetoclax; VTd = Bortezomib/Thalidomid/Dexamethason.

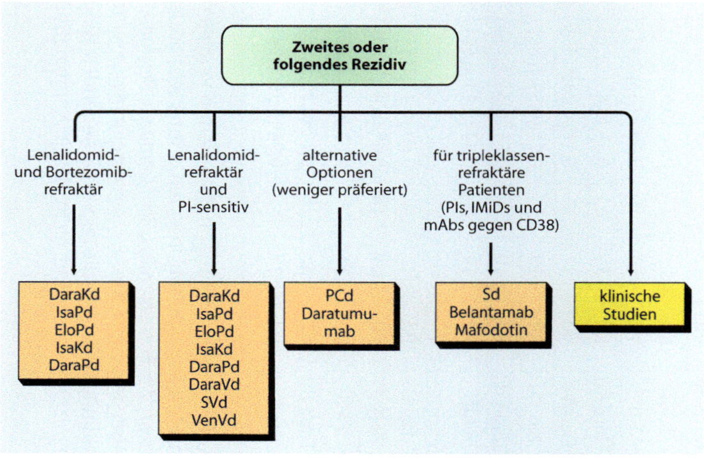

Abb. 12.3: Empfehlungen der ESMO-EHA zur Wahl der Therapie zur Behandlung des zweiten oder dritten Rezidivs beim Multiplen Myelom (mod. n. Dimopoulos *et al.*, 2021a). Die Therapieoptionen in einer Studie sollten nachhaltig geprüft werden.
Dara = Daratumumab; Elo = Elotuzumab; IMiD = immunmodulatorische Wirkstoffe; Isa = Isatuximab; Kd = Carfilzomib/Dexamethason; mAb = monoklonaler Antikörper; PCd = Pomalidomid/Cyclophosphamid/Dexamethason; Pd = Pomalidomid/Dexamethason; PI = Proteasom-Inhibitor; S = Selinexor; Sd = Selinexor/Dexamethason; Vd = Bortezomib/Dexamethason; Ven = Venetoclax.

(<6-12 Monate nach Ende der Therapie) von einem Spätrezidiv (> als 6-12 Monate nach Ende der Therapie) zu unterscheiden. Durch die Erhaltungs- und Langzeittherapie wird diese zeitliche Einteilung in Frage gestellt. Ein Progress, der bereits in den ersten 60 Tagen nach Ende der Therapie oder während der Langzeitbehandlung auftritt, wird der refraktären Myelomerkrankung zugeordnet.

Die Anzahl der Vortherapien bestimmt die Prognose negativ. Hierbei ist die Remissionsdauer nach dem Ende der Vortherapie(n) unbedingt zu berücksichtigen. Eine lange Remissionsdauer korreliert mit einer guten Prognose durch die neue Therapie. Wesentliche Faktoren, welche die Auswahl der Rezidivtherapie (☞ Abb. 12.4) beeinflussen, sind:

- Alter,
- Allgemeinzustand,
- Remissionsdauer,
- Therapieansprechen auf vorherige Behandlungen,
- Knochenmarkfunktion,
- Vorhandensein einer Polyneuropathie,
- Risiko für Thromboembolien,
- Nierenfunktion,
- Aggressivität des Rezidivs,
- Therapiewunsch des Patienten und
- Genetisches Risikoprofil

Allgemeine Hinweise zur Rezidivtherapie sind in Kap. 8. aufgeführt.

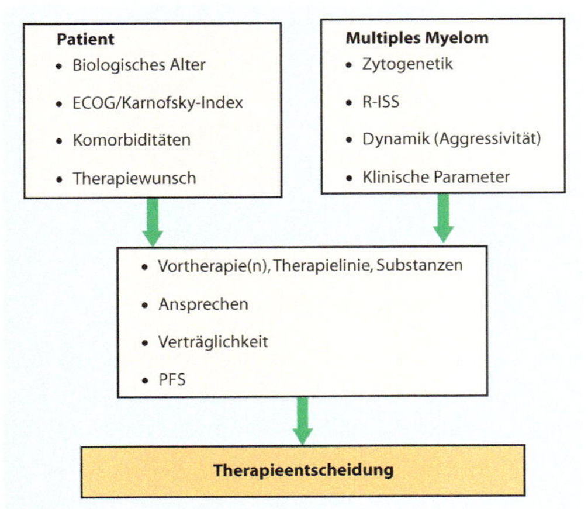

Abb. 12.4: Faktoren zur Therapiewahl bei rezidivierter Myelomerkrankung.

12.2. Substanzen und Therapieregime

12.2.1. Immunmodulierende Substanzen

12.2.1.1. Thalidomid

Thalidomid wirkt immunmodulatorisch und antiinflammatorisch, beeinflusst das Knochenmarkstroma und induziert Apoptose. 1994 wurde die antiangiogene Wirkung tierexperimentell nachgewiesen. Thalidomid hat zusätzlich eine Vielzahl von Wirkungen auf das Immunsystem und direkte toxische Effekte auf die Myelomzellen. Thalidomid wurde unter dem Handelsnamen Contergan vom 01.10.1957 bis 27.11.1961 als Sedativum und Hypnotikum in Deutschland vertrieben. 1998 wurde erstmals die therapeutische Wirkung von Thalidomid beim rezidivierten Multiplen Myelom auf dem ASH mitgeteilt und 1999 publiziert (Singhal *et al.*, 1999). Thalidomid war die erste der neuen Substanzen. Die therapeutische Dosis beträgt 100-200 mg pro Tag. In der Regel wird Thalidomid mit einem Glukokortikoid oder anderen Substanzen kombiniert. Die Haupttoxizität ist die Polyneuropathie. Thalidomid ist stark embryotoxisch und deshalb in der Schwangerschaft und Stillzeit kontraindiziert. Aufgrund des heute ungünstigen Nutzen-Toxizität-Verhältnisses im Vergleich zu den neueren Substanzen findet Thalidomid kaum noch Anwendung in der Rezidivtherapie des MM.

12.2.1.2. Lenalidomid

Lenalidomid, das strukturell dem Thalidomid ähnlich ist, repräsentiert einen weiteren Vertreter der Klasse der immunmodulierenden Substanzen, den sog. IMiDs, und wird in Form einer Kapsel oral appliziert. Es hat im Vergleich zum Thalidomid insbesondere eine größere Potenz der immunmodulierenden Wirkung (Kotla *et al.*, 2009). In präklinischen Studien war Lenalidomid 50- bis 2000-fach wirksamer als Thalidomid hinsichtlich Induktion von Zytokinen, welche die Proliferation der Myelomzellen inhibieren und die T-Zell-Proliferation stimulieren (Kotla *et al.*, 2009). Lenalidomid induziert darüberhinaus Apoptose, moduliert die Natürliche-Killer (NK)-Zell-Funktion und reduziert die Bindung der Myelomzellen an das Knochenmarkstroma. Auch die antiangiogene Wirkung von Lenalidomid ist im Vergleich zu Thalidomid stärker ausgeprägt. Lenalidomid ist eine sehr häufig eingesetzte Substanz in der Rezidivtherapie, insbesondere als Kooperationspartner in der Myelombehandlung. Es besteht eine Zulassung für die Kombination mit allen verfügbaren Proteasom-Inhibitoren (Bortezomib, Carfilzomib, Ixazomib) sowie mit zwei der drei zugelassenen monoklonalen Antikörper (Elotuzumab, Daratumumab). Bei der Behandlung mit Lenalidomid in der Rezidivtherapie sollten folgende Punkte besonders beachtet werden: Lenalidomid ist stark embryotoxisch und deshalb in der Schwangerschaft und Stillzeit kontraindiziert. Regelmäßige Blutbildkontrollen sind notwendig, da Leukopenien und Thrombozytopenien auftreten können. Infektionen, insbesondere die Hepatitis, sind vor einer Therapie mit Lenalidomid auszuschließen. Eine Adaptation der Lenalidomid-Dosis an die Nierenfunktion ist notwendig. Durch die Therapie mit Lenalidomid besteht ein erhöhtes Thromboembolierisiko, sodass eine prophylaktische Antikoagulation bei hoher Tumormasse und/oder intensiver Therapie erfolgen soll.

12.2.1.3. Pomalidomid

Pomalidomid ist ein weiterer Abkömmling des Thalidomids und dem Lenalidomid verwandt. Die Nebenwirkungen sind ähnlich denen von Lenalidomid (Anämie, allergische Reaktion, Abgeschlagenheit, Thrombose, Müdigkeit). Auch Pomalidomid ist potentiell embryotoxisch. Da über eine Reaktivierung der Hepatitis B nach Einleitung der Therapie mit Pomalidomid berichtet wurde, ist vor Beginn der Behandlung mit Pomalidomid der Hepatitis-Virus-Status abzuklären. Da unter der Therapie zudem auch schwerwiegende Fälle einer auf Pomalidomid zurückzuführenden akuten Hepatitis auftraten, wird eine regelmäßige Kontrolle der Leberfunktion während der Therapie empfohlen. Die EU-Zulassung von Pomalidomid basiert auf den Ergebnissen einer offenen, randomisierten Phase-III-Studie (n=455 Patienten; San Miguel *et al.*, 2015). Sie verglich die Kombination von Pomalidomid und niedrig dosiertem Dexamethason mit einer Monotherapie mit hoch dosiertem Dexamethason. Bei allen Patienten hatten mindestens zwei Vortherapien (darunter Lenalidomid und Bortezomib) versagt. Zudem war es bei den Studienteilnehmern unter der letzten Therapie oder innerhalb von 60 Tagen nach Therapieende zum Krankheitsprogress gekommen. Bezüglich des medianen progressionsfreien Überlebens (PFS) ergab sich ein signifikanter Vorteil für die Kombination aus Pomalidomid und niedrig dosiertem Dexamethason von 1,8 Monaten (3,6 versus 1,8 Monate). Auch beim Gesamtüberleben zeigten sich statistisch signifikante Unterschiede in den zwei Behandlungsgruppen zugunsten der Kombinationstherapie. Die Kombination von Pomalidomid mit Dexamethason zeigt bei circa einem Drittel aller Patienten, die auf Lenalidomid resistent sind, ein erneutes Ansprechen. Pomalidomid ist von der EMA seit August 2013 für die refraktäre und rezidivierte Myelomerkrankung zugelassen. In der Praxis wird zur Kombination Pomalidomid plus Dexamethason oft Cyclophosphamid addiert. Durch die Addition von Cyclophosphamid wurde das PFS von 4,4 auf 9,5 Monate verlängert. Weitere Kombinationen beim rezidivierten Multiplen Myelom sind Pomalidomid in Kombination mit einem monoklonalen Antikörper (Daratumumab, Elotuzumab, Isatuximab) und Dexamethason (Baz *et al.*, 2016). Die Daten der ICARIA-Studie belegen, dass Pomalidomid in Kombination mit Isatuximab und Dexamethason das PFS signifikant im Vergleich zu Pomalidomid/Dexamethason verlängert (Attal *et al.*, 2019, Richardson *et al.*, 2022). Zur Kombination von Pomalidomid mit Daratumumab und Dexamethason im Vergleich zur alleinigen Therapie wurden die Daten der APOLLO-Studie publiziert. Auch hier zeigte sich ein signifikant verlängertes PFS (Dimopoulos *et al.*, 2021b). Auch die Kombination von Pomalidomid, Bortezomib und Dexamethason (Richardson *et al.*, 2019) verlängerte das PFS im Vergleich zur Behandlung mit Bortezomib und Dexamethason allein. Ein verlängertes Gesamtüberleben konnte ebenfalls belegt werden.

12.2.2. Proteasom-Inhibition

12.2.2.1. Bortezomib

Proteasomen sind große zytosolische Proteinkomplexe, die intrazelluläre Proteine degradieren, nachdem diese vor allem durch Markierung mit Ubiquitin zum Abbau bestimmt wurden. Dieser Pathway spielt eine wichtige Rolle sowohl bei der zellulären Proliferation als auch verringerten Apoptoseneigung (Dou *et al.*, 2003). Bortezomib ist der erste Proteasom-Inhibitor, der von der FDA und von der EMA zur Behandlung des Multiplen Myeloms zugelassen wurde. Als Ergebnis der erfolgreichen Phase-II-Studien wurde in der APEX-Studie, einer randomisierten, multizentrischen Phase-III-Studie (☞ Abb. 12.5), die Wirksamkeit von Bortezomib im Vergleich zu Dexamethason an 669 Patienten untersucht. Diese Patienten mit rezidiviertem oder refraktärem Myelom waren mit 1-3 Therapien vorbehandelt. Es zeigte sich sowohl eine höhere Ansprechrate ein besseres progressionsfreies Überleben und ein verlängertes Gesamtüberleben. Die Hauptnebenwirkungen des Bortezomibs sind das Auftreten einer Polyneuropathie und einer Asthenie mit Fatigue und Schwäche. Die gastrointestinalen Nebenwirkungen wie Übelkeit, Diarrhö, Obstipation und Erbrechen treten am zweithäufigsten auf. Die hämatologische Toxizität präsentiert sich meist als passagere Thrombozytopenie. Die am häufigsten therapielimitierende Nebenwirkung ist die periphere Polyneuropathie, die nach Absetzen des Bortezomibs im Vergleich zu Thalidomid teilweise reversibel ist. Das vermehrte Auftreten von Herpes zoster während der Bortezomib-Therapie kann durch eine antivirale Prophylaxe z.B. mit Aciclovir verhindert werden(Kropff *et al.*, 2008). Die Addition von Dexamethason zur Bortezomib-Monotherapie erhöht das Ansprechen um 18-34 %, ohne dass die Inzidenz und der Typ von Nebenwirkungen sich entscheidend änderte (Mikhael *et al.*, 2009). Bortezomib eignet sich zur Kombination mit klassischen alkylierenden Substanzen (Melphalan und Cyclophosphamid), dem Bendamustin, immunmodulierenden Substanzen und Antikörpern.

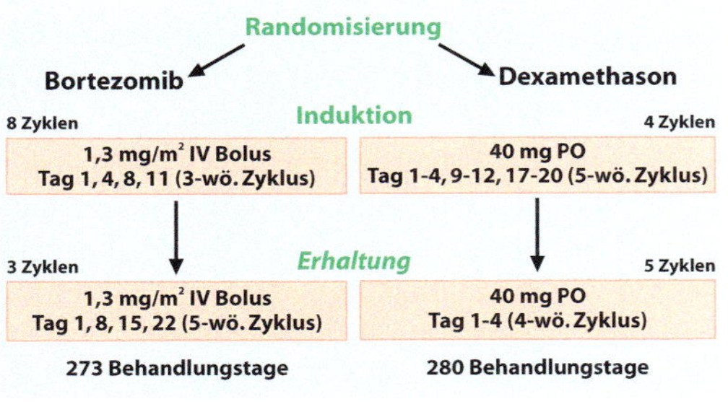

Abb. 12.5: APEX-Studiendesign: Vergleich von Bortezomib versus Dexamethason bei refraktären/rezidivierten Myelompatienten (mod. n. Richardson *et al.*, 2005).

12.2.2.2. Carfilzomib

Carfilzomib ist ein Proteasom-Inhibitor der sogenannten zweiten Generation. Er ist chemisch nicht direkt verwandt mit Bortezomib und hemmt das Proteasom im Gegensatz zu diesem irreversibel. Der größte Unterschied zu Bortezomib ist, dass durch Carfilzomib in der Regel keine oder nur sehr milde Nervenschädigungen, also Polyneuropathien, auftreten. Erste Studien zeigten, dass auch bei intensiv vorbehandelten Patienten, die z.B. gegen Lenalidomid und/oder auf Bortezomib resistent sind, ein Behandlungserfolg mit Carfilzomib als alleinig eingesetzte Substanz möglich ist. Insbesondere in den Kombinationen mit Lenalidomid und Dexamethason wird die Wirksamkeit erhöht. Die Kombination aus Carfilzomib, Lenalidomid, Antikörpern und Dexamethason wurde für die Behandlung von Patienten ab dem ersten Rezidiv zugelassen. In der ASPIRE-Zulassungsstudie (Stewart *et al.*, 2015) hatte sich gezeigt, dass die Dreifachkombination der Behandlung mit Lenalidomid, Dexamethason signifikant überlegen ist. Kombinationen von Carfilzomib mit CD38-Antikörpern sind ebenfalls wirksam und im Rezidiv zugelassen. Bisherige Nebenwirkungen betreffen überwiegend die Blutbildung und das Allgemeinbefinden, ähnlich wie bei den meisten anderen Therapieformen auch. Als stärker einschränkende, aber seltene Nebenwirkungen wurden Atemnot und Herzschwäche beobachtet. Ebenfalls eine sehr seltene, aber unter Umständen lebensbedrohliche Nebenwirkung kann die Carfilzomib-induzierte thrombotische Mikroangiopathie sein, an die stets bei Auftreten einer schweren Thrombozytopenie mit akutem Nierenversagen gedacht werden muss (Blasco *et al.*, 2021).

12.2.2.3. Ixazomib

Ixazomib ist ein selektiver und reversibler Proteasom-Inhibitor. Ixazomib steht in Form von Kapseln zur Verfügung. Die Kombination von Ixazomib mit Lenalidomid und Dexamethason ist zur Rezidivtherapie des Multiplen Myeloms zugelassen. Da die Kombinationspartner von Ixazomib – Dexamethason und Lenalidomid – oral eingenommen werden, ist keine Injektion oder Infusion bei dieser Kombinationstherapie (Moreau *et al.*, 2016) notwendig. Die Therapie mit den drei Wirkstoffen erfolgt in einem 28-tägigen Zyklus, Ixazomib wird einmal wöchentlich eingenommen. Ixazomib kann gastrointestinale Toxizität auslösen. Die Rate der Polyneuropathie ist gering.

12.2.3. Histon-Deacetylase-Inhibition

12.2.3.1. Panobinostat

Panobinostat ist der erste zugelassene Inhibitor der Histon-Deacetylase (HDAC-Inhibitor) zur Therapie des rezidivierten Multiplen Myeloms. Histone spielen eine wichtige Rolle bei der physiologischen Inaktivierung des Erbmaterials. Die DNA wickelt

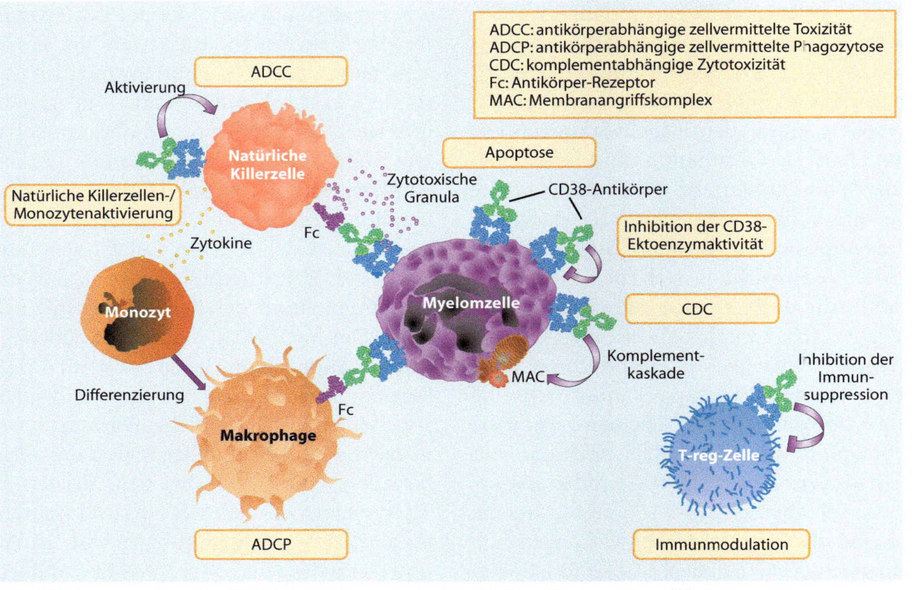

Abb. 12.6: Wirkungsweise der CD38-Antikörper beim Multiplen Myelom (modifiziert nach Lammerts van Bueren *et al.*, 2014; Jansen *et al.*, 2012; Krejcik *et al.*, 2016).

sich um die Histon-Komplexe. Werden Acetylgruppen auf Histone übertragen bzw. die Deacetylierung gehemmt, schwächt sich die Bindung zwischen Histon und DNA ab. In der Folge kommt es zur Aktivierung von Tumor-Suppressor-Genen. Darüber hinaus bewirkt Panobinostat eine Anreicherung fehlgefalteter Proteine, was zum Zellstress führt. Die Zulassung von Panobinostat basiert auf der Subgruppenanalyse der Phase-III-Studie PANORAMA-1, in der Panobinostat das mediane PFS von 4,7 auf 12,5 Monate verlängerte und signifikante Steigerungen der Ansprech- sowie Remissionsraten zeigte (San Miguel *et al.*, 2014). Panobinostat wird oral appliziert. Die häufigsten unerwünschten Ereignisse während einer panobinostathaltigen Kombination waren Infektionen (speziell der oberen Atemwege), Diarrhoen, Fatigue, Übelkeit und Erbrechen, Thrombozytopenien, Lymphozytopenien und periphere Neuropathie. Zugelassen ist Panobinostat in Kombination mit Bortezomib und Dexamethason für die Behandlung erwachsener Patienten mit rezidiviertem und/oder refraktärem Multiplen Myelom, die mindestens zwei vorausgegangene Therapien, darunter Bortezomib und eine immunmodulatorische Substanz, erhalten haben. Aufgrund der ausgeprägten Nebenwirkungen wird Panobinostat nur selten eingesetzt.

12.2.4. Antikörper

Monoklonale Antikörper binden sich an spezifische Zielmoleküle der Myelomzellen. Nach der Antikörper-Antigen-Bindung werden verschiedene zytotoxische Mechanismen aktiviert. Zusätzlich werden oft Immunmechanismen (☞ Abb. 12.6) beeinflusst. Die Effekte der monoklonalen Antikörper wird durch die Addition von anderen Substanzen verstärkt (Weiner *et al.*, 2015). Deshalb werden die monoklonalen Antikörper insbesondere in Kombination mit immunmodulierenden Substanzen angewendet. Weitere häufige Kombinationspartner sind die Proteasom-Inhibitoren, klassische Zytostatika und Glukokortikoide.

12.2.4.1. Daratumumab

Daratumumab ist ein gegen das CD38-Antigen gerichteter humanisierter, monoklonaler Antikörper, der 2016 zugelassen wurde. Der Oberflächenmarker CD38 ist verstärkt auf Myelomzellen exprimiert. Die Zulassung von Daratumumab erfolgte als Monotherapie für mehrfach rezidivierte Patienten mit Multiplem Myelom aufgrund der Ergebnisse der SIRIUS-Studie (Lonial *et al.*, 2016). Kombinationen von Daratumumab mit anderen Substanzen erhöhen die Wirksamkeit. So konnte die Kombination von Daratumumab mit Bortezomib und Dexamethason das mediane PFS signifikant verlängern (Palumbo *et al.*, 2016). Noch effektiver ist die Kombination von Daratumumab mit einem IMiD. In der Zweitlinientherapie des rezidivierten Myeloms zeigt sich die Kombination von Daratumumab mit Lenalidomid und Dexamethason effektiv. Beide Kombinationen sind in der Zweitlinientherapie zugelassen. Die unerwünschten Wirkungen von Daratumumab sind insbesondere infusionsbedingte Reaktionen, sodass eine antiallergische Prophylaxe vor intravenöser Gabe erfolgen soll. Weiterhin wurden gastrointestinale Beschwerden, Neutropenien und Herpes-Zoster-Reaktivierungen beschrieben. Aufgrund der Daten der COLUMBA-Studie (Usmani *et al.*, 2022b) kann Daratumumab subkutan appliziert werden. Die subkutane Gabe zeigte die gleiche Effektivität wie die intravenöse Applikation in dieser Studie. Die Nebenwirkungsrate war geringer, und die Lebensqualität der Patienten war durch die subkutane Applikation verbessert. Insbesondere die Verkürzung der Applikation von Daratumumab ist für die Patienten und die ambulante Therapie von entscheidender Bedeutung. In der APOLLO-Studie wurde Daratumumab subkutan in Kombination mit Pomalidomid und Dexamethason untersucht. Durch diese Dreier-Kombination konnte das PFS signifikant im Vergleich zur Zweifachtherapie ohne Daratumumab verlängert werden (Dimopolous *et al.*, 2021b). Auch die Dreier-Kombination Carfilzomib, Daratumumab und Dexamethason (Usmani *et al.*, 2022a) war der Zweier-Kombination Carfilzomib und Dexamethason überlegen. Diese Dreier-Kombinationen sind zur Rezidivtherapie zugelassen.

12.2.4.2. Isatuximab

Isatuximab dockt ebenfalls an das CD38-Antigen an. Im Vergleich zum Daratumumab bindet Isatuximab an einem anderen Epitop dieses Antigens. Die Zulassung zur Rezidivtherapie des Myeloms erfolgte 2020 aufgrund der Kombination Isatuximab, Pomalidomid und Dexamethason im Vergleich mit der Zweifachtherapie ohne Isatuximab. Das PFS konnte durch die Addition des Antikörpers von 6,5 Monate auf 13,5 Monate verlängert werden (Attal *et al.*, 2019). Auch Lenalidomid-refraktäre Patienten haben einen Nutzen von dieser Dreierkombination. Unerwünschte Nebenwirkungen sind infusionsbedingte Reaktionen sowie Beschwerden respiratorischer, infektiologischer und gastrointestinaler Art. Isatuximab kann ebenfalls mit Carfilzomib und Dexamethason kombiniert werden. Diese Dreifachkombination verlängerte das PFS gegenüber der Zweierkombination signifikant (Moreau *et al.*, 2021).

12.2.4.3. Elotuzumab

Der monoklonale Antikörper Elotuzumab richtet sich gegen das SLAMF-7/CS1-Antigen. Auch dieses Antigen ist auf Myelomzellen verstärkt exprimiert. Die NK-Zellen werden durch Elotuzumab aktiviert. Jedoch zeigt sich in der Monotherapie kein Effekt durch Elotuzumab. Erst durch die Kombination mit dem IMiD Lenalidomid sowie Dexamethason wurden synergistische Effekte beobachtet. Die ELOQUENT-2-Studie verglich die Zweier-Kombination Lenalidomid und Dexamethason mit der Dreier-Kombination Elotuzumab, Lenalidomid und Dexamethason. Das PFS konnte signifikant von 14,9 Monate auf 19,4 Monate verlängert werden (Lonial *et al.*, 2015). Die Langzeitbeobachtung dieser Studie zeigte auch ein Gesamtüberlebengewinn (Gesamtüberleben im Median 39,6 versus 48,3 Monate), (Dimopoulos *et al.*, 2020). Die Nebenwirkungen der Elotuzumab-Infusionen sind in der Regel milde. Für die Therapie des refraktären Myeloms ist auch die Therapie Elotuzumab mit Pomalidomid und Dexamethason zugelassen (Dimopoulos *et al.*, 2018b).

12.2.5. Chemotherapeutika und Glukokortikoide

Hochdosierte Glukokortikoide sind relativ schnell wirksam und bei einer vorbestehenden Suppression der Knochenmarkfunktion eine gute Therapieoption. Die Nebenwirkungen von hochdosierten Glukokortikoiden können die Patienten allerdings sehr beeinträchtigen. Eine alleinige klassische zytostatische Therapie ist indiziert bei schwerer Polyneuropathie und Unverträglichkeit von Lenalidomid. Cyclophosphamid und Bendamustin sind in der Rezidivsituation gut untersucht und wirksam. Melphalan führt im Vergleich zu Cyclophosphamid und Bendamustin oft zu einer länger anhaltenden Myelosuppression, die eine Dosisreduktion oder einen Therapieabbruch bedingen kann.

12.2.6. Autologe und allogene Transplantation hämatopoetischer Stammzellen

Die Diskussion hinsichtlich des Stellenwertes der Hochdosistherapie (HDT) gefolgt von der autologen Blutstammzelltransplantation in der Rezidivsituation hat durch die neuen Medikamente und die damit verbesserten Therapieoptionen Impulse (Hagen *et* Stiff, 2019) erhalten. Eine Übersicht der wichtigen Studien zur autologen Blutstammzelltransplantation beim rezidivierten Myelom erfolgt in Tab. 12.2. Aufgrund der Datenlage sollte die autologe Stammzelltransplantation im Rezidiv der Myelomerkrankung möglichst nur nach einer langen Remissionszeit erfolgen. Patienten mit symptomatischen Rezidiven in den ersten 12 Monaten nach Hochdosistherapie und autologer Blutstammzelltransplantation haben eine sehr schlechte Prognose. Da das Prinzip der HDT in diesen Fällen ungenügend gewirkt hat, sollten diese Patienten mit innovativen Therapieverfahren behandelt werden. Nach einer Remissionsdauer von >18 Monate ohne Erhaltungstherapie und >30 Monate mit Erhaltungstherapie ist eine erneute HDT mit folgender autologer Transplantation hämatopoetischer Stammzellen eine mögliche Therapieoption. Bei längerer Remission und einer nicht zu hohen Toxizität der vorausgegangenen HDT gefolgt von der Transplantation, ist eine erneute HDT dann zu empfehlen.

Die allogene Transplantation von hämatopoetischen Stammzellen kann auch im Rezidiv molekulare Remissionen induzieren. Unter Berücksichtigung der erhöhten behandlungsassoziierten Mortalität und der sehr guten Wirksamkeit der neuen Substanzen wird diese Therapieoption erneut in klinischen Studien geprüft (Claveau *et al.*, 2022; Kröger, 2023, https://www.g-ba.de/studien/erprobung/allorelap semmstudy-studie/).

12.2.7. Selinexor

Selinexor ist der erste Vertreter der sogenannten XP01-Inhibitoren zur Therapie des Multiplen Myeloms. Das Protein Exportin 1 (XP01) ist ein Schlüsselprotein von Molekülen aus dem Zellkern. XP01 verhindert, dass die Myelomzellen Tumorsuppressor-Proteine aus dem Zellkern hinausschleusen. Die Zulassung basiert aufgrund der Phase-IIb-Studie STORM (Chari *et al.*, 2019) mit 122 Patienten mit rezidiviertem oder refraktärem Multiplen Myelom. Die Therapie erfolgte mit Selinexor in Kombination mit Dexamethason. Die Probanden waren mit 3 bis 18 vorgehenden Behandlungen sehr schwer vortherapiert. Die Ansprechrate lag bei 25,4 %. Die mittlere Ansprechzeit betrug 4,4 Monate. Als häufigste Nebenwirkung traten Thrombozytopenie, Übelkeit, Durchfall und Erbrechen auf. In der BOSTON-Studie (Grosicki *et al.*, 2020) wurde durch die Addition von Selinexor im Vergleich zu Bortezomib und

Studie	Phase	Substanzen	Ergebnisse	Literatur
BSBMT/UKMF Myeloma X	III	Hochdosis Melphalan +ASCT vs. Cyclophosphamid oral	Zeit bis zur Progression 19 vs. 11 Monate, OS 67 vs. 52 Monate	Cook *et al.*, 2016
ReLApsE	III	Hochdosis Melphalan + ASCT gefolgt von Rd Erhaltung vs. kontinuierliche Therapie mit Rd	Kein Unterschied im Ansprechen; Trend zum verbesserten PFS und OS durch ASCT (*as treated population*)	Goldschmidt *et al.*, 2021 Baertsch *et al.*, 2018
2nd Chance	II	4 X Dara-KRd → ASCT → 4 X Dara-KRd → Erhaltungstherapie	CR 45 %, >VGPR 77 % >PR 82 %	Shah *et al.*, 2021
Retrospektive Analyse	II	KRd → ASCT	≥VGPR 77 %, median PFS 23,3 Monate	Baertsch *et al.*, 2021

Tab. 12.2: Studienergebnisse zur Hochdosistherapie gefolgt von der autologen Blutstammzelltransplantation bei Patienten mit rezidiviertem Multiplem Myelom.
ASCT = Autologe Stammzelltransplantation; Rd = Lenalidomid/Dexamethason; Dara-KRd = Daratumumab/Carfilzomib/Lenalidomid/Dexamethason; KRd = Carfilzomib/Lenalidomid/Dexamethason.

Dexamethason allein eine Verbesserung des PFS von 9,5 auf 13,9 Monate erreicht. Selinexor ist zur Therapie des rezidivierten Myeloms in Deutschland zugelassen.

12.2.8. Venetoclax

Venetoclax inhibiert selektiv das Protein Bcl-2; welches bei Lymphomen und dem MM überexprimiert und führt so verstärkt zum programmierten Zelltod der Tumorzellen. Venetoclax zeigte in einer Phase-I-Dosiseskalationsstudie als Monotherapie Aktivität beim rezidivierten Myelom. Die Gesamtansprechrate betrug 21 %. Bei Patienten mit der Translokation t(11;14) wurde ein Ansprechen bei 40 % der Patienten nachgewiesen. Die BELLINI-Studie (Kumar *et al.*, 2020) verglich die Kombination Venetoclax, Bortezomib und Dexamethason versus Placebo plus Bortezomib und Dexamethason. Das mediane PFS wurde durch die Dreifach-Kombination von 11,5 Monate auf 22,4 Monate gesteigert. Jedoch waren im Venetoclax-Therapiearm vermehrt Todesfälle auffällig. Bei Patienten mit der t(11;14)-Translokation überwogen jedoch die positiven Effekte, insbesondere unter Berücksichtigung des Gesamtüberlebens. Venetoclax ist zur Therapie des rezidivierten und refraktären Myelom in Deutschland noch nicht zugelassen, wird aber in Studien vor allem bei Patienten mit t(11;14) geprüft.

12.2.9. Melphalanflufenamid

Melphalanflufenamid ist ein lipophiles Peptid-Wirkstoffkonjugat von Melphalan, welches als alkylierende Substanz eine breite Antitumorwirkung hat. Die lipophile Struktur von Melphalanflufenamid bedingt eine bessere Durchdringung der Zellmembran. In der Zelle wird durch Aminopeptase-vermittelte Peptidhydrolyse das Alkylanz freigesetzt, so dass die DNA geschädigt werden kann. In Zellkulturen zeigt Melphalanflufenamid mit Dexamethason synergetische Effekte hinsichtlich der Zytotoxizität.

Die Wirksamkeit von Melphalanflufenamid wurde in der Phase-II-Studie HORIZON (Richardson *et al.*, 2021) und in der Phase-III-Studie OCEAN (Schjesvold *et al.*, 2022) untersucht. In der HORIZON-Studie wurden 157 Patienten mit stark vorbehandeltem Myelom eingeschlossen. Das Gesamtansprechen war 29 % und die mediane PFS-Dauer betrug 8,5 Monate. Die Toxizität war überwiegend Hämatotoxität. Die OCEAN-Studie wurde vorzeitig durch die FDA gestoppt, da das Leben tendenziell in der Melphalanflufenamid + Dexamethason-Gruppe gegenüber Pomalidomid + Dexamethason verkürzt (Olivier *et* Prasad, 2022) wurde. Es gibt Hinweise, dass Myelompatienten durch die Therapie mit Melphalanflufenamid profitieren, welche keine Hochdosistherapie und Stammzelltransplantation hatten oder bei denen diese Therapieform mehr als drei Jahre zurückliegt. Patienten mit einem Progress innerhalb der ersten drei Jahre nach HDT mit ABSCT sollten nicht mit Melphalanflufenamid behandelt werden.

12.3. Empfehlungen für die Behandlungsentscheidung

12.3.1. Berücksichtigung der Vortherapie

Die Vortherapie hat einen signifikanten Einfluss auf die Therapie des Rezidivs. Patienten mit einem Rezidiv nach Thalidomid oder Lenalidomid sollten mit einem Proteasom-Inhibitor behandelt werden (Reece *et al.*, 2009). Bei einer Vortherapie mit Bortezomib sind IMiDs zu empfehlen. Es würde damit ein Klassenwechsel der Therapeutika erfolgen.

Durch die Erweiterung der primären Behandlungsoptionen des Myeloms wird eine zunehmende Resistenz auf Proteasom-Inhibitoren und IMiDs beschrieben. Ist zusätzlich die Therapie mit einem CD38-Antikörper nicht mehr wirksam, dann besteht eine triple-refraktäre Krankheitssituation. Bei diesen Patienten sind neue Therapieformen, insbesondere mit Immunonkologika, indiziert.

12.3.2. Rezidiv mit Nierenfunktionsverschlechterung

Bei Patienten mit einer myelombedingten Nierenfunktionsverschlechterung ist eine schnelle Tumormassenreduktion die Basis für eine Erholung der Organfunktion. Die meisten positiven Erfahrungen wurden mit Bortezomib und anderen Proteasom-Inhibitoren gewonnen (Dimopoulos *et al.*, 2008 und 2022). Die Bortezomib-Clearance ist nicht durch die Nierenfunktion beeinflusst. Eine Therapie mit Lenalidomid bei niereninsuffizienten Patienten kann zu einer Verbesserung der Nierenfunktion führen (Roussou *et al.*, 2010). Die Lenalidomid-Dosis ist der Nierenfunktion gemäß Fachinformation anzupassen.

12.3.3. Erhöhtes Thromboembolie-Risiko

Bortezomib als Monosubstanz oder als Basis für Kombinationstherapien erhöht nicht das Risiko für Thromboembolien. In Kombination mit IMiD-basierten Therapien reduziert Bortezomib sogar das thrombogene Risiko (Lonial *et al.*, 2008). Deshalb sollte Bortezomib bei sehr hohem Thromboembolierisiko bevorzugt werden. Thalidomid, Lenalidomid und Pomalidomid erhöhen als Einzelsubstanz nicht signifikant das Risiko von Thromboembolien. Durch die Kombination mit hochdosiertem Dexamethason und Zytostatika steigt die Inzidenz der Thromboembolien (Knight *et al.*, 2006). Obgleich Patienten, die mit Lenalidomid plus hochdosiertem Dexamethason behandelt wurden und eine Thromboembolie erlitten, kein verkürztes Gesamtüberleben oder eine kürzere Zeit bis zur Progression hatten (Zangari *et al.*, 2010), muss das Ziel sein, das thromboembolische Risiko zu verringern. Bei der Behandlung eines Multiplen Myeloms mit Thalidomid oder Lenalidomid werden daher folgende Empfehlungen zur Thromboseprophylaxe gegeben (Palumbo *et al.*, 2008):

- Die Gabe von Acetylsalicylsäure wird nur für Patienten mit keinem bzw. mit nur einem individuellen Myelom-spezifischen Risikofaktor empfohlen.
- Bei Vorliegen von zwei und mehr individuellen/Myelom-spezifischen Risikofaktoren sollten niedermolekulare Heparine (NMH) (Klein *et al.*, 2009), neue orale Antikoagulanzien (NOAKS) oder Warfarin zum Einsatz kommen.
- Für Patienten, die hochdosiertes Dexamethason, Doxorubicin oder eine Kombinations-Chemotherapie unabhängig vom Vorliegen zusätzlicher Risikofaktoren erhalten, werden ebenfalls niedermolekulare Heparine, NOAKS oder Warfarin zur Prophylaxe empfohlen.

12.3.4. Rezidiv mit Polyneuropathie

Durch eine Polyneuropathie kann die Lebensqualität stark beeinträchtigt sein. Erfreulicherweise hat sich die Rate der Polyneuropathien in den letzten Jahren zurückgebildet. Ursächlich ist die gestiegene Sensibilität der Behandler gegenüber der Polyneuropathie. Thalidomid, welches schwere und langandauernde Polyneuropathie induzieren kann, wird in Deutschland selten eingesetzt. Bei einer Anwendung sind 100 mg pro Tag aufgrund des Wirkungs- und Nebenwirkungsprofils zu empfehlen. Ist eine Polyneuropathie durch Bortezomib ausgelöst, sollte auf dieses Medikament in der Rezidivtherapie verzichtet werden.

12.3.5. Rezidivtherapie und Zytogenetik

In der Rezidivsituation der Myelomerkrankung treten zunehmend zytogenetisch ungünstige Konstellationen auf. Besonders die Akkumulation von mehreren zytogenetisch ungünstigen Aberrationen beeinträchtigt die Prognose. Bei "Doppelhit-Zuständen" sollten Kombinationstherapien angewendet werden. Bei Vorliegen einer t(11;14) kann Therapie mit Venetoclax sehr sinnvoll sein oder ein Kostenübernahmeantrag an die Krankenkasse gestellt werden.

12.3.6. Rezidiv nach autologer oder allogener Transplantation hämatopoetischer Stammzellen

Die Hämatopoese nach Hochdosistherapie und der Transplantation von autologen Stammzellen ist gegenüber knochenmarktoxischen Substanzen weniger resistent. Insbesondere Melphalan ist in seiner Dosierung zu reduzieren. Die maximale Bendamustin-Dosis nach Auto-Transplantation wurde in einer Phase-II-Studie mit 100 mg/m² an den Tagen 1+2 ermittelt (Knop *et al.*, 2005). Rezidive nach allogener Knochenmark- oder Blutstammzellstransplantation sind in enger Zusammenarbeit und Abstimmung mit den Transplantationszentren zu behandeln.

12.3.7. Rezidiv mit extramedullärer Manifestation oder Plasmazellleukämie

Extramedulläre Manifestationen des Multiplen Myeloms oder das Auftreten einer sekundären Plasmazellleukämie sind mit einer schlechten Prognose assoziiert. Die Häufigkeit dieser sehr aggressiven Rezidive scheint durch längeres Überleben, vermehrte Transplantationen und die zunehmende Anwendung der neuen Medikamente zuzunehmen. Durch moderne Bildgebung werden extramedulläre Manifestationen zunehmend detektiert. Durch CAR-T-Zelltherapien und Behandlung mit bispezifischen Antikörpern konnte eine Prognoseverbesserung in Phase-II-Studien für Rezidivpatienten mit extramedullärer Manifestation beschrieben werden.

12.4. Literatur

Attal M, Richardson PG, Rajkumar SV et al. (2019) Isatuximab plus pomalidomide and low-dose dexamethasone versus pomalidomide and low-dose dexamethasone in patients with relapsed and refractory multiple myeloma (ICARIA-MM): a randomised, multicentre, open-label, phase 3 study. Lancet, 394, 2096-107.

Baertsch MA, Fougereau M, Hielscher T et al. (2021) Carfilzomib, lenalidomide, and dexamethasone followed by salvage autologous stem cell transplant with or without maintenance for relapsed or refractory multiple myeloma. Cancers (Basel), 13, 4706

Baertsch MA, Schlenzka J, Christina H et al. (2018) Subgroup analyses of the randomized GMMG phase III multicenter trial ReLApsE suggest survival benefit of salvage autologous transplant primarily in low risk multiple myeloma. Blood, 132, 254.

Baz RC, Martin TG 3rd, Lin HY et al. (2016) Randomized multicenter phase 2 study of pomalidomide, cyclophosphamide, and dexamethasone in relapsed refractory myeloma. Blood, 127(21), 2561-8.

Blasco M, Martínez-Roca A, Rodríguez-Lobato LG et al. (2021) Complement as the enabler of carfilzomib-induced thrombotic microangiopathy. Br J Haematol, 193(1), 181-187.

Chari A, Vogl DT, Gavriatopoulou M et al. (2019) Oral selinexor-dexamethasone for triple-class refractory multiple myeloma. N Engl J Med, 381(8), 727-738.

Cook G, Ashcroft AJ, Cairns DA et al. (2016) The effect of salvage autologous stem-cell transplantation on overall survival in patients with relapsed multiple myeloma (final results from BSBMT/UKMF Myeloma X Relapse [Intensive]): a randomised, open-label, phase 3 trial. Lancet Haematol, 3, e340-51.

Claveau JS, Buadi FK, Kumar S. (2022) Current role of allogeneic stem cell transplantation in multiple myeloma. Oncol Ther, 10(1), 105-122.

Dimopoulos MA, Mikhael J, Terpos E et al. (2022) An overview of treatment options for patients with relapsed/refractory multiple myeloma and renal impairment. The Adv Heamatol, 2;13, 20406207221088458.

Dimopoulos MA, Moreau P, Terpos E et al. (2021a) Multiple Myeloma: EHA-ESMO Clinical Practice Guidelines for Diagnosis, Treatment and Follow-up Hemasphere, 5(2), e528.

Dimopoulos MA, Terpos E, Boccadoro M et al. (2021b) Daratumumab plus pomalidomide and dexamethasone versus pomalidomide and dexamethasone alone in previously treated multiple myeloma (APOLLO): an open-label, randomised, phase 3 trial. Lancet Oncol, 22, 801-12.

Dimopoulos MA, Lonial S, White D et al. (2020) Elotuzumab, lenalidomide, and dexamethasone in RRMM: final overall survival results from the phase 3 randomized ELOQUENT-2 study. Blood Cancer J, 10(9), 91.

Dimopoulos MA, Dytfeld D, Grosicki S et al. (2018b) Elotuzumab plus pomalidomide and dexamethasone for multiple myeloma. N Engl J Med, 379, 1811-22.

Dimopoulos MA, Kastritis E, Rosinol L et al. (2008) Pathogenesis and treatment of renal failure in multiple myeloma. Leukemia, 22, 1485-1493.

Dou QP, Smith DM, Daniel KG, Kazi A. (2003) Interruption of tumor cell cycle progression through proteasome inhibition: implications for cancer therapy. Prog Cell Cycle Res, 5, 441-446.

Durie BG, Harousseau JL, Miguel JS et al.; International Myeloma Working Group. (2006) International uniform responsecriteriafor multiple myeloma. Leukemia, 20(9), 1467-73.

Gandhi UH, Cornell RF, Lakshman A et al. (2019) Outcomes of patients with multiple myeloma refractory to CD38-targeted monoclonal antibody therapy. Leukemia, 33(9), 2266-75.

Goldschmidt H, Baertsch MA, SchlenzkaJ et al. (2021) Salvage autologous transplant and lenalidomide maintenance vs. lenalidomide/dexamethasone for relapsed multiple myeloma: the randomized GMMG phase III trial ReLApsE. Leukemia, 35, 1134-44.

Grosicki S, Simonova M, Spicka I et al. (2020) Once-per-week selinexor, bortezomib, and dexamethasone versus twice-per-week bortezomib and dexamethasone in patients with multiple myeloma (BOSTON): a randomised, open-label, phase 3 trial. Lancet, 396, 1563-73.

Hagen PA, Stiff P. (2019) The role of salvage second autologous hematopoietic cell transplantation in relapsed multiple myeloma. Biol Blood Marrow Transpl, 25, e98-e107.

Jansen JHM, Boross P, Overdijk MB et al. (2012) Daratumumab, a human CD38 antibody induces apoptosis of myeloma tumor cells via fc receptor-mediated crosslinking. Blood, 120 (21), Abstract 2974

Klein U, Kosely F, Hillengass J, Hundemer M, Schmitt S, Neben K, Moehler T, Hegenbart U, Ho AD, Goldschmidt H. (2009) Effective prophylaxis of thromboembolic complications with low molecular weight heparin in relapsed multiple myeloma patients treated with lenalidomide and dexamethasone. Ann Hematol, 88, 67-71.

Knight R, DeLap RJ,Zeldis JB. (2006) Lenalidomide and venous thrombosis in multiple myeloma. N Engl J Med, 354, 2079-2080.

Knop S, Straka C, Haen M et al. (2005) The efficacy and toxicity of bendamustine in recurrent multiple myeloma after high-dose chemotherapy. Haematologica, 90, 1287-1288.

Kotla V, Goel S, Nischal S et al. (2009) Mechanism of action of lenalidomide in hematological malignancies. J Hematol Oncol, 12;2, 36.

Krejcik J, Casneuf T, Nijhof IS et al. (2016) Daratumumab depletes CD38+ immune regulatory cells, promotes T-cell expansion, and skews T-cell repertoire in multiple myeloma. Blood, 128(3), 384-94

Kropff M, Knauf W, Kornacker M, Goldschmidt H. (2008) Prophylaxe der Varicella-Zoster-Virus-Reaktivierung bei der Behandlung des multiplen Myeloms mit Bortezomib. Arzneimitteltherapie, 25, 357-361.

Kröger N. AlloRelapseMMStudy – Allogene Stammzelltransplantation bei Multiplen Myelom (2023) https://www.g-ba.de/studien/erprobung/allorelapsemmstudy-studie/

Kumar SK, Harrison SJ, Cavo M et al. (2020) Venetoclax or placebo in combination with bortezomib and dexamethasone in patients with relapsed or refractory multiple myeloma (BELLINI): a randomised, double-blind, multicentre, phase 3 trial. Lancet Oncol, 12, 1630-1642.

Kumar S, Paiva B, Anderson KC et al. (2016) International Myeloma Working Group consensus criteria for response and minimal residual disease assessment in multiple myeloma. Lancet Oncol, 17(8), e328-e346.

Lammerts van Bueren J, Jakobs D, KaldenhovenN et al. (2014) Direct in Vitro Comparison of Daratumumab with Surrogate Analogs of CD38 Antibodies MOR03087, SAR650984 and Ab79. Blood, 124 (21), Abstract 3474

Lonial S, Weiss BM, Usmani SZ et al. (2016) Daratumumab monotherapy in patients with treatment-refractory multiple myeloma (SIRIUS): an open-label, randomised, phase 2 trial. Lancet, 387(10027), 1551-1560.

Lonial S, Dimopoulos M, Palumbo A et al.; ELOQUENT-2 Investigators. (2015) Elotuzumab therapy for relapsed or refractory multiple myeloma. N Engl J Med, 373(7), 621-31.

Lonial S, Richardson PG, San MJ et al. (2008) Characterisation of haematological profiles and low risk of thromboembolic events with bortezomib in patients with relapsed multiple myeloma. Br J Haematol, 143, 222-229.

Mikhael JR, Belch AR, Prince HM et al. (2009) High response rate to bortezomib with or without dexamethasone in patients with relapsed or refractory multiple myeloma: results of a global phase 3b expanded access program. Br J Haematol, 144, 169-175.

Moreau P, Dimopoulos MA, Mikhael J et al. (2021) Isatuximab, carfilzomib, and dexamethasone in relapsed multiple myeloma (IKEMA): a multicentre, open-label, randomised phase 3 trial. Lancet, 397, 2361-71.

Moreau P, Masszi T, Grzasko N et al.; TOURMALINE-MM1 Study Group. (2016) Oral Ixazomib, Lenalidomide, and Dexamethasone for Multiple Myeloma, N Engl J Med, 374(17), 1621-34.

Olivier T, Prasad V. (2022) The approval and withdrawal of melphalan flufenamide (melflufen): Implications for the state of the FDA. Transl Oncol, 101374. E-Pub 20 Feb 2022

Orlowski RZ, Moreau P, Niesvizky R et al. (2019) Carfilzomib-dexamethasone versus bortezomib-dexamethasone in relapsed or refractory multiple myeloma: updated overall survival, safety, and subgroups. Clin Lymphoma Myeloma Leuk, 19, 522-30.e1.

Palumbo A, Chanan-Khan A, Weisel K et al.; CASTOR Investigators. (2016) Daratumumab, Bortezomib, and Dexamethasone for Multiple Myeloma. N Engl J Med, 375(8), 754-66.

Palumbo A, Rajkumar SV, Dimopoulos MA et al. (2008) Prevention of thalidomide- and lenalidomide-associated thrombosis in myeloma. Leukemia, 22, 414-423.

Piechotta V, Skoetz N, Engelhardt M et al. (2022) Guideline group patients with multiple myeloma or monoclonal gammopathy of undetermined significance. Dtsch Arztebl Int, 8;119(14), 253-260.

Reece DE, Trieu Y, Chen C et al.(2009) Sequencing novel agents in relapsed/refractory multiple myeloma: use of bortezomib-based therapy after lenalidomide+dexamethasone. ASH Annual Meeting Abstracts, 114, 1853.

Richardson PG, Oriol A, Larocca A et al.; HORIZON (OP-106) Investigators. (2021) Melflufen and dexamethasone in heavily pretreated relapsed and refractory multiple myeloma. J Clin Oncol, 39(7), 757-767.

Richardson PG, Perrot A, San-Miguel Jet al. (2022) Isatuximab plus pomalidomide and low-dose dexamethasone versus pomalidomide and low-dose dexamethasone in patients with relapsed and refractory multiple myeloma (ICARIA-MM): follow-up analysis of a randomised, phase 3 study. Lancet Oncol, 3(3), 416-427.

Richardson PG, Oriol A, Beksac M et al.; OPTIMISMM trial investigators. (2019) Pomalidomide, bortezomib, and dexamethasone for patients with relapsed or refractory multiple myeloma previously treated with lenalidomide (OPTIMISMM): a randomised, open-label, phase 3 trial. Lancet Oncol, 20, 781-794

Richardson PG, Sonneveld P, Schuster MW et al. (2005) Bortezomib or high-dose dexamethasone for relapsed multiple myeloma. N Engl J Med, 352, 2487-2498.

Roussou M, Kastritis E, Christoulas D et al. (2010) Reversibility of renal failure in newly diagnosed patients with multiple myeloma and the role of novel agents. Leuk Res, 34, 1395-1397.

San-Miguel JF, Hungria VT, Yoon SS et al. (2014) Panobinostat plus bortezomib and dexamethasone versus placebo plus bortezomib and dexamethasone in patients with relapsed or relapsed and refractory multiple myeloma: a multicentre, randomised, double-blind phase 3 trial. Lancet Oncol, 15, 1195-1206.

San Miguel JF, Weisel KC, Song KW et al. (2015) Impact of prior treatment anddepth of response on survival in MM-003, a randomizedphase 3 study comparing pomalidomide plus low-dosedexamethasone versus high-dose dexamethasone in relapsed/refractory multiple myeloma. Haematologica, 100, 1334-1339.

Schjesvold FH, Dimopoulos MA, Delimpasi S et al.; OCEAN (OP-103) Investigators. (2022) Melflufen or pomalidomide plus dexamethasone for patients with multiple myeloma refractory to lenalidomide (OCEAN): a randomised, head-to-head, open-label, phase 3 study. Lancet Haematol, 9(2), e98-e110

Shah GBS, Rodriguez C et al. (2021) Daratumumab, carfilzomib, lenalidomide, & dexamethasone for relapsed/ refractory myeloma with salvage autologous hematopoietic cell transplant: interim analysis of the multicenter 2nd chance protocol. Clin Lymphoma Myeloma Leukemia, 21(Suppl 2), S158-S159.

Siegel DS, Dimopoulos MA, Ludwig H et al. (2018) Improvement in overall survival with carfilzomib, lenalidomide, and dexamethasone in patients with relapsed or refractory multiple myeloma. J Clin Oncol, 36, 728-34.

Singhal S, Mehta J, Desikan R et al. (1999) Antitumor activity of thalidomide in refractory multiple myeloma. N Engl J Med, 341, 1565-1571.

Spencer A, Lentzsch S, Weisel K et al. (2018) Daratumumab plus bortezomib and dexamethasone versus bortezomib anddexamethasone in relapsed or refractory multiple myeloma: updated analysis of CASTOR. Haematologica, 103, 2079-87.

Stewart AK, Rajkumar SV, Dimopoulos MA et al.; ASPIRE Investigators (2015) Carfilzomib, lenalidomide, and dexamethasone for relapsed multiple myeloma. N Engl J Med 372, 142-152.

Usmani SZ, Quach H, Mateos M-V et al. (2022a) Carfilzomib, dexamethasone, and daratumumab versus carfilzomib anddexamethasone for patients with relapsed or refractory multiple myeloma (CANDOR): updated outcomes from a randomised, multicentre, open-label, phase 3 study. Lancet Oncol, 23, 65-76.

Usmani SZ, Nahi H, Legiec W et al. (2022b) Final analysis of the phase III non-inferiority COLUMBA study of subcutaneous versus intravenous daratumumab in patients with relapsed or refractory multiple myeloma. Haematologica, 107(10), 2408-2417.

Weiner G. (2015) Building better monoclonal antibody-based therapeutics. Nat Rev Cancer, 15(6), 361-70.

Zangari M, Tricot G, Polavaram L et al. (2010) Survival effect of venous thromboembolism in patients with multiple myeloma treated with lenalidomide and high-dose dexamethasone. J Clin Oncol, 28, 132-135.

13. Strahlentherapie

Die Effektivität der Strahlentherapie bei den malignen Plasmazellerkrankungen ist insbesondere durch die Heilung des solitären Plasmozytoms, das ca. 5 % aller Plasmazellerkrankungen bedingt, durch eine primäre, kurative Radiatio belegt. Eine Strahlendosis von 40-50 Gy bedingt in 87-100 % eine lokale Tumorkontrolle (Übersichten bei Ganjoo *et* Malpas, 1998; Schmaus *et* Neuhof, 2014). Plasmozytome des Knochens sind vorwiegend im blutbildenden Knochen zu finden. Extraossäre Plasmozytome finden sich dagegen im Bereich der Schleimhäute der oberen Atemwege. Bei der Primärdiagnose eines solitären ossären Plasmozytoms ist durch die Bestrahlung ein zehnjähriges krankheitsfreies Intervall bei 80 % der Patienten zu erwarten, sofern der M-Gradient als Folge der Radiatio verschwindet, die Immunfixation negativ wird und der freie Leichtkettentest sich normalisiert. Persistiert das monoklonale Protein in der Elektrophorese, sind nur 40 % der Patienten nach 10 Jahren progressionsfrei. Eine Verbesserung der Verlaufskontrolle ist durch die quantitative Konzentrationsbestimmung der freien Leichtketten im Serum mit dem *serum free light chain*-Test gegeben (Jagannath 2007). Die schlechteste Prognose haben Patienten mit asekretorischen Plasmozytomen mit einem medianen ereignisfreien Überleben (EFS) von etwa 4 Jahren (Liebross *et al.* 1998). Ursächlich ist die spätere Diagnosesicherung der asekretorischen Plasmozytome im Vergleich zu den Plasmozytomen mit M-Gradient. Auch beim extraossären Plasmozytom ist durch die Bestrahlung (ca. 40-50 Gy) in über 90 % eine lokale Tumorkontrolle zu erreichen. Das mediane Überleben wird mit 4-10 Jahren angegeben (Ganjoo *et* Malpas, 1998). Die Rezidivrate ist im Vergleich zu ossären Plasmozytomen geringer (ca. 8-36 % (extramedullär) versus ca. 64 % (ossär) nach 2-10 Jahren) (Strojan *et al.*, 2002; Tsang *et al.*, 2001).

Eine Gesamtdosis von mindestens 40-50 Gy in konventioneller Fraktionierung mit einem Sicherheitsabstand von 2-3 cm ist als kurativer Ansatz sowohl beim ossären als auch beim extramedullären Plasmozytom empfohlen. Darüber hinaus sollte beim ossären Plasmozytom, soweit möglich, der gesamte befallene Knochen bestrahlt werden.

13.1. Indikationen beim Multiplen Myelom

Beim Multiplen Myelom gelten für die Radiotherapie folgende Indikationen (Busch *et* Heinrich, 1998):

- Behandlung von ossär bedingten Schmerzen,
- Prävention oder zusätzliche Therapie von pathologischen Knochenfrakturen,
- Therapie von Plasmazelltumoren, insbesondere bei symptomatischer paravertebraler Lokalisation,
- additiv zur Laminektomie und bei intraspinalen Plasmazelltumoren und
- Ganzkörperbestrahlung zur Konditionierung von allogener Transplantation hämatopoetischer Stammzellen.

Das symptomatische MM des Knochens ist in der Regel strahlensensibel. Durch Strahlendosen von 10-25 Gy, in hypofraktionierten Schemata (z.B. 4 × 5 Gy), profitierten in den Untersuchungen von Mills (1987) und Rostom (1988) etwa 20 % der Patienten durch Schmerzfreiheit. Bei weiteren 70 % der Bestrahlten wurde eine Schmerzreduktion erreicht. Nur etwa 10 % der Patienten, meist mit fortgeschrittener Knochendestruktion, berichteten über fehlende Schmerzabnahme.

Zur Prävention von pathologischen Knochenfrakturen sollte die Radiotherapie möglichst frühzeitig angewendet werden. Bei großen Knochendefekten mit Stabilitätsgefährdung ist der Knochen vor der Bestrahlung durch eine Operation zu stabilisieren oder extern, z.B. durch ein Korsett, zu entlasten. Große Plasmozytommassen können durch die Strahlentherapie einschmelzen. Vom Knochen ausgehende Tumore bilden sich meist nicht vollständig zurück, ursächlich sind irreversible Veränderungen der Knochenstruktur. Zum Erreichen einer zumindest teilweisen Remineralisierung des Knochens sind höhere Strahlendosen (30-50 Gy) in konventioneller Fraktionierung (z.B. 20 × 2 Gy) erforderlich.

Die Bestrahlung im Sinne einer *Total Marrow Irradiation* in Kombination mit Cyclophosphamid und Busulfan (Einsele *et al.*, 1997) ist sehr effektiv, hat die Ergebnisse der Hochdosisbehandlung beim MM im Vergleich zu einer Tandem-Therapie

(Doppeltransplantation innerhalb von 6 Monaten) jedoch nicht verbessert (Knop *et al.*, 2007). Der Stellenwert der Ganzkörperbestrahlung innerhalb der Hochdosistherapie gefolgt von autologer Blutstammzelltransplantation wurde in einer französischen prospektiv randomisierten Studie geprüft (Facon *et al.*, 2000; Moreau *et al.*, 2002). Das ereignisfreie Überleben war für beide Therapiearme vergleichbar, das Gesamtüberleben zugunsten der Patienten, welche mit Hochdosis-Melphalan (200 mg/m²) behandelt wurden, mit grenzwertiger Signifikanz verlängert. Ferner war die Rate an Nebenwirkungen in dem Therapiearm mit Radiatio erhöht. Die Autoren folgerten, dass MEL 200 als Standard-Hochdosistherapie angesehen werden müsse. Die Ergebnisse der nicht randomisierten unizentrischen Heidelberger Ergebnisse unterstützen diese Einschätzung (Goldschmidt *et al.*, 1997).

Zu beachten ist, dass die Bestrahlung von blutbildenden Knochen die Mobilisierung von autologen Blutstammzellen beeinträchtigt und u.U. unmöglich macht (Sauer *et al.*, 2021). Bei neudiagnostizierten Patienten mit einer Indikation zur Strahlentherapie sollte daher, wenn möglich, eine Bestrahlung erst im Anschluss an eine erfolgreiche Stammzellsammlung durchgeführt werden.

Eine etablierte Form der Konditionierung vor allogener Transplantation ist die Ganzkörperbestrahlung mit 2 Gy. Einige Arbeitsgruppen behandeln zur Steigerung der Immunsuppression zusätzlich mit Fludarabin (Gerull *et al.*, 2005; Bruno *et al.*, 2007). Die Therapie zur Tumorreduktion umfasst bei dieser Form der allogenen Zelltherapie meist eine vorhergehende Hochdosistherapie mit MEL 200, gefolgt von der autologen Blutstammzelltransplantation.

Sind Patienten refraktär gegenüber konventioneller Chemotherapie, so kann eine palliative Halb- oder Ganzkörperbestrahlung erwogen werden, welche bei 75-90 % der Patienten eine Schmerzreduktion erreicht werden. Bei 32-47 % der Patienten wurde durch die großflächige Bestrahlung das monoklonale Protein reduziert (Übersicht bei Busch *et* Heinrich, 1998). Durch die neuen Therapieoptionen wird die Halb- oder Ganzkörperbestrahlung nur noch sehr selten angewendet.

Durch die interdisziplinäre Kooperation ist es möglich, die lokal sehr effektive und analgetisch wirksame Strahlenbehandlung zum bestmöglichen Zeitpunkt in die Therapie des Multiplen Myeloms zu integrieren.

13.2. Literatur

Busch M, Heinrich B. (1998) Strahlentherapie In: Multiples Myelom, Bartl R, Dietzfelbinger H, Tumorzentrum München, München

Bruno B, Rotta M, Patriarca F et al. (2007). A comparison of allografting with autografting for newly diagnosed myeloma. N Engl J Med, 356, 1110-1120.

Einsele H, Bamberg M, Budach H. (1997) Total marrow irrediation, busulfan and cyclophosphamide followed by peripheral autologous PBSCT in patients with advanced multiple myeloma. Blood, 90 (suppl 1), 112a

Facon T, Moreau P, Michallet M et al. (2000) Comparison of high-dose melphalan 140 mg/m² plus total body irradiation and high-dose melphalan 200 mg/m² as conditioning regimen for peripheral blood progenitor cell autotransplantation in patients with newly diagnosed multiple myeloma. Preliminary results of the IFM 9502 randomized trial. Blood, 94 (suppl. 1), 3150

Ganjoo RK, Malpas JS. (1998) Plasmacytoma. In: Myeloma: Biology and Management, Malpas, J.S., Bergsagel D.E., Kyle R., & Anderson K., 2nd ed., Oxford Medical Publications, Oxford-New York

Gerull S, Goerner M, Benner A, Hegenbart U, Klein U, Schaefer H, Goldschmidt H, Ho AD. (2005) Long-term outcome of nonmyeloablative allogeneic transplantation in patients with high-risk multiple myeloma. Bone Marrow Transplant, 36(11), 963-969.

Goldschmidt H, Hegenbart U, Wallmeier M et al. (1997) High-dose therapy with peripheral blood progenitor cell transplantation in multiple myeloma (MM). Ann Oncol, 8, 1-4

Jagannath S. (2007) Value of serum free light chain testing for the diagnosis and monitoring of monoclonal gammopathies in haematology. Clin Lymphoma Myeloma, 8, 518-523

Knop S, Bauer K, Hebart H et al. (2007) A randomized comparison of total-marrow irradiation, busulfan and cyclophosphamide with tandem high-dose melphalan in patients with newly diagnosed multiple myeloma. Blood, 110, Abstract 728.

Liebross RH, Chul SH, Cox DC et al.. (1998) Solitary bone plasmocytoma. Outcome and prognostic factors following radiotherapy. Int J Radiation Oncology, 41, 1063-1067

Mills BW, Wassermann PH. (1987) Multiple myeloma in plasmocytomas. In: Principles and Practice of Radiation Oncology, Perez, C., & Brady, L.B., Lippincott 1086-1100

Moreau P, Facon T, Attal M et al.; Intergroupe Francophone du Myélome (2002) Comparison of 200 mg/m² melphalan and 8 Gy total body irradiation plus 140 mg/m² melphalan as conditioning regimens for peripheral blood stem cell transplantation in patients with newly diagnosed multiple myeloma: final analysis of the Intergroupe Francophone du Myélome 9502 randomized trial. Blood, 99, 731-735.

Rostom AY. (1988) A review of the place of radiotherapy in myeloma with emphasis in whole body irradiation. Haematol Oncol, 6, 193-198.

Strojan P, Soba E, Lamovec J, Munda A. (2002) Extramedullary plasmacytoma: clinical and histopathologic study. Int J Radiat Oncol Biol Phys, 53(3), 692-701.

Tsang RW, Gospodarowicz MK, Pintilie M et al. (2001) Solitary plasmacytoma treated with radiotherapy: impact of tumor size on outcome. Int J Radiat Oncol Biol Phys, 50(1), 113-120.

Sauer S, Erdmann K, Jensen A, Wennmann M, Pavel P, Jordan K, Schmitt A, Kriegsmann M, Wuchter P, Goldschmidt H, Müller-Tidow C, Kriegsmann K. (2021) Local radiation therapy before and during induction delays stem cell mobilization and collection in multiple myeloma patients. Transplant Cell Ther, (10), 876.e1-876.e11.

Schmaus MC, Neuhof D. (2014) Radiotherapy for solitary plasmacytoma and multiple myeloma. Radiologe, 54(6), 551-555.

14. Komplikationen und deren Management sowie supportive Therapie

14.1. Niereninsuffizienz

Eine Niereninsuffizienz ist bei etwa 10-30 % aller Patienten mit Multiplem Myelom zum Zeitpunkt der Diagnose nachzuweisen. Bis zu 50 % der Myelompatienten entwickeln in ihrem Krankheitsverlauf eine akute oder chronische Nierenschädigung. Die renalen Manifestationen des MM sind vielfältig (Goldschmidt *et* Weisel, 2020) und können das therapeutische Vorgehen entscheidend beeinflussen.

> Eine Niereninsuffizienz bei Patienten mit Multiplem Myelom oder einer anderen plasmazellulären Erkrankung erfordert eine fachnephrologische Mitbeurteilung.

Die Reduktion der Nierenfunktion beim MM kann durch

- Hyperkalzämie,
- Hyperurikämie,
- Infektionen,
- nephrotoxische Medikamente,
- Röntgenkontrastmittel,
- Hypovolämie

oder durch

- monoklonale Immunglobulin- bzw. Bence-Jones-Protein-Deposition/-ausfällungen in den Tubuli der Nieren ("Myelomniere")

bedingt sein.

> Mit steigender Bence-Jones-Proteinurie erhöht sich das Risiko für die Entwicklung einer Niereninsuffizienz.

Bei allen Patienten mit plasmazellulären Erkrankungen soll die glomeruläre Filtrationsrate (GFR) bestimmt werden. Die GFR nach CKD-PEI (GFR geschätzt nach Vorgabe der "*Chronic Kidney Disease Epidemiology Collaboration*") ist zu empfehlen. Die Berechnung der GFR aus dem 24-Stunden-Sammelurin und Serumkreatinin ist durch Sammelfehler anfällig. Wenn von Patienten ein Sammelurinvolumen von weniger als 1 Liter pro 24 Stunden angegeben wird, dann ist dieser Wert nachhaltig zu hinterfragen. Zusätzlich zur GFR sollten im 24-Stunden-Urin die Albumin- und Gesamteiweißkonzentration bestimmt werden. Die 24-Stunden-Leichtkettenausscheidung ist laut Konsensus über die Urinelektrophorese und die Proteinausscheidung zu bestimmen. Nephrologische Methoden zur Bestimmung der Leichtkettenkonzentration im Urin werden toleriert. Die Nutzung des "Serum-Freie-Leichtketten-Tests", um die Leichtkettenkonzentration im Urin zu bestimmen, ist obsolet. Die Schwankungsbreite dieses Serumtestes im Urin ist zu hoch.

Nach Ausschluss häufiger Ursachen für eine verminderte Nierenfunktion (z.B. Hypertonie, Diabetes mellitus, etc.) ist hier eine Nierenbiopsie zur Diagnosesicherung zu diskutieren. Wird in der Nierenbiopsie ein nephrotoxisches Protein nachgewiesen, so ist die Diagnose einer Monoklonalen Gammopathie Renaler Signifikanz (MGRS) gestellt. Auch wenn die Indikation zur Therapie der Gammopathie aufgrund fehlender CRAB-SLiM-Kriterien nicht gegeben ist, sollte das MGRS systemisch behandelt werden (Leung *et al.*, 2019).

Hyperhydratation, Normalisierung des Kalziums und die alsbaldige Einleitung einer systemischen Therapie können zur Besserung der Nierenfunktion führen. Bei initialer Niereninsuffizienz empfiehlt sich eine schnell wirkende Therapie (z.B. Bortezomib- oder Carfilzomib-basiert; Übersicht bei Dimopoulos *et al.*, 2008). Eine Normalisierung der Nierenfunktion in den ersten 3 Behandlungsmonaten verbessert die Prognose. Patienten mit MM und Niereninsuffizienz (Scheid *et al.*, 2014) sind vom Dialyseprogramm nicht auszuschließen (Johnson *et al.*, 1990; Völker *et* Benzing, 2022).

Zur Vermeidung einer Niereninsuffizienz sollten alle Myelompatienten, insbesondere Patienten mit Leichtkettenmyelom, mehr als 2 Liter Flüssigkeit pro Tag (Goldschmidt *et* Weisel, 2020) trinken.

14.2. Bakterielle Infektionen

Systemische Infektionen bzw. infektiöse Komplikationen sind umgehend zu behandeln. Bakterielle Infektionen der Lunge oder eine Sepsis erfordern oft eine stationäre Überwachung und Therapie. Bei Patienten mit hohem Fieber (>38,5°C) sollten der Thorax geröntgt oder ein CT-Thorax durchgeführt werden und eine Blut- sowie Urinkultur abgenommen werden. Bereits bei Verdacht auf eine bakterielle Infektion ist mit einer antibiotischen Therapie unverzüglich zu beginnen. Wesentliche Ursachen für die Infektionshäufigkeit sind das sekundäre Antikörpermangelsyndrom, eine reduzierte T-Zell-Zahl und das Alter (Stoll *et al.*, 1985; Hohloch, 2022). Die prophylaktische Wirksamkeit einer i.v.-Substitution von polyvalenten Immunglobulinen bei vermehrten, bakteriellen Infekten ist in der Studie von Schedel (1986) aufgezeigt. Die Therapiekosten einer konsequenten prophylaktischen Immunglobulinsubstitution und die Wirksamkeit der neuen Antibiotika bei bakteriellen Infektionen haben die Indikation der prophylaktischen Immunglobulingabe auf Patienten mit rezidivierenden Infektionen oder Hochrisikopatienten fokussiert. Insbesondere die sehr effektive Therapie mit CAR-T-Zellen und bispezifischen Antikörpern, welche gegen das BCMA-Antigen gerichtet sind, erzeugt schwerste Immunsuppression. Auch Patienten, welche in kompletter Remission sind oder sogar eine MRD-Negativität erreichen, sind durch eine systemische Infektion letal gefährdet. Immunglobulinsubstitution (z.B. bei einem polyvalenten Immunglobulinspiegel von <4 g/l) und antivirale sowie antibakterielle Prophylaxen werden bei gegen das BCMA-Antigen gerichteten Therapien angewendet. Trotz der verminderten Antikörperproduktion von Patienten mit MM ist eine Pneumokokken- und Influenzaimpfung indiziert. Die COVID-19-Vakzination ist dringend empfohlen. Bei rezidivierenden Pneumokokkeninfektionen sollte eine Prophylaxe mit Penicillin erfolgen. Während der Initialtherapie, welche meist Glukokortikoide enthält, reduziert eine antibiotische Prophylaxe, z.B. mit Trimethoprim-Sulfamethoxazol oder Gyrasehemmern, die Rate an Infektionen (Oken *et al.* 1996). Die konsequente antibiotische Prophylaxe bei intensiven Therapien hat zu einer signifikanten Reduktion an schweren bakteriellen Infektionen innerhalb der GMMG-Studien geführt (Mai *et al.*, 2019).

14.3. Virale Infektionen

Virale Infektionen treten bei MM-Patienten verstärkt auf. Vakzinationen können das Auftreten von systemischen, viralen Infektionen reduzieren. Entsprechend der Empfehlungen des *European Myeloma Networks* (Ludwig *et al.*, 2021) sollte beim Myelom-Patienten eine zweifache Vakzination gegen Influenza erfolgen. In einer prospektiven Studie konnten Hahn und Mitarbeiter (Hahn *et al.*, 2015) zeigen, dass der Impftiter durch eine Boosterung signifikant erhöht werden kann. Prospektive klinische Studien in ausreichender Patientenzahl sind bisher nicht publiziert. Die COVID-Infektionswelle hat bei immunsupprimierten Patienten zu einer erhöhten Morbidität und Mortalität geführt. Die Impfempfehlungen werden kurzfristig den wechselnden Corona-Stämmen angepasst. Über die aktuelle Konstellation informieren die Webseiten der Deutschen Gesellschaft für Hämatologie und des Paul-Ehrlich-Institutes.

Eine Herpes-Reaktivierung kann durch die Myelomerkrankung und die Therapie, insbesondere mit Proteasom-Inhibitoren, erhöht sein. Deshalb ist Aciclovir streng indiziert. Durch die konsequente Prophylaxe mit Aciclovir (Henze *et al.*, 2022) lassen sich Herpes-Reaktivierungen (Herpes Zoster) hochsignifikant reduzieren. Eine prophylaktische Impfung ist dringend empfohlen.

14.4. Hyperkalzämie, Knochendestruktion und andere Komplikationen

14.4.1. Pathogenese der Skelettkomplikationen

Die Infiltration des Knochenmarks durch Myelomzellen führt zur Hemmung der Blutzellbildung und über eine Aktivierung der Osteoklasten zur Knochendestruktion ("Tumorosteopathie"), zur Hyperkalzämie und zum Knochenschmerz. Die Ausscheidung vor allem der leichten Ketten der Immunglobuline sowie die Entwicklung einer Amyloidose tragen zur Nierenschädigung bei, die ihrerseits zusätzlich zu pathologischen Veränderungen des Skeletts im Sinne einer "renalen Osteopathie" führen kann.

Die Stammzellen des Myelomklons haben ihren Ursprung im Knochenmark und gelangen von dort aus in die Blutzirkulation, bevor sie sich wieder im Skelett bzw. dort im Knochenmark ansiedeln. Diese abnormen, zirkulierenden B-Zellen besitzen die notwendigen zytologischen Eigenschaften der Motilität, Migration und Kolonialisierung. Haben sich die malignen B-Zellen "niedergelassen", so aktivieren sie durch Zytokine Monozyten, T-Lymphozyten und Stromazellen, die das Tumorwachstum und die Manifestationsform des MM mitbestimmen (☞ Abb. 14.1).

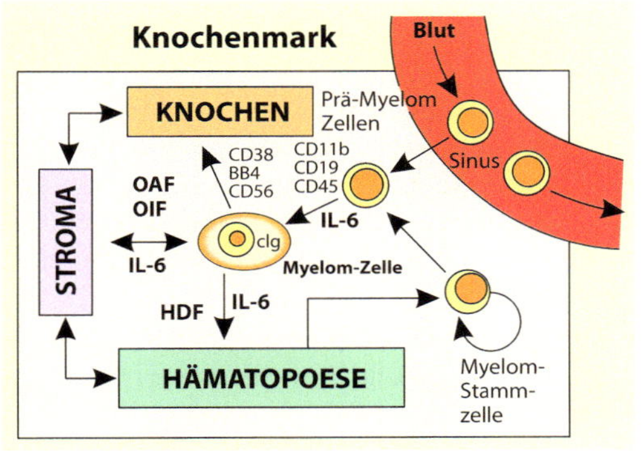

Abb. 14.1: Interaktion zwischen Myelomzellen, Stroma, Hämatopoese und Knochen: Teilungsfähige Myelom-Progenitorzellen expandieren im Knochenmark und disseminieren über den Blutweg. Sie kommen als Prämyelom-Zellen in das Knochenmark zurück, benutzen Adhäsionsmoleküle zur Anheftung an das Zytokin-reiche Knochenmarkstroma (*"inductive microenvironment"*) und reifen zu Plasmazellen aus. Interaktionen zwischen Myelomzellen, Lymphozyten, Monozyten und Stromazellen induzieren Batterien von Zytokinen, die das Tumorwachstum sowie ossäre und hämatopoetische Reaktionen steuern (mit freundl. Genehmigung von R. Bartl, 1999).
IL-6 = Interleukin-6, OAF = Osteoklasten-aktivierender Faktor, OIF = Osteoblasten-inhibierender Faktor.

Myelomzellen produzieren zahlreiche Zytokine, die lokal sowie systemisch die Osteoklasten aktivieren (OAF, Interleukin-6, Interleukin-1beta, TNF-beta, PTH-RP) und damit den Knochen schädigen bzw. zerstören.

14.4.2. Hyperkalzämie

Bei bis zu 50 % der Patienten mit Multiplem Myelom ist im Krankheitsverlauf eine Hyperkalzämie zu erwarten. Beim Multiplen Myelom tritt fast immer als eine "Osteolysen-Osteoporose-assoziierte Hyperkalzämie" auf. Die "humoral-assoziierte Hyperkalzämie" wird durch die tumorbedingte Bildung von Parathormon-ähnlichen Substanzen (PTHrP) verursacht. Diese Kausalität dieser Form der Hyperkalzämie beim Multiplen Myelom ist selten.

Die Behandlung der Hyperkalzämie erfolgt mit

- Rehydratation,
- Bisphosphonaten,
- Therapie des Multiplen Myeloms,
- Glukokortikoiden.

Nach dem Ausgleich einer potentiell vorliegenden Exsikkose sollte mit einem potenten Bisphosphonat behandelt werden. Die Wirkung der Bisphosphonate setzt nach 2-4 Tagen ein. Bei Niereninsuffizienz ist eine Dosisreduktion der meisten i.v. Bisphosphonate notwendig, und die Infusionszeit ist zu verlängern.

14.4.3. Bisphosphonate

Bisphosphonate stellten früher eine Gruppe osteotroper Medikamente dar, die in den letzten 40 Jahren für diagnostische und therapeutische Zwecke bei verschiedenen Knochen- und Kalziumstoffwechselkrankheiten entwickelt wurden.

Erst die Entwicklung potenterer, oral und intravenös applizierbarer Bisphosphonate ermöglichte eine breite Anwendung dieser Substanzgruppe auch in der Hämatologie und Onkologie, insbesondere bei allen Krankheiten mit gesteigerter Knochenresorption bzw. bei der Manifestation von Knochenmetastasen.

Es handelt sich um Analoga des Pyrophosphats, bei denen der Sauerstoff der P-O-P-Bindung durch Kohlenstoff ersetzt wird (☞ Abb. 14.2).

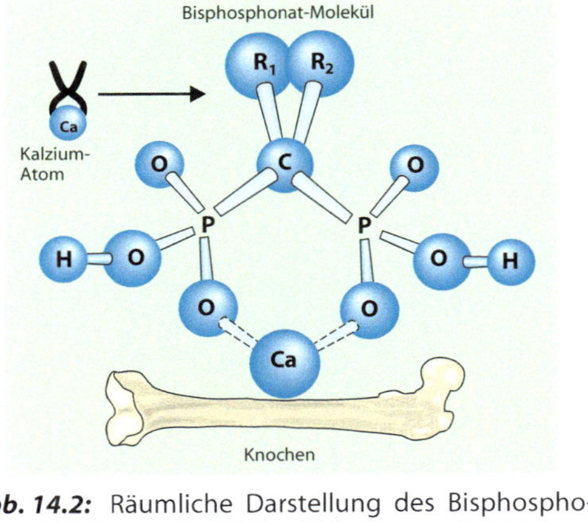

Abb. 14.2: Räumliche Darstellung des Bisphosphonatmoleküls: Der P-C-P-Kopf "dockt" an ein Kalziumatom auf der Knochenoberfläche an und geht eine feste Bindung ein. Die unterschiedlichen Liganden R1 und R2 sind verantwortlich für die unterschiedliche Wirkstärke der Bisphosphonate.

Diese Modifikation macht sie resistent gegenüber einer enzymatischen Hydrolyse. Durch Substitution der beiden Hydrogen-Atome auf dem C-Atom ist es möglich, verschiedene Bisphosphonate zu synthetisieren (☞ Abb. 14.3).

Diese unterscheiden sich nach biologischen Eigenschaften, Aktivität, Pharmakokinetik, Toxizität und Wirkungsstärke (☞ Tab. 14.1).

Substanz	Handelsname*	Relative Potenz
Etidronat	Didronel-Kit®	1
Clodronat	Ostac®, Bonefos®	10
Tiludronat	Skelid®	10
Pamidronat	Aredia®	100
Alendronat	Fosamax®	1.000
Risedronat	Actonel®	5.000
Ibandronat	Bondronat®, Bonviva®	10.000
Zoledronat	Zometa®, Aclasta®	20.000

Tab. 14.1: Wirkungsstärke von Bisphosphonaten auf die Hemmung der Knochenresorption im Tiermodell.
* Generika nicht aufgeführt

Bisphosphonate besitzen eine hohe Affinität zu Strukturen der Knochenoberfläche, insbesondere im Bereich der Resorptionslakunen des Knochenmarks, zwischen den Osteoklasten und der arrodierten Knochenoberfläche. Diese Interaktion führt zu einer wirksamen Hemmung der Osteoklasten mit verminderter Knochenresorption und damit insgesamt positiver Gesamt-Bilanz der Knochenmasse. Darüber hinaus hat das Amino-Bisphosphonat Zoledronat in vielen Studien inzwischen eine Wirksamkeit über den Knochen hinaus gezeigt, da bei metastasierten Tumoren und fortgeschrittenem Multiplem Myelom das Überleben signifikant verlängert wurde (Morgan *et al.*, 2010). Auch wenn die vielseitigen Wirkmechanismen noch nicht vollständig aufgeklärt sind, so sind doch folgende Wirkungen experimentell nachgewiesen:

- Einbau der Bisphosphonate in die Hydroxylapatit-Kristalle und Knochenmatrix (physikalisch-chemischer Effekt),
- verminderte Rekrutierung und Fusionierung der Osteoklastenvorläufer,
- Hemmung der Osteoklastenaktivität durch Hemmung der Protonen-ATPase,
- Verkürzung der Lebensdauer der Osteoklasten durch Verstärkung der Apoptose,
- direkte toxische Wirkung auf Tumorzellen.

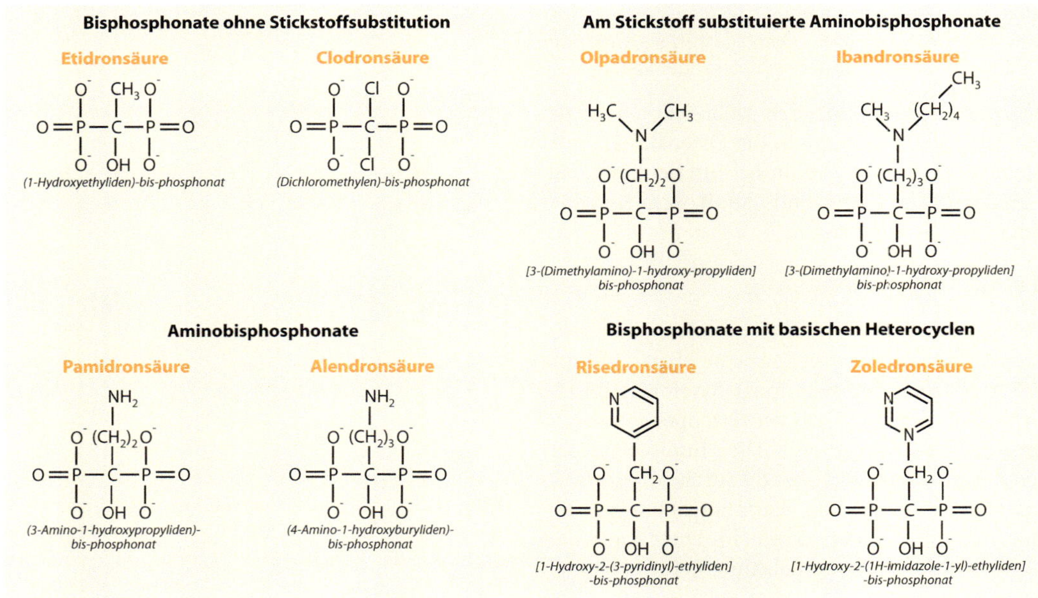

Abb. 14.3: Struktur verschiedener Bisphosphonate.

Weitere Effekte der Bisphosphonate sind

- "Aktivierung des Immunsystems" durch Zytokinproduktion/-freisetzung und Aktivierung von gamma-delta-T-Zellen und
- antiangiogenetische Wirkung.

Die P-C-P-Bindung ist völlig resistent gegenüber enzymatischer Hydrolyse. Die derzeitig gebräuchlichen Bisphosphonate werden demzufolge unverändert aufgenommen, abgelagert und wieder ausgeschieden. 20-50 % der resorbierten Menge oder der intravenös applizierten Bisphosphonate werden auf der Knochenoberfläche gespeichert, der Rest innerhalb eines Tages im Urin ausgeschieden. Im Gegensatz zum Blut (Halbwertszeit von Stunden) beträgt die Halbwertszeit im Skelett viele Jahre. Diese lange Präsenz im Knochen ist allerdings für die Wirksamkeit auf Osteoklasten unerheblich, da nur Oberflächen-gebundenes Bisphosphonat pharmakologisch wirksam ist. Eine regelmäßige Gabe für mindestens 2 Jahre ist daher notwendig und zugelassen. Ergebnisse zur Prognoseverbesserung der Myelomerkrankung bestätigen längere Behandlungszeiten trotz einer Zunahme von Bisphosphonat-assoziierten Nebenwirkungen.

Übersichten und Expertenempfehlungen zur Anwendung von Bisphosphonaten beim MM finden sich in verschiedenen Publikationen. Hingewiesen wird insbesondere auf die Empfehlungen des *National Comprehensive Cancer Network* (Anderson *et al.*, 2007), der *European Society for Medical Oncology* (Harousseau *et al.*, 2005), der *International Myeloma Working Group* (Durie, 2007), der *Mayo Clinic* und des *European Myeloma Networks*. Beim symptomatischen MM mit Osteolysen oder Osteopenie ist die Therapie mit Bisphosphonaten indiziert. Es wird insbesondere die intravenöse Applikation empfohlen. Die Infusion sollte monatlich erfolgen. Bei Patienten mit Chemotherapie oder dem neuen Auftreten von skelettbezogenen Ereignissen (Terpos *et al.*, 2009) sollte die monatliche Infusionsfrequenz beibehalten oder wiederaufgenommen werden.

Klinische Studie zum Gesamtüberleben mit Bisphosphonaten

Morgan *et al.* (2010) konnten in einer großen Studie (n=1970) mit fortgeschrittenem Multiplem Myelom zeigen, dass Zoledronat i.v. 4 mg monatlich vs. Clodronat oral 1,6 g täglich das Gesamtüberleben um 5,5 Monate (44,5 vs. 50 Monate; p=0,0118) signifikant verlängern kann. Auch nach Subtraktion der skelettalen Ereignisse ist durch Zoledronat vs. Clodronat das Gesamtüberleben signifikant verlängert worden. Damit wurde in einem sehr großen Studienkollektiv gezeigt, dass Zoledronat über den Knochenschutz hinaus eine Therapie des fortgeschrittenen Multiplen Myeloms darstellt und eine Verlängerung des Überlebens bewirkt (☞ Abb. 14.4).

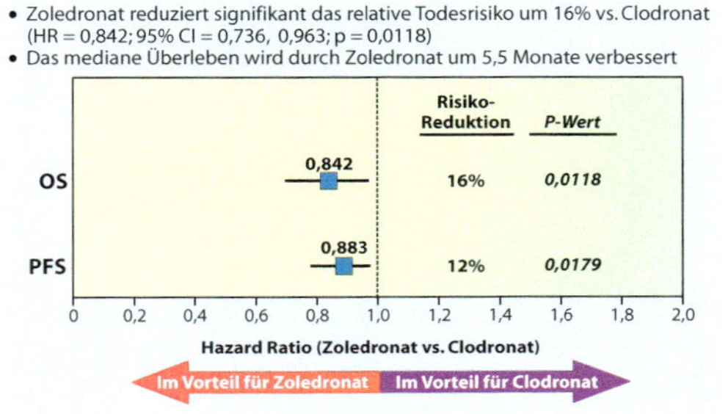

Abb. 14.4: Signifikante Verbesserung des Gesamtüberlebens und progressionsfreien Überlebens durch Zoledronat (mod. n. Morgan *et al.*, 2010).
OS = Gesamtüberleben; PFS = Progressionsfreies Überleben.

Verträglichkeit von Bisphosphonaten

Die Therapie mit Bisphosphonaten wird in der Regel gut toleriert. Um Komplikationen der Bisphosphonatbehandlung zu vermeiden oder frühzeitig zu erkennen, sind folgende Empfehlungen zu befolgen:

- Die empfohlenen Infusionszeiten der Bisphosphonate sind einzuhalten.
- Bei Niereninsuffizienz ist in der Regel eine Dosisreduktion vorzunehmen (☞ Tab. 14.3; Terpos *et al.*, 2009). Die Infusionszeit für Pamidronat ist bei schwerer Niereninsuffizienz (Serumkreatinin >3 mg/dl) zusätzlich zu verlängern. Zoledronat ist in dieser Situation nicht indiziert. Bei Patienten in Remission und keiner Glukokortikoidtherapie sollte die Bisphosphonattherapie nach 2 Jahren nur alle 3 Monate als Infusion erfolgen

Autoren und Jahr	Bisphos-phonat	Anzahl MM-Patienten	Schmerzver-minderung	Verminderung von SREs[a]	Überlebens-vorteil
Placebo-Kontrollgruppe					
Belch *et al.* (1991)	Etidronat	173	nein	nein	nein
Daragon *et al.* (1993)	Etidronat	94	nein	nein	nein
Lahtinen *et al.* (1992) und Laakso *et al.* (1994)	Clodronat	350	ja	ja	n.e.
McCloskey *et al.* (1998) und (2001)	Clodronat	530	ja	ja	± [b]
Brincker *et al.* (1998)	Pamidronat	300	ja	nein	nein
Berenson *et al.* (1996) und (1998)	Pamidronat	392	ja	ja	± [c]
Menssen *et al.* (2002)	Ibandronat	198	nein	nein	nein
Pamidronat-Kontrollgruppe					
Berenson *et al.* (2001)[d]	Zoledronat	108	ja	ja	n.e.
Rosen *et al.* (2001) und (2003)[d]	Zoledronat	513	ja	ja	[e]

Tab. 14.2: Wichtige Doppelblindstudien mit Bisphosphonaten bei Multiplem Myelom (mod. n. Terpos *et al.*, 2009). n.e. = nicht erhoben.

[a] SREs bezeichnen Skelett-bezogene Ereignisse: neu aufgetretene lytische Läsionen, Wirbelkörper-Frakturen und nonvertebrale Frakturen, sowie die Notwendigkeit von Bestrahlung oder Operation des betroffenen Knochens.

[b] Laut einer *post hoc*-Bewertung war die Überlebensdauer von Patienten ohne Wirbelkörper-Frakturen bei Eintritt in die Studie unter Gabe von Clodronat bedeutend länger (durchschnittliche Überlebensdauer war 23 Monate länger als bei ähnlichen Patienten unter Placebo-Gabe).

[c] Die Überlebensdauer von Patienten im fortgeschritteneren Krankheitsstadium war in der Pamidronat-Kontrollgruppe bedeutend länger (durchschnittliche Überlebensdauer 21 versus 14 Monate; p=0,041 adjustiert für initiales Beta-2-Mikroglobulin und *Eastern Cooperative Oncology Group Performance*-Status).

[d] Studie mit der Pamidronat-Kontrollgruppe.

[e] Überlebensvorteil bei Gabe von Zoledronsäure gegenüber der Gabe von Pamidronat bei einer Teilgruppe von Patienten mit erhöhten Ausgangswerten der knochenspezifischen alkalischen Phosphatase.

Kreatinin-Clearance-Rate (ml/min)	Empfohlene Dosierung von Clodronat (1600 mg)
>80	100 %
50-80	75 %
12-50	50-75 %
<12	50 % oder absetzen
Kreatinin-Clearance-Rate (ml/min)	Empfohlene Dosierung von Zoledronsäure (mg)
>60	4,0
50-60	3,5
40-49	3,3
30-39	3,0
<30	nicht empfohlen
Kreatinin-Clearance-Rate (ml/min)	Empfohlener Zeitraum für die Pamidronat-Infusion (90 mg/ 500 ml normale Kochsalzlösung i.v.)
>30	2-4 h
<30	nicht empfohlen

Tab. 14.3: Bisphosphonat-Dosierung bei Niereninsuffizienz.

Vor dem Therapiebeginn mit einem Bisphophonat sollte eine Sanierung des Mund-Zahn-Apparates erfolgen (Kyle *et al.*, 2007). Zunehmend sind Zahnärzte und Mund-Kiefer-Chirurgen über das Krankheitsbild der Osteonekrose des Kiefers (*OsteoNecrosis of the Jaw*; ONJ) informiert, welchem bei einer prospektiven Inzidenz zwischen 1-4 % eine höchstwahrscheinlich multifaktorielle Pathogenese zugrundeliegt. Eine gute Mundhygiene reduziert das Auftreten dieser Osteonekrose. Die Patienten sind durch den Hämato-Onkologen über das Risiko der Nebenwirkungen aufzuklären. Inzwischen sind auch in Studien mit anderen Therapien (wie RANKL-Antikörper) Kieferosteonekrosen aufgetreten, so dass pathogenetisch eine sekundäre Osteoklasten-vermittelte Wundheilungsstörung diskutiert wird.

Zur Prävention von Bisphosphonat-assoziierten Kiefernekrosen zählen allgemein möglichst streng lokalisierte Operationen/Zahnextraktionen, eine perioperative, systemische antibiotische Behandlung sowie die Vermeidung von elektiven Eingriffen und Implantaten (Chirurgie im Intervall und möglichst immer primär mit plastischer Deckung), ohne die regelmäßige Bisphosphonatbehandlung zwingend unterbrechen zu müssen.

Die Nierenfunktion ist vor und während der Bisphosphonatbehandlung regelmäßig zu kontrollieren. Vor jeder Infusion ist der Serumkreatininwert zu überprüfen (Berenson, 2009). Bei eingeschränkter Nierenfunktion sind alle drei Monate Urinuntersuchungen durchzuführen. Bei einer zunehmenden Albuminurie (>500 mg/Tag) ist die Bisphosphonattherapie umgehend zu unterbrechen. Die Therapie kann wieder aufgenommen werden, wenn die Werte (Serumkreatinin oder Urinalbumin) sich wieder normalisieren.

14.4.4. Neue Wirkstoffe

Das zunehmend bessere Verständnis der Pathologie des Multiplen Myeloms und speziell der osteolytischen Vorgänge hat in den letzten Jahren zur Entwicklung einer Reihe von neuen Substanzen geführt, die speziell zur Prävention und Therapie der Knochenläsionen eingesetzt werden sollen.

Der sogenannte IgG2-anti-RANKL-Antikörper Denosumab ist ein humaner monoklonaler Antikörper, der im Knochenstoffwechsel die Effekte von Osteoprotegerin (OPG) imitiert. Dieses zur Familie der Tumor-Nekrose-Faktor (TNF)-Rezeptoren zählende Protein bindet physiologisch an den sogenannten RANKL (*Receptor Activator of Nuclear Factor Kappa B Ligand*). Durch diese Bindung von RANKL blockiert Denosumab in der Folge die Differenzierung der Osteoklasten-Vorläufer zu Osteoklasten. Verglichen mit einer Behandlung durch Zoledronsäure zeigte Denosumab statistisch signifikante Daten für eine Nicht-Unterlegenheit. Denosumab ist in Deutschland zur Prävention von skelettbezogenen Komplikationen bei Patienten mit Multiplem Myelom und mindestens 1 Osteolyse zugelassen.

Als Beispiele für weitere neue Wirkstoffe und Targets in Forschung und Entwicklung seien an dieser Stelle noch Sotatercept (ein Activin-A-Antagonist) sowie Romosozumab (ein Antikörper, der im Knochen das Signalprotein für den Knochenabbau Sclerostin ausschaltet), genannt.

14.5. Hämatopoetische Insuffizienz

Bei hämatopoetischer Insuffizienz mit Anämie und/oder Thrombozytopenie können Transfusionen von Erythrozyten oder Thrombozyten indiziert sein. Tritt eine Leukozytopenie mit weniger als 500 Granulozyten pro µl Blut auf, hat eine prophylaktische Antibiotika- und/oder Fungistatikagabe zu erfolgen. Die Ursache der hämatopoetischen Insuffizienz ist zu analysieren.

Ist die Zytopenie nicht Folge einer Chemotherapie, so ist durch eine zytologische oder histologische Knochenmarkuntersuchung meist die Ursache zu klären.

Zytokine zur Stimulation der Hämatopoese wie G-CSF und Erythropoetin (☞ Kap 11.2.) können appliziert werden. Erythropoetin sollte jedoch nicht im *Steady State* beim MM angewendet werden. Nach einer Chemotherapie ist die Therapie mit Erythropoetin nicht mit einem erhöhten Risiko eine "Malignitätssteigerung" verbunden. Der Effekt dieser Wachstumsfaktorbehandlungen hängt entscheidend von der Möglichkeit der Entfaltung der normalen Hämatopoese im Knochenmark ab. Ist durch eine massive Knochenmarkinfiltration durch Myelomzellen eine Verdrängung der Blutbildung eingetreten, sollte zunächst eine Chemotherapie zur Reduktion der Tumorzellmasse vor einer Gabe hämatopoetischer Wachstumsfaktoren erfolgen.

14.6. Hyperviskositätssyndrom

Das Hyperviskositätssyndrom manifestiert sich durch klinische Symptome wie verschwommenes Sehen, Nasenbluten, Blutungen im Mund-Rachen-Raum, Herzinsuffizienz, Benommenheit oder Kopfschmerz (McGrath *et* Penny, 1976). Die Untersuchung des Augenhintergrundes zeigt eine Retinopathie evtl. mit Einblutungen. Das Hyperviskositätssyndrom ist eine klinische Diagnose! Die alleinige Bestimmung der Plasma- oder Serumviskosität ist nicht ausreichend für die akute Therapieindikation, da die Korrelation der Laborbefunde mit der Klinik ungenügend ist.

Das bei etwa 5 % der Patienten auftretende Hyperviskositätssyndrom erfordert Plasmapherese bzw. Plasmafiltration. Die außerhalb des Gefäßraumes zirkulierenden Immunglobuline strömen nach der Plasmapherese in den Intravasalraum zurück, so dass in der Regel mehrere Plasmapheresen für eine erfolgreiche Therapie erforderlich sind. Eine zytostatische Behandlung ist zur Reduktion der Bildung der monoklonalen Proteine ebenfalls indiziert. Hierbei wird eine schnell wirkende Therapie, z.B. mit P(A)D (Bortezomib/Doxorubicin/Dexamethason) oder VCD (Bortezomib/Cyclophosphamid/Dexametheson), empfohlen.

14.7. AL-Amyloidose

Die systemische Leichtketten-(AL-)Amyloidose ist eine seltene Eiweißablagerungskrankheit. Sie tritt bei ca. 3-10 % der Patienten infolge einer monoklonalen Gammopathie oder eines Multiplen Myeloms auf.

Unter den systemischen Amyloidosen ist die AL-Amyloidose in Deutschland die häufigste Form. Sie hat eine besonders ungünstige Prognose, wenn ein fortgeschrittener Herzbefall besteht. Das mittlere Erkrankungsalter beträgt 65 Jahre. Männer sind häufiger betroffen als Frauen, da sie häufiger eine monoklonale Gammopathie haben. In Deutschland erkranken ca. 800 Menschen jährlich neu an Leichtketten-Amyloidose. Dabei produzieren erkrankte Plasmazellen im Knochenmark strukturell veränderte Antikörper-Leichtketten. Diese zirkulieren im Blut und werden im Verlauf von Monaten bis Jahren in Form von Amyloid-Fibrillen im Körper abgelagert, was zu schweren Organschädigungen führen (Ihne *et al.*, 2020) kann. Die am häufigsten betroffenen Organe sind Niere, Herz, Darm, Leber und Nervensystem.

Prognosefaktoren der AL-Amyloidose bei Diagnosestellung sind Alter, Schwere der Herzbeteiligung und Höhe der freien Leichtketten im Blut. Im Verlauf spielen das Ansprechen auf die Therapie und die Funktionsverbesserung der Organe eine wesentliche Rolle. Wichtigster Faktor ist das Erreichen einer kompletten (d.h. die Plasmazell-Erkrankung und die Amyloid-bildenden Leichtketten im Blut sind nicht mehr nachweisbar) oder sehr guten partiellen Remission. Um den Remissionsstatus zu erheben, müssen die "freien Leichtketten im Serum" mittels eines speziellen Tests gemessen werden.

Die Diagnostik der AL-Amyloidose umfasst einerseits die Abklärung der zugrunde liegenden Knochenmark-Erkrankung und andererseits die Untersuchung der von der Amyloidose betroffenen Organe. Der Verdacht auf eine Amyloidose muss durch eine Gewebsprobe mittels der für die Amyloidose typischen Kongorot-Probe bestätigt werden (Dittrich *et al.*, 2020). Der Befall weiterer Organe wird anhand typischer Beschwerden, technischer Untersuchungen (z.B. Ultraschall von Herz und Bauch, EKG, Lungenfunktion, Elektroneurografie) und von Laboruntersuchungen (Leberwerte, Eiweißverlust der Niere, Herz-Marker) festgestellt.

Die Therapie der AL-Amyloidose wird von der des Multiplen Myeloms abgeleitet. Die Chemotherapie ist die einzige Behandlung, mit der ein Rückgang der freien Leichtketten im Blut (Remission, s.o.) erreicht werden kann. Abhängig vom Alter und Allgemeinzustand des Patienten wird mit normal-dosierter Chemotherapie oder seltener mit Hochdosis-Chemotherapie mit Transplantation eigener (autologer) Stammzellen behandelt.

14.7.1. Hochdosis-Chemotherapie

In Studien konnte gezeigt werden, dass durch die Hochdosischemotherapie mit Melphalan, gefolgt von autologer Blutstammzelltransplantation, bei bis zu 50 % der Patienten ein sehr gutes Ansprechen erreicht werden kann. Patienten mit diesem Behandlungsergebnis haben sehr gute Langzeitergebnisse. Die Möglichkeit der Behandlung mit Hochdosis-Melphalan sollte bei jedem Patienten mit systemischer AL-Amyloidose, der jünger als 65-70 Jahre ist, geprüft werden. Allerdings kommen nur 10-20 % der Patienten mit AL-Amyloidose für diese intensive Therapie in Frage.

14.7.2. Normal-dosierte Chemotherapie

Für ältere Patienten und/oder Patienten mit stark beeinträchtigten Organfunktionen stehen verschiedene normal-dosierte Chemotherapien und neue Medikamente zur Verfügung. Höheres Alter per se ist kein Grund, auf eine erfolgversprechende Therapie zu verzichten.

14.7.3. Neue Substanzen

Durch Substanzen wie Bortezomib, Lenalidomid oder Pomalidomid eröffnen sich neue Therapiemöglichkeiten. In neueren Studien wurden diese Medikamente mit normal-dosierter Chemotherapie (Melphalan oder Cyclophosphamid) kombiniert, was zu einer weiteren Verbesserung der Ergebnisse geführt hat. Seit 2021 ist in Deutschland die sehr wirksame Therapie Dara-VCD (Daratumumab/Cyclophosphamid/Bortezomib/Dexamethason) zugelassen. Solche Kombinationsbehandlung sollte an Zentren erfolgen.

14.7.4. Supportive (unterstützende) Therapie

Die Behandlung der eingeschränkten Organfunktion hat einen großen Stellenwert in der Amyloidose-Behandlung. Daher ist eine enge Zusammenarbeit der Hämatologen mit Herz- und Nierenspezialisten, Neurologen und ggf. weiteren Fachärzten erforderlich.

14.7.5. Organ-Transplantationen

Bei Patienten mit sehr schweren Störungen der Organfunktionen kann im Einzelfall eine Herz- oder Nieren-Transplantation in Erwägung gezogen werden.

14.7.6. Medikamente zum Abbau des Amyloids

Die aktuelle Forschung zielt darauf hin, die Amyloid-Bildung und -Ablagerung sowie den Abbau von Amyloid aus dem Gewebe zu beeinflussen. Einzelfallberichte zum positiven Einsatz der Grüntee-Substanz Epigallocatechingallat (EGCG) nach Abschluss der Chemotherapie liegen vor. Diese Einzelfallberichte konnten in prospektiven Untersuchungen nicht ausreichend bestätigt werden, so dass keine generelle Empfehlung z.B. zum Trinken von grünem Tee, gegeben ist.

14.8. Neurologische und orthopädische Komplikationen

Eine Polyneuropathie beim Multiplen Myelom ist bei bis zu 40 % der Patienten elektrophysiologisch nachzuweisen. Die Nervenstörungen sind meist symmetrisch angeordnet. Zu Beginn der Erkrankung sind meist nur Sensibilitätsstörungen nachweisbar. Motorische Ausfälle dominieren oft im weiteren Verlauf (Quastdorf *et* Franke, 1998). Morphologische Untersuchungen zeigen eine axonale Degeneration und eine Demyelinisierung. Der Nachweis von Amyloid ist gelegentlich positiv. Die kausale Therapie ist die Behandlung des MM oder der monoklonalen Gammopathie. Eine Plasmapherese führt bei einigen Patienten zu einer vorübergehenden Besserung der Symptome bei IgG- und IgA-bedingten Polyneuropathien. Der Polyneuropathie infolge einer "Monoklonalen Gammopathie Unbekannter Signifikanz" lässt sich oft erfolgreich durch eine systemische Therapie oder Plasmapherese begegnen (Notermanns *et al.*, 1996).

Das POEMS-Syndrom (Polyneuropathie, Organomelie, Endokrinopathie, M-Protein und Haut-[Skin-]veränderungen) ist klinisch gut definiert. Die Ursache ist ungeklärt. Eine Assoziation zu einem erhöhten Spiegel vom *Vascular Endothelial Growth Factor* besteht. Die Therapie dieser atypischen Form des Multiplen Myeloms führt meist zu einer Rückbildung der Symptome.

Eine Querschnittslähmung ist die gravierendste neurologische Komplikation bei Patienten mit Multiplem Myelom. Sie tritt infolge einer Kompression des Rückenmarkes durch einen Wirbelkörperprolaps oder durch eine Tumorbildung des Multiplen Myeloms auf. Bei akut auftretender oder progredienter neurologischer Symptomatik ist die operative Myelondekompression innerhalb der ersten 24 Stunden nach Auftreten der Akutsymptomatik indiziert. Bei diskreter, nicht progredienter Symptomatik ist eine lokale Bestrahlung zu empfehlen. Meist wird eine Schmerzsymptomatik durch diese Behandlung reduziert. Es ist zu beachten, dass eine Bestrahlung eine temporär erhöhte Instabilität des osteolytischen Knochens bedingt. Überbrückend hilft eine äußere Stabilisierung durch ein Mieder oder Korsett bis zur Rekalzifizierung des betroffenen Wirbelkörpers (☞ Abb. 14.5).

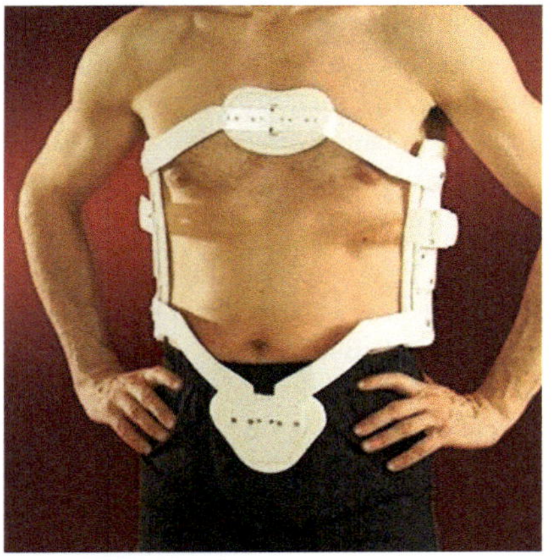

Abb. 14.5: Individuell angepasstes Stützkorsett/Mieder zur vorübergehenden Stabilisierung bis zur Rekalzifizierung der/des betroffenen Wirbelkörper(s).

Zur Vermeidung von osteolysen- bzw. osteoporosebedingten Frakturen sollte der Myelompatient einem Orthopäden und/oder Osteologen vorgestellt werden. Dieser wird das Frakturrisiko der Wirbelkörper u.a. anhand der Ausdehnung der Destruktion der Hinterkante des Wirbelkörpers und das Frakturrisiko der langen Röhrenknochen z.B. mit Hilfe des Score nach Mirels (1989) einschätzen. In die therapeutische Entscheidung über die konservative oder operative Therapie von Osteolysen fließen der Allgemeinzustand des Patienten, der Ernährungszustand, die Erfolgsaussichten einer systemischen Chemotherapie oder lokalen Strahlentherapie, die Progressionsgeschwindigkeit des Tumors, die prospektive Überlebenswahrscheinlichkeit (Hohmann *et al.*, 1999) sowie ggf. das Vorliegen symptomatischer multipler Myelomherde mit ein.

Zur Behandlung von Wirbelkörperfrakturen wird seit etwa 25 Jahren auch die Ballon-Kyphoplastie (☞ Abb. 14.6) angewendet (Huber *et al.*, 2009). Durch zwei kleine bis zu 1 cm lange Stichinzisionen der Haut nahe der Wirbelsäule werden unter

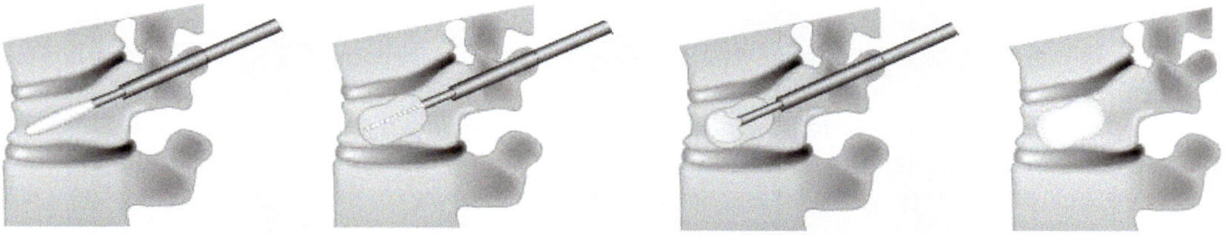

Abb. 14.6: Schematische Darstellung einer Kyphoplastie mit Einbringen eines Ballonkatheters in den geschädigten Wirbelkörper, Schaffung eines Hohlraumes und Ausfüllen des Hohlraumes mit Knochenzement.

Zuhilfenahme einer Punktionsnadel zwei Arbeitskanülen über die Wirbelbögen vorbei am Rückenmarkkanal in den Wirbelkörper eingebracht. Über diese Arbeitskanülen bringt man rechts und links dann die Ballonkatheter in den Wirbelkörper in Position. Unter kontinuierlicher Kontrolle im Röntgenbildverstärker werden die beiden Ballons mit wasserlöslichem Röntgenkontrastmittel gefüllt, bis eine möglichst normale Höhe des komprimierten Wirbelkörpers erreicht ist. Danach wird das Röntgenkontrastmittel abgelassen und der Ballonkatheter entfernt. Der dadurch entstandene Hohlraum kann nun mit einem niedrig viskösen zähflüssigen Knochenzement gefüllt werden, welcher in etwa 10-12 Minuten aushärtet. Der Wirbelkörper wird wieder stabilisiert.

Eine orientierende neurologische Untersuchung ist bei jedem Myelompatienten notwendig. Die Ergebnisse sind zu dokumentieren. Wirksame Medikamente wie Bortezomib und Thalidomid induzieren Polyneuropathien. Die Inzidenz der medikamentös bedingten Polyneuropathien korreliert positiv mit der vorbestehenden Polyneuropathie. Je nach Schwere der Polyneuropathie kann bei einigen Patienten auch eine Reduktion oder sogar ein Absetzen der Medikation notwendig sein.

14.9. Schmerztherapie und psychoonkologischer Support

Schmerzen werden von bis zu 80 % der Patienten mit Multiplem Myelom angegeben. Nicht alle Patienten erreichen Schmerzfreiheit durch die kausale Therapie des MM. Für die Schmerztherapie sind folgende Prinzipien (Kloke, 1995) zu beachten:

- orale Therapie hat Priorität,
- Therapie in festen Intervallen,
- stufenweiser Aufbau der Schmerztherapie (nach dem WHO-Schema; ☞ Abb. 14.7),
- Analgetikum mit Koanalgetikum kombinieren und
- prophylaktische Therapie häufiger Nebenwirkungen der Schmerztherapie.

Durch die Behandlung in festen Intervallen wird im Vergleich zur schmerzintensitätsabhängigen Einnahme meist der Verbrauch der Analgetika reduziert. Die Gabe der Medikamente sollte entsprechend eines Stufenschemas (☞ Abb. 14.7) erfolgen. Die Angst vor Opioiden kann durch ein ausführliches Gespräch meist reduziert werden. Die Prophylaxe von Nebenwirkungen ist von großer Wichtigkeit. So kann z.B. bei der Therapie mit Opioiden die Obstipation als häufige Nebenwirkung durch die frühzeitige Gabe von Ballaststoffen und Laxantien reduziert werden. Durch eine stufenweise Intensivierung der Schmerztherapie können über 90 % der Patienten schmerzarm oder schmerzfrei werden. Bei refraktären Schmerzen ist ein "Schmerzspezialist" in die Behandlung einzubeziehen, und unter Umständen können dann auch invasive Eingriffe, wie z.B. ein Periduralkatheter, sehr erfolgreich sein.

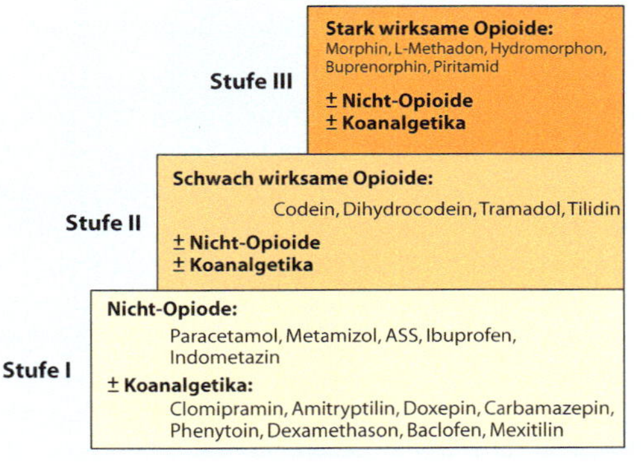

Abb. 14.7: Stufenschema der medikamentösen Schmerztherapie.

Die Diagnose "Multiples Myelom" konfrontiert den Patienten und die Angehörigen meist erstmals direkt mit einer Tumorerkrankung, welche für die Mehrzahl der Kranken derzeit noch lebenszeitbegrenzend ist. Die Überbringung der Diagnose und die Aufklärung über die Prognose des MM können mit einer existenziellen Krise des Patienten verbunden sein. Es ist eine Kernaufgabe des Arztes, den Patienten auch psychologisch zu begleiten. Er muss entscheiden, ob er dem Patienten sofort die Diagnose und Prognose mitteilt oder erst schrittweise den Patienten in die Krankheit einführt. In den letzten Jahren haben sich die Wünsche der Patienten hinsichtlich der Aufklärung geändert. Die Mehrzahl der Patienten wünscht heute eine Information über das Krankheitsstadium und die Prognose. Das vertrauensvolle Eingehen des Arztes auf die spezielle Situation des Patienten kann Aufklärung durch Print-Medien, das Internet und Patientenkontakte nicht ersetzen. So wird etwa der Arzt immer wieder mit der Frage konfrontiert, ob ein MM im Stadium III nach Durie und Salmon das Endstadium sei und die Lebenserwartung nur wenige Monate betrage. Durch die Einbeziehung weiterer Prognosefaktoren und die Behandlungsergebnisse der letzten Jahre kann mittlerweile eine genauere Vorhersage des Krankheitsverlaufes getroffen werden als noch vor Jahren. Offenheit gegenüber dem Patienten ist für das Vertrauensverhältnis unabdingbar. In schwierigen Situationen ist die Einbeziehung eines Psychologen oder Psychoonkologen hilfreich. Dieser sollte über die Diagnose, die Prognosefaktoren und Therapieoptionen des Patienten informiert sein und möglichst Erfahrungen mit Myelompatienten besitzen. Eine reine Krisenintervention ist nicht die beste Form der psychoonkologischen Begleitung, sie ist Krisenmanagement.

Der Patient sollte vom behandelnden Arzt gefragt werden, ob die eigene Aufklärung mit anderen ihm vermittelten Informationen in Einklang stehe. Gut gemeinte Informationen durch Angehörige und Freunde sind oft different und auf Einzelbeobachtungen bei verschiedenen Formen des "Knochenkrebses" beschränkt. Das Internet ermöglicht über verschiedene Wege aktuelle Informationen über Diagnostik und Therapie des Multiplen Myeloms. Diese zusätzlichen Möglichkeiten der Informationsbeschaffung durch den Patienten sollten im ärztlichen Gespräch berücksichtigt werden. Informationsangebote im Internet werden u.a. von den Selbsthilfegruppen *Myeloma Euronet, International Myeloma Foundation* (IMF), Deutsche Leukämie-und Lymphomhilfe (DLH), Arbeitsgemeinschaft Multiples Myelom, Plasmozytom, Morbus Kahler (AMM Online), Myelom.Online e. V. sowie *Myeloma Patients Europe* bereitgestellt.

14.10. Literatur

Anderson K, Alsina M, Bensinger W et al. (2007) National Comprehensive Cancer Network (NCCN). Multiple myeloma guidelines. J Natl Compr Canc Netw, 5, 118 - 147.

Bartl R. Bisphosphonate in der Onkologie. UNI-MED Verlag (1999), Hrsg.: Diel I.J. und Possinger K.: 73-92.

Belch AR, Bergsagel DE, Wilson K et al. (1991) Effect of daily etidronate on the osteolysis of multiple myeloma. J Clin Oncol, 9, 1397-1402.

Berenson JR, Lichtenstein A, Porter L et al. (1998) Long-term pamidronate treatment of advanced multiple myeloma patients reduces skeletal events. Myeloma Aredia Study Group. J Clin Oncol, 16, 593-602.

Berenson JR, Lichtenstein A, Porter L et al. (1996) Efficacy of pamidronate in reducing skeletal events in patients with advanced multiple myeloma. Myeloma Aredia Study Group. N Engl J Med, 334(8), 488-493

Berenson JR, Rosen LS, Howell A et al. (2001) Zoledronic acid reduces skeletal-related events in patients with osteolytic metastases. Cancer, 91(7), 1191-1200

Berenson JR. (2009) UpToDate: The use of bisphosphonates in patients with multiple myeloma. http://www.uptodateonline.com

Brincker H, Westin J, Abildgaard N et al. (1998) Failure of oral pamidronate to reduce skeletal morbidity in multiple myeloma: a double-blind placebo-controlled trial. Danish-Swedish co-operative study group. Br J Haematol, 101, 280-286.

Daragon A, Humez C, Michot C et al. (1993) Treatment of multiple myeloma with etidronate: results of a multicentre double-blind study. Groupe d'Etudes et de Recherches sur le Myelome (GERM). Eur J Med, 2, 449-452.

Dimopoulos MA, Kastritis E, Rosinol L et al. (2008) Pathogenesis and treatment of renal failure in multiple myeloma. Leukemia, 22, 1485-1493.

Dittrich T, Kimmich C, Hegenbart U, Schönland SO. (2020) Prognosis and Staging of AL Amyloidosis. Acta Haematol, 143(4), 388-400.

Durie BG. (2007) Use of bisphosphonates in multiple myeloma: IMWG response to Mayo Clinic consensus statement. Mayo Clin Proc, 82(4), 516-517. author reply 517-518

Goldschmidt H et Weisel K. (2020) Multiples Myelom und andere plasmazelluläre Erkrankungen. In "Onko-Nephrologie", Hrsg. Jäger & Zeier, 63-71.

Hahn M, Schnitzler P, Schweiger B, Kunz C, Ho A, Goldschmidt H, Schmitt M. (2015) Efficacy of single versus boost vaccination against influenza virus in patients with multiple myeloma. Haematologica, 100(7), e285-288.

Henze L, Buhl C, Sandherr M et al. (2022) Management of herpesvirus reactivations in patients with solid tumours and hematologic malignancies: update of the Guidelines of the Infectious Diseases Working Party (AGIHO) of the German Society for Hematology and Medical Oncology (DGHO) on herpes simplex virus type 1, herpes simplex virus type 2, and varicella zoster virus. Ann Hematol, 101(3), 491-511.

Hohloch K. (2022) Supportivtherapie in der S3-Leitlinie Multiples Myelom. https://www.leitlinienprogramm-onkologie.de/fileadmin/user_upload/Downloads/Leitlinien/Multiples_Myelom/LL_Multiples_Myelom_Langversion_1.0.pdf

Hohmann M, Sabo D, Parsch D, Rickert M, Goldschmidt H, Brocai D, Ewerbeck V. (1999) Multiples

Myelom. Orthopädische Therapie am Stütz- und Bewegungsapparat. Onkologe, 5, 321-326

Huber FX, McArthur N, Tanner M et al. (2009) Kyphoplasty for patients with multiple myeloma is a safe surgical procedure: results from a large patient cohort. Clin Lymphoma Myelom,a 9(5), 375-380

Ihne S, Morbach C, Sommer C et al. (2020) Amyloidose – Diagnostik und Therapie einer unterdiagnostizierten Erkrankung. Dtsch Arztebl Int, 117, 159-66

Johnson WJ, Kyle RA, Pineda AA et al. (1990) Treatment of renal failure associated with multiple myeloma. Plasmapheresis, hemodialysis, and chemotherapy. Arch Intern Med, 150, 863-869

Kloke M. (1995) Therapie chronischer Tumorschmerzen. In: Seeber,S. und Schütte,J. (Hrsg.), Therapiekonzepte Onkologie. Berlin Heidelberg New York, Springer Verlag, 1092-1118

Kyle RA, Yee GC, Somerfield MR et al. (2007) American Society of Clinical Oncology 2007 clinical practice guideline update on the role of bisphosphonates in multiple myeloma. J Clin Oncol, 25(17), 2464-2472

Laakso M, Lahtinen R, Virkkunen P, Elomaa I. (1994) Subgroup and cost-benefit analysis of the Finnish multicentre trial of clodronate in multiple myeloma. Finnish Leukaemia Group. Br J Haematol, 87(4), 725-729

Lahtinen R, Laakso M, Palva I et al. (1992) Randomised, placebo-controlled multicentre trial of clodronate in multiple myeloma. Finnish Leukaemia Group. Lancet, 340, 1049-1052

Leung N, Bridoux F, Batuman V et al. (2019) The evaluation of monoclonal gammopathy of renal significance: a consensus report of the International Kidney and Monoclonal Gammopathy Research Group. Nat Rev Nephrol, 15(1), 45-59

Ludwig H, Boccadoro M, Moreau P, San-Miguel J, Cavo M, Pawlyn C, Zweegman S, Facon T, Driessen C, Hajek R, DimopoulosMA, Gay F, Avet-Loiseau H, Terpos E, Zojer N, Mohty M, Mateos MV, Einsele H, Delforge M, Caers J, Weisel K, Jackson G, Garderet L, Engelhardt M, van de Donk N, Leleu X, Goldschmidt H et al. (2021) Recommendations for vaccination in multiple myeloma: a consensus of the European Myeloma Network. Leukemia, 35(1), 31-44

Mai EK, Hielscher T, Bertsch U, Schlenzka J, Salwender H, Munder M, Gerecke C, Dührsen U, Brossart P, Neben K, Hillengass J, Raab MS, Merz M, Baertsch MA, Jauch A, Hose D, Martin H, Lindemann HW, Blau IW, Scheid C, Weisel K, Goldschmidt H, GMMG. (2019) Bortezomib-based induction therapy with high or low-dose dexamethasone in newly diagnosed, transplant-eligible multiple myeloma. Leukemia, 33(1), 258-261

McCloskey EV, Dunn JA, KanisJA et al. (2001) Long-term follow-up of a prospective, double-blind, placebo-controlled randomized trial of clodronate in multiple myeloma. Br J Haematol, 113(4), 1035-1043

McCloskey EV, MacLennan IC, Drayson MT et al. (1998) A randomized trial of the effect of clodronate on skeletal morbidity in multiple myeloma. MRC Working Party on Leukaemia in Adults. Br J Haematol, 100, 317-325

McGrath MA, Penny R. (1976) Paraproteinemia: Blood hyperviscosity and clinical manifestations. J Clin Invest 58, 1155-1162

Menssen HD, Sakalova A, Fontana A et al. (2002) Effects of long-term intravenous ibandronate therapy on skeletal-related events, survival, and bone resorption markers in patients with advanced multiple myeloma. J Clin Oncol, 20(9), 2353-2359

Mirels H. (1989) Metastatic disease in long bones: A proposed scoring system for diagnosing impending pathologic fractures. Clin Orthop, 249, 256-264

Morgan GJ, Davies FE, Gregory WM et al.; National Cancer Research Institute Haematological Oncology Clinical Study Group (2010) First-line treatment with zoledronic acid as compared with clodronic acid in multiple myeloma (MRC Myeloma IX): a randomised controlled trial. Lancet, 376(9757), 1989-1999

Notermanns NC, Lokhorst HM, Franssen H et al. (1996) Intermittent cyclophosphamide and prednisone treatment of polyneuropathy associated with monoclonal gammopathie of undetermined significance. Neurology, 47, 1227-1233

Oken MM, Pomeroy C, Weisdorf C. (1996) Prophylactic antibiotics for the prevention of early infection in multiple myeloma. Amer J Med, 100, 624-628

Rosen LS, Gordon D, Kaminski M et al.(2003) Long-term efficacy and safety of zoledronic acid compared with pamidronate disodium in the treatment of skeletal complications in patients with advanced multiple myeloma or breast carcinoma: a randomized, double-blind, multicenter, comparative trial. Cancer, 98(8), 1735-1744

Rosen LS, Gordon D, KaminskiM et al. (2001) Zoledronic acid versus pamidronate in the treatment of skeletal metastases in patients with breast cancer or osteolytic lesions of multiple myeloma: a phase III, double-blind, comparative trial. Cancer J, 7(5), 377-387

Schedel I. (1986) Application of immunoglobulin preparations in multiple myeloma. In: Nydegger UE and Morell A: Clinical use of intravenous immunglobulins. Academic Press, London, 123-132

Scheid C, Sonneveld P, Schmidt-Wolf I, Van der Holt B, elJarari L, Bertsch U, Salwender H, Zweegman S, Blau IW, Vellenga E, Weisel K, Pfreundschuh M, Jie KS, Neben K, van de Velde H, Duehrsen U, Schaafsma MR, Lindemann W, Kersten MJ, Peter N, Hänel M, Croockewit S, Martin H, Wittebol S, Mi Bos G, van Marwijk-Kooy M, Wijermans P, Goldschmidt H, Lokhorst HM. (2014) Bortezomib before and after autologous stem cell transplantation overcomes the negative prognostic impact of renal impairment in newly diagnosed multiple myeloma: a subgroup analysis from the HOVON-65/GMMG-HD4 trial. Haematologica, 99(1), 148-154

Stoll C, Schedel I, Peest D. (1985) Serum antibodies against common antigens of bacterial lipopolysaccharids in patients with multiple myeloma. Infection, 13, 115-119

Terpos E, Sezer O, Croucher PI et al. (2009) The use of bisphosphonates in multiple myeloma: recommendations of an expert panel on behalf of the European Myeloma Network. Ann Oncol, 20, 1303-1317

Völker L, BenzingT. (2022) Stellenwert der Nephrologie / Nierenbiopsie. S3 Leitlinie Multiples Myelom, 247.

15. Neue Immuntherapien

Die Idee, das körpereigene Immunsystem für eine Krebsimmuntherapie zu modulieren oder einzelne Bestandteile des Immunsystems dem Patienten zuzuführen, ist faszinierend. Die heute verfügbaren Immuntherapeutika basieren auf den Errungenschaften der Onkologie- und der Immunologieforschung der letzten Jahrhunderte und den extremen Fortschritten in den letzten 10 Jahren. Inzwischen herrscht Aufbruchstimmung in diesem Bereich, denn erstmals befinden sich immunologische Therapien in der klinischen Erprobung oder wurden bereits zur Therapie zugelassen.

1908 bekam Paul Ehrlich den Nobelpreis für Medizin-Physiologie als Anerkennung seiner Arbeiten (☞ Abb. 15.1 und 15.2) über die Immunologie, insbesondere für seine Seitenkettentheorie (Jäck *et al*, 2018). 1998 wurde mit Rituximab der erste monoklonale Antikörper für die Behandlung des Non-Hodgkin-Lymphoms in der Europäischen Union zugelassen (Dillman, 2011). Bis heute haben sich die immuntherapeutischen Strategien differenziert.

Die Nobelpreis-Verleihung, 2018 der Immuncheckpoint-Forschung und Umsetzung in eine erfolgreiche Therapie an J. Allison und T. Honjo war eine herausragende wissenschaftliche Würdigung (Ledford *et al.*, 2018).

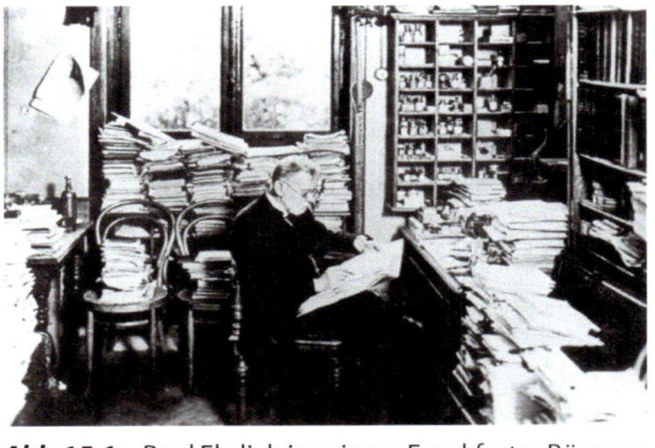

Abb.15.1: Paul Ehrlich in seinem Frankfurter Büro um 1900 (Quelle: Internet).

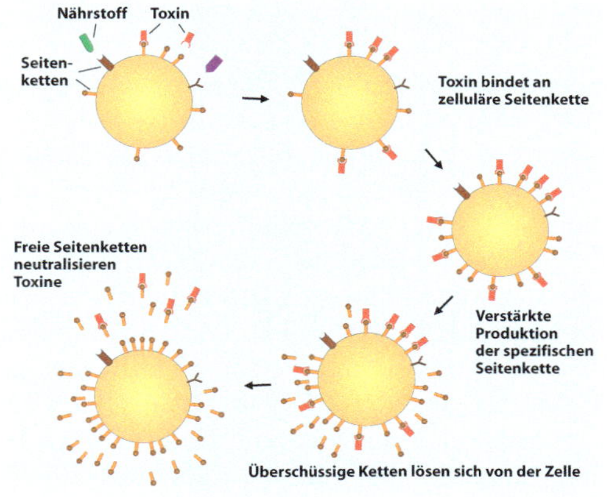

Abb. 15.2: Paul Ehrlichs Theorie zu den Seitenketten. Aufgrund dieser Forschungsarbeiten wurde Paul Ehrlich 1908 mit dem Nobelpreis ausgezeichnet (modif. n. Jäck *et al.*, 2018).

Die Einführung von Immuncheckpoint-Inhibitoren hat die Behandlung solider Tumoren revolutioniert. Insbesondere Antikörper gegen das *Programmed Cell Death Protein 1* (PD1) und den PD-Liganden (PD-L1) haben sich in der Therapie vieler Tumore etabliert. Nach vielversprechenden Daten aus Phase-I/II-Studien beim Multiplen Myelom (MM) starteten 2016 zwei große Phase-III-Studien mit einem Anti-PD1-Antikörper. Der PD1-Antikörper Pembrolizumab wurde bei neudiagnostizierten Myelompatienten zu dem Standard Lenalidomid/Dexamethason addiert. Im Rezidiv des MM wurde als Standardtherapie Pomalidomid/Dexamethason gewählt. Eine Interimsanalyse der Amerikanischen *Food and Drug Administration* erbrachte 2019 eine ungünstige Nutzen-Risiko-Bewertung für die Addition von Pembrolizumab im Vergleich zu den Kontrollarmen (Usmani *et al.*, 2019; Mateos *et al.*, 2019). Beide Studien wurden umgehend geschlossen. Trotz dieses Rückschlages entwickelte sich die Immuntherapie beim Multiplen Myelom in den folgenden Jahren rasant.

Grundsätzlich können passive von aktiven Immuntherapien unterschieden werden. Passive Immuntherapeutika sind beispielsweise monoklonale Antikörper. T-Zellen können gentechnisch manipuliert werden, um beispielsweise transgen affinitätsoptimierte *Chimeric Antigen Receptors* (CARs) mit günstigen kostimulatorischen Eigenschaften zu exprimieren und somit zu einer aktiven Immuntherapie führen. Eigens zur Steigerung der T-Zell-Immunität werden modifizierte bispezifische Antikörper (bsAbs) eingesetzt. Sie binden gleichzeitig an zwei verschiedene Oberflächenmerkmale, stellen durch die gleichzeitige Bindung an tumorreaktive T-Zellen und Myelomzelle eine räumliche Nähe zur Zielzelle her und bewirken dadurch eine Aktivierung (Baeuerle *et al.*, 2009). Eine Übersicht über die wichtigsten Prinzipien der Immuntherapie zeigt Abb. 15.3. Bei Multiplem Myelom in der Primärtherapie richten sich die Antikörper gegen das CD38-Antigen. Bei den Patienten mit Vortherapien mit Proteasom-Inhibition, Immunmodulation und CD38-Antikörpern (*triple*-refraktär) wird das BCMA-Antigen als Zielstruktur bevorzugt. Dieses Antigen ist auf Plasmazellen und Myelomzellen stark überexprimiert (☞ Abb. 15.4). Eine Übersicht über Zielantigene zur Therapie des Multiplen Myeloms findet sich im Kap. 3.

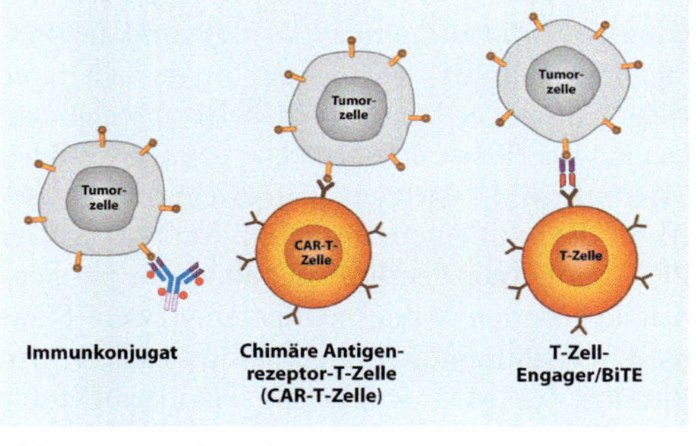

Abb. 15.3: Wirkmechanismen der modernen Immuntherapie beim Multiplen Myelom. Ein Antikörper bindet auf der Myelomzelle. Er wird internalisiert und der Wirkstoff, welcher an den Antikörper gebunden ist, wird in der Zelle freigesetzt (links). Eine CAR-T-Zelle wird mit der Myelomzelle verlinkt. Die T-Zelle zerstört die Myelomzelle (Mitte). Ein bispezifischer Antikörper verbindet die T-Zelle mit der Myelomzelle. Verschiedene Mechanismen führen zur Vernichtung der Myelomzelle (rechts).

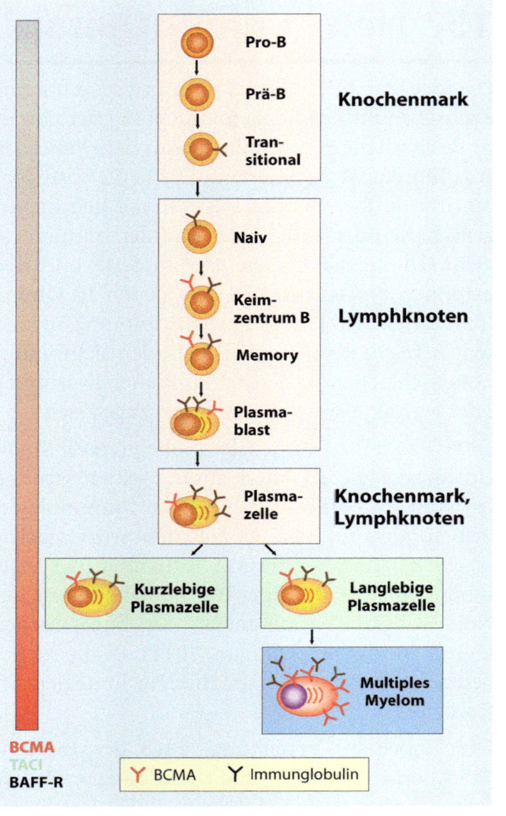

Abb. 15.4: Expression von BCMA auf B-, Plasma- und Myelomzellen. BCMA ist auf Myelomzellen stark überexprimiert. Auf den reifen B-Zellen ist dieses Antigen bereits nachzuweisen (modif. n. Cho *et al.*, 2018).

15.1. Konjungierte Antikörper

Monoklonale Antikörper können mittels eines Linkers mit zytotoxischen Substanzen verbunden werden. Nach dem Binden des Antikörpers auf der Tumorzelle wird dieser internalisiert und das zytotoxische Agens löst sich intrazellulär. Durch diese Internalisierung kann eine hohe Konzentration der zelltoxischen Substanzen erreicht werden. Der beim Myelom am weitesten entwickelte konjungierte Antikörper ist Belantamab-Mafodotin. Dieser humanisierte IgG1-Anti-BCMA-Antikörper ist konjungiert mit dem Microtubuli-Inhibitor Monomethyl Auristatin F (MMAF). MMAF blockiert die Myelomzelle in der G2/M-Phase und führt zur Apoptose (☞ Abb. 15.5). In der DREAMM-2-Phase-II-Studie wurden mit 6-7 Therapielinien vorbehandelte Patienten mit Multiplem Myelom eingeschlossen und zwei unterschiedliche Dosierungen getestet (2,5 mg/kg und 3,4 mg/kg intravenös). Die Effizienz der beiden Dosen war vergleichbar. Die *Overall Response Rate* lag bei 31 bzw. 35 %. Das PFS wurde mit 2,8 und 3,9 Monaten angegeben. Diese Aktivität führte zur Initiierung weiterer Kombinationsstudien und Phase-III-Untersuchungen (z.B. DREAMM-Studienprogramm).

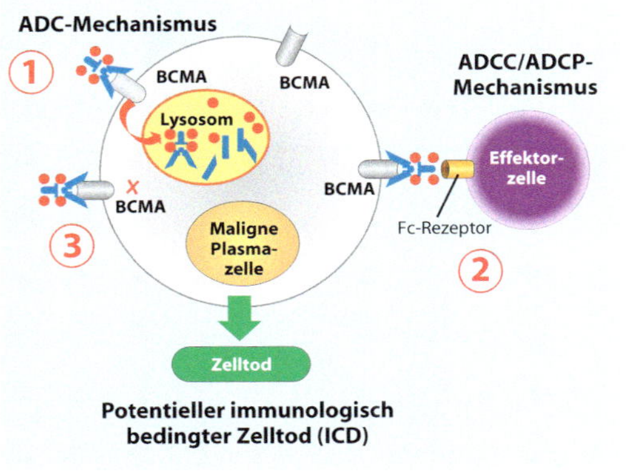

Abb. 15.5: Wirkmechanismus von Antikörper-Drug-Konjugaten/ADC), z.B. Belantamab-Mafodotin. Die maligne Plasmazelle exprimiert das Antigen BCMA (*B-Cell Maturation Antigen*) sehr stark.
1 = Der Antikörper Belantamab-Mafodotin bindet sich an das BCMA-Antigen und wird in die Zelle aufgenommen. Intrazellulär wird das Toxin freigesetzt und schädigt die Zelle. Letztendlich wird die Zelle getötet.
2 = Belantamab-Mafodotin bindet sich an das BCMA-Antigen und Effektorzellen aktivieren die ADCC (*Antibody-Dependent Cell-Mediated Cytoxicity*) und ADCP (*Antibody-Dependent Cellular Phagocytosis*).
3 = Die Bindung von Belantamab-Mafodotin aktiviert Komplement und unterstützt den Tod der malignen Plasmazelle. (Tai *et al.*, 2014; Cohen *et al.*, 2016).

Die MMAF-Komponente von Belantamab-Mafodotin ist verantwortlich für eine signifikante Augentoxizität, welche bei über 50 % der Patienten auftreten kann. Eine regelmäßige Augenuntersuchung ist für diese Patienten essentiell. Weitere häufige Toxizitäten sind Leuko- und Thrombozytopenie. Studien mit geringeren Belantamab-Mafodotin-Dosierungen und verlängertem Dosisintervall zeigten eine Reduktion der Augentoxizität.

Im November 2022 wurde Belantamab-Mafodotin vom amerikanischen Markt genommen. Ursächlich war das negative Ergebnis der randomisierten prospektiven DREAMM-3-Studie (Belantamab-Mafodotin versus Pomalidomid plus *low-dose* Dexamethason beim rezidivierten Myelom). Die europäische Zulassung für Patienten, die mit mindestens vier Optionen vortherapiert sind und deren Erkrankung therapierefraktär gegenüber mindestens einem Proteasom-Inhibitor, Immunmodulator und einem CD38-Antikörper ist, besteht weiter (März 2023).

Weitere konjugierte Antikörper befinden sich in Phase-I/II-Studien. Übersichten finden sich bei Rasche *et al.*, 2021 und Cipkar *et al.*, 2022.

15.2. CAR- und TCR-transgene T-Zellen

Die CAR-T-Zellen werden aus patienteneigenen T-Zellen gewonnen. Diese autologen T-Zellen werden *ex vivo* genetisch modifiziert und mit einem Chimären Antigenrezeptor (CAR) ausgestattet. CARs sind in ihrer Struktur meist von monoklonalen Antikörpern gegen die jeweilige Zielstruktur abgeleitet. Die Bindung eines Tumorantigens an den CAR bewirkt eine Aktivierung der modifizierten T-Zelle (June *et al.*, 2018). Bei T-Zell-Rezeptor (TCR)-transgenen T-Zellen handelt es sich um ein weiteres Konzept, um genetisch modifizierte T-Zellen zu generieren, die für jeden Patienten personalisiert sind. Allerdings sind diese bisher noch nicht relevant in der Klinik vertreten, da sich die variablen Ketten von TCRs nur mit großem Aufwand sequenzieren lassen. CAR-T-Zellen werden typischerweise aus autologen T-Zellen generiert, die mittels Leukapherese aus dem peripheren Blut des jeweiligen Patienten gewonnen werden. Die harvestierten Zellen werden dann gentechnisch modifiziert, um den CAR zu exprimieren. Unter sterilen Bedingungen werden diese *ex vivo* expandiert (☞ Abb. 15.6). Während die CAR-T-Zellen hergestellt werden, muss ein Teil der Patienten eine Überbrückungs-Therapie erhalten, um die Krankheitsaktivität vor der Reinfusion zu kontrollieren. Vor dem tatsächlichen Zelltransfer werden die Patienten mit einer immunosuppressiven Konditionierungstherapie mit meist Fludarabin und/oder Cyclophosphamid behandelt, um über Reduktion des körpereigenen Lymphsystems eine Nische mit geeigneten Bedingungen für die Expansion, Persistenz und Aktivität der CAR-T-Zellen zu schaffen. Diese Therapien sind nur dann

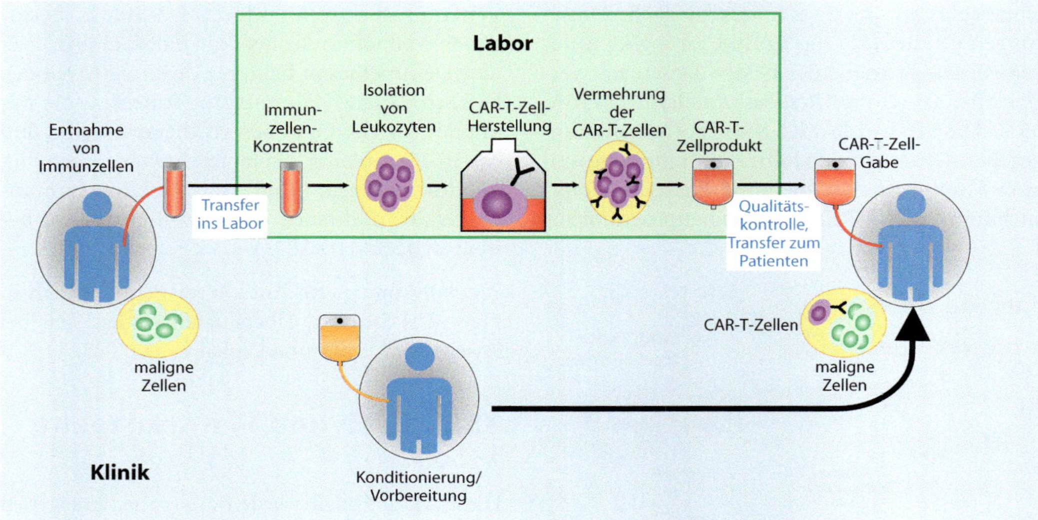

Abb. 15.6: Zeitlicher Ablauf der CAR-T-Zell-Therapie (modif. n. Broschüre Stammzelltransplantation und Zelltherapie, Universitätsklinikum Heidelberg).

langfristig effektiv, wenn die Wahl der Zielstruktur einer zeitnahen Resistenzentwicklung vorbeugt. Mechanismen der Toleranzentwicklung gegen CAR-T-Zell-Therapie oder TCR-transgene T-Zell-Therapie sind vielfältig und biologisch komplex. Das Auftreten von Toleranzmechanismen in Tumorzellen führt zur sogenannten Immunevasion oder *Immunological Escape*. Immunevasion durch maligne Zellen kann durch Mutation oder Verlust des Zielantigens erfolgen (June *et al.*, 2018; Guedan *et al.*, 2018). Beschrieben sind auch die Deletion des Zielgens oder der Verlust von MHC-Klasse-I- und -II-Molekülen mit einer daran anschließenden Selektion von resistenten Klonen, die die jeweiligen Epitope nicht mehr auf der Zelloberfläche präsentieren. Schließlich können Zielstrukturen auf Tumorzellen durch andere Proteine maskiert werden oder transgene T-Zellen durch ein immunsuppressives Tumormikromilieu in ihrer Aktivität gehemmt werden.

In einem Übersichtsartikel (Zhou *et al.*, 2021) wurden 27 CAR-T-Zellstudien bei Patienten mit Multiplem Myelom identifiziert. Hierbei wurden Gesamtansprechraten von bis zu 100 % bei rezidivierten und refraktären Myelompatienten durch die CAR-T-Zelltherapie beschrieben. Besonders weit fortgeschritten sind die klinischen Entwicklungen von Idecabtagen Vicleucel (ide-cel, bb2121) und Ciltacabtagen Autoleucel (cilta-cel; früher LCAR-B38M). Für beide Produkte erfolgt eine amerikanische und europäische Zulassung. Die Verfügbarkeit von ide-cel und cita-cel ist in Deutschland gegeben.

Wirksamkeit der CAR-T-Zelltherapie

Ide-cel ist die erste zugelassene Zelltherapie beim RRMM. Ide-cel ist ein Zweitgenerationen-CAR mit einer 4-1BB kostimulatorischen Domäne. Diese Zulassung erfolgte aufgrund der Daten der Phase-II-KarMMa-Studie (Munshi *et al.*, 2021). 128 Patienten wurden mit drei unterschiedlichen Dosen von ide-cel (150, 300 und 450 × 10^6 CAR-T+-Zellen) behandelt. Die Patienten waren intensiv mit im Median 6 (3-18) Therapien vorbehandelt und 84 % der Patienten waren *triple-class*-refraktär. Die *Overall Response Rate* (ORR) war 73 % in der Gesamtkohorte und 81 % bei den Patienten in der Gruppe mit der höchsten reinfundierten Zellzahl (450 × 10^6). In beiden Gruppen erreichten 33 % bzw. 39 % eine komplette Remission (CR). Das Ansprechen trat mit einem Median von einem Monat (Spanne 0,5-8,8 Monate) schnell ein. Das mediane PFS betrug 8,8 Monate in der Gesamtgruppe. In der Gruppe der Patienten, welche die höchste Zelldosis erhielten, betrug das mediane PFS 12,1 Monate. Das Erreichen einer CR korrelierte mit einem besseren PFS. Ein *Cytokine Release Syndrome* (CRS) wurde bei 84 % der Patienten in der Gesamtgruppe berichtet. In der höchsten Dosisstufe der 3 Behandlungsstufen trat ein CRS in 96 % der Patienten auf. Der überwiegende Anteil beschränkte sich auf eine milde Ausprägungsform des CRS und in weniger als 6 % der Patienten trat ein CRS > Grad 2 auf. Die mediane Zeit bis zum Auftreten dieser Nebenwirkung war 1 Tag (Spanne 1-12). Neurologische Komplikationen waren relativ selten und wurden in der Gesamtgruppe mit 18 % berichtet.

Cilta-cel ist die zweite zugelassene CAR-T-Zell-Therapie beim RRMM. Cilta-cel hat zwei BCMA-bindende Domänen. Die Zulassung beruht auf den Daten der CARTITUDE-1-Studie (Berdeja *et al.*, 2021). Insgesamt wurden 97 Patienten in dieser Studie behandelt. Die mediane Zahl der Vortherapien betrug 6 und 88 % der Patienten waren *triple-class*-refraktär. Die ORR war 97,9 %. Davon erreichten 82,5 % der Patienten eine stringente CR (sCR). Bei einer medianen Nachbeobachtungszeit von 2 Jahren wurden hervorragende Überlebensraten berichtet. Das Zweijahres-PFS war 60,5 % (95 % Konfidenzintervall, 48,5-70,4) in der Gesamtgruppe. Das Zweijahres-PFS für Patienten mit sCR betrug 71,0 % (95 % Konfidenzintervall, 57,6-80,9) und das Zweijahres-OS betrug 71,0 % (95 % Konfidenzintervall, 57,6-80,9). Hinsichtlich der Sicherheit der Behandlung wurden Zytopenien und CRS am häufigsten berichtet. Bei 96 % der Patienten trat eine schwere Neutropenie auf. Ein CRS wurde in 95 % berichtet und beschränkte sich überwiegend auf Grad 1 oder 2. Die mediane Zeit bis zum Auftreten des CRS war 7 Tage (*Range* 1-12) und liegt damit im klinischen Alltag auch signifikant später als bei ide-cel. Neurologische Komplikationen wurden bei 20 Patienten berichtet. Von diesen präsentierten sich 16 mit *Immune Effector Cell-Associated Neurotoxicity Syndrome* (ICANS). 5 Patienten entwickelten Bewegungsveränderungen oder neurokognitive Veränderungen. Diese Symptome traten im Median nach 27 Tagen auf (Range 16-73).

Weitere gegen BCMA gerichtete CARs werden entwickelt. Eine Übersicht über den Status der Studien findet man bei Rodriguez-Otero und San Miguel 2022.

Nebenwirkungen der CAR-T-Zelltherapie

Im Vergleich zu der etablierten Therapie des Multiplen Myeloms hat die CAR-T-Zelltherapie ein geändertes Nebenwirkungsprofil. Nach der Applikation der CAR-T-Zellen kommt es bei der Mehrzahl der Patienten zu Zytopenien. Die Leukozytopenie in Kombination mit der Suppression der polyklonalen Immunglobuline verstärkt das Infektionsrisiko nachhaltig. Durch supportive Behandlung (Wachstumsfaktorgabe, Antibiotika, antivirale Prophylaxe und Immunglobulinsubstitution) kann das Infektionsrisiko (Zhou *et al.*, 2021) signifikant gesenkt werden. Der Patient und der Zuweiser sind über potentiell tödliche Infektionskomplikationen nachhaltig aufzuklären. Die häufigsten nichthämatologischen Nebenwirkungen der CAR-T-Zelltherapie sind das Zytokinfreisetzungssyndrom (*Cytokine Release Syndrome* = CRS) und die Neurotoxizität (*Immune Effector Cell-Associated Neurotoxicity Syndrome* = ICANS). Ursächlich ist eine überschießende Zytokinfreisetzung, welche Endothelschädigungen induziert. Ein CRS kann sich dabei lediglich als Fieber äußern, jedoch bis hin zur katecholaminpflichtigen Kreislaufdepression reichen. Ein ICANS kann sich in Bewusstseinsstörungen, motorischen Beeinträchtigungen und Krampfanfällen bis hin zum Hirnödem manifestieren. Eine frühzeitige Diagnose des CRS und des ICANS ermöglicht meist eine effektive Therapie. Eine Übersicht über das Grading der Toxizität und empfohlene Therapien wurde in Konsensus-Guidelines festgelegt (Lee *et al.*, 2018, Bücklein *et al.*, 2020).

Vermeidung von Resistenzen und weitere Entwicklungen

Trotz der Verlängerung des progressionsfreien und des Gesamtüberlebens der triple-, quadro- oder pentarefraktären Myelompatienten durch die CAR-T-Zelltherapie rezidiviert die Mehrzahl dieser intensiv vorbehandelten Patienten. Das Therapieversagen kann durch Immunzellen oder die Tumorzellen verursacht sein. Bei intensiv vorbehandelten Myelompatienten können die T-Zellen in ihrer Proliferation und/oder Persistenz eingeschränkt sein. Beim durch die Myelomzellen verursachten Therapieversagen kann der Verlust des Zielantigens ursächlich sein. Um die Effektivität der CAR-T-Zell-Therapie zu erhöhen, werden verschiedene Wege erforscht (van de Donk *et al.*, 2021). Einerseits sind Untersuchungen aktiv, um die Reaktivität der CAR-T-Zellen zu steigern und zu verlängern. Andererseits soll durch multispezifische CAR-T-Zellprodukte der selektive Antigenverlust vermieden werden. Möglicherweise ist als ein Beispiel die Kombination von CAR-T-Zellprodukten gegen CA19 und BCMA beim Multiplen Myelom besonders wirkungsvoll. Ein gleichzeitiges Attackieren von Myelomstammzellen und von ausdifferenzierten Zellen des Myelomklones könnte die Therapieeffizienz weiter erhöhen.

15.3. Bispezifische Antikörper

Bispezifische monoklonale Antikörper sind gentechnisch modifizierte, monoklonale Antikörper, die zeitgleich T-Zellen und Antigene auf Tumorzellen binden können. Die Besonderheit dieser Antikörper besteht in der Modifikation der Antigen-Bindungsstellen, die im Gegensatz zu den physiologischen Antikörpern zwei Epitope von Antigenen erkennen können. Jede dieser zwei Antigenbindungsstellen besteht aus zwei scFv-Fragmenten, die über eine Peptidbrücke miteinander verbunden sind. Durch die unterschiedliche Spezifität der jeweiligen scFv-Fragmente bedingt, ist ein bsAbs zur Erkennung zweier ungleicher Epitope gleichzeitig in der Lage. Basierend auf dieser sogenannten Bispezifität bindet eines der scFv-Fragmente an die Antigene von T-Zellen. Am häufigsten binden sich diese an den ubiquitär vorhandenen CD3-Oberflächenproteinen der T-Zellen. Die zweite Bindungsstelle erkennt ein Oberflächenmolekül der Zielzelle. Bei der onkologischen Therapie wird an eine maligne Zelle angedockt. Adressiert ein bsAb auf diese Weise eine zytotoxische T-Zelle, soll dies über die Ausschüttung zytotoxischer Moleküle wie Granzym B oder Perforin zur Lyse der Zielzelle führen (Baeuerle *et al.*, 2009). Bispezifische monoklonale Antikörper werden bei Patienten mit rezidiviertem Multiplem Myelom in Deutschland in Studien geprüft. Teclistamab ist der erste bispezifische Antikörper mit einer Zulassung durch die FDA und EMA. Die Antikörper Teclistamab und Elranatamab sind für Patienten in Deutschland bereits zugänglich. Ganz überwiegendes Zielantigen für die bispezifischen Antikörper bei Multiplem Myelom ist das BCMA.

AMG 420 und AMG 701

Erste klinische Studienergebnisse von AMG-420 zur Therapie des rezidivierten und refraktären Myeloms wurden 2020 veröffentlicht. Diese Studienergebnisse gelten als *Proof of Concept* für die Effizienz der bispezifischen Antikörper. Die *Overall Response Rate* durch die maximal tolerierbare Dosis betrug 70 % (n=7/10). Die Responsedauer der Therapieansprecher war teilweise länger als ein Jahr. Aufgrund der kurzen Halbwertzeit von AMG-420 mussten Dauerinfusionen angewendet werden. Dies führte zu einer Belastung der Patienten. Infolge dieser nicht einfachen Konstellation und einer hohen Rate von Infektionen wurde die Weiterentwicklung von AMG-420 eingestellt. AMG-701 hat eine modifizierte Struktur und ermöglicht eine höhere Halbwertzeit. Deshalb kann AMG-701 wöchentlich einmal intravenös appliziert werden. In der letzten Dosiseskalationskohorte wurde bei 83 % der Patienten ein Ansprechen beschrieben. Diese beiden bispezifischen Antikörper wurden nicht weiterentwickelt.

Teclistamab

Teclistamab, ein anti-BCMA/CD3-bispezifischer Antikörper, ist am weitesten entwickelt und von der FDA und EMA zugelassen. In der MajesTEC-1 Phase-I/II-Studie (Moreau *et al.*, 2022) wurden 165 Patienten mit RRMM mit einer Monotherapie von Teclistamab behandelt. Die *Overall Response Rate* war 63 % nach einer Nachbeobachtungszeit von 14,1 Monaten. Die Rate der kompletten Remission wurde mit 39,4 % berichtet. 26,7 % der Patienten erreichten eine MRD-Negativität bei einer MRD-Sensitivität von 10^{-5}. Das Ansprechen wurde in verschiedenen Subgruppen beschrieben. Patienten mit einer Knochenmarkinfiltration von >60 % oder extramedullärer Erkrankung sprachen weniger gut an. CRS, Neutropenie, Infektionen und Neurotoxizität wurden am häufigsten in dieser Studie berichtet. Teclistamab ist in Deutschland im Rahmen eines Härtefallprogramms zugänglich.

Elranatamab

In der Phase I MagnetisMM-1-Studie wurde ein weiterer anti-BCMA/CD3-spezifischer Antikörper bei 55 Patienten geprüft. Die *Overall Response Rate* betrug 64 %. Bemerkenswerterweise erreichten 7 von 10 Patienten, welche bereits eine BCMA-gerichtete Therapie erhalten hatten, eine partielle oder bessere Remission (Jakubowiak *et al.*, 2022).

Elranatamab erhielt aufgrund der vielversprechenden Daten eine *Breakthrough Therapy Designation* der US-amerikanischen Zulassungsbehörde FDA. In Deutschland ist das Medikament noch nicht zugelassen, kann jedoch im Rahmen eines Härtefallprogrammes für ausgewählte Patienten bezogen werden.

Cevostamab

Das "*Receptor-Homolog 5*" (FcRH5) ist auf B-Zellen exprimiert. Seine Funktion ist nicht bekannt. Die höchste Expression findet sich auf Plasmazellen. Cevostamab ist ein bispezifischer Antikörper, der gegen FcRH5 und CD3 gerichtet ist. In einer Phase-I-Studie wurde dieser Antikörper über 17 Zyklen appliziert (Trudel *et al.*, 2021). 160 Patienten wurden eingeschlossen. Die *Overall Response Rate* war 56,7 % für Patienten, die Dosen von 132-198 mg erhielten. Bei Patienten, welche mit Anti-BCMA-CAR-T-Zellen vorbehandelt waren, konnte eine signifikante Aktivität nachgewiesen werden. Die Nebenwirkungen waren mit anderen bispezifischen Antikörpern vergleichbar. Cevostamab scheint daher eine gute Option bei Patienten zu sein, welche bereits eine Anti-BCMA-Therapie erhalten haben.

Talquetamab

Talquetamab ist ein bispezifischer Antikörper, welcher das "*G-Protein Coupled Receptor Family C Group 5 Member D*" (GPRC5D) erkennt (Krishnan *et al.*, 2021). Dieses GPRC5D-Antigen ist auf Plasmazellen überexprimiert. In Geweben mit Keratozyten ist ebenfalls eine Expression nachweisbar. In der MonumenTal-Studie wurden Patienten mit Dosen von 405 mg/kg (n=30) wöchentlich oder 800 mg/kg alle 2 Wochen behandelt. Die Gesamtansprechrate betrug bei der 405 mg/kg Kohorte 70 % und bei der 800 mg/kg Kohorte 73 %. Bedingt durch die Expression von GPRC5D in Geweben mit Keratozyten kam es zu Geschmacksveränderungen, Nagel- und Hautnebenwirkungen sowie systemischer Rötung. Durch eine Dosisreduktion können diese Nebenwirkungen reduziert werden. Die Rate von Infektionen und CRS erscheint geringer im Vergleich zu den Anti-BCMA-Strategien. Talquetamab ist auch nach einer Vortherapie mit Anti-BCMA wirksam. Talquetamab ist durch die FDA und EMA für Patienten mit fünf Vortherapien zugelassen.

Nebenwirkungen der bispezifischen Antikörper

Die überwiegende Zahl der bispezifischen Antikörper ist gegen das BCMA-Antigen gerichtet. Durch die Therapie mit den BCMA/CD3-Antikörpern werden sowohl das B-Zell-System als auch die T-Zellen reduziert. Dies führt zu einer schweren Immunsuppression, sodass eine antibakterielle und antivirale Prophylaxe sowie eine polyvalente Immunglobulinsubstitution bei signifikanter Hypogammaglobulinämie empfohlen werden.

Vermeidung von Resistenzen und weitere Entwicklungen

Um Resistenzen zu reduzieren, sind Studien aktiv, welche Antikörper kombinieren. Durch die Kombination eines CD38-Antikörpers mit einem BCMA/CD3-Antikörper erwartet man ein längeres und intensiveres Ansprechen. In der GMMG HD10/DSMM-XX-Studie wird solch eine Kombination bereits in der Primärtherapie des Multiplen Myeloms geprüft. Durch die Kombination eines BCMA/CD3-Antikörpers mit einem GPRC5D/CD3-Antikörper soll eine Therapieintensivierung geprüft werden. Langfristiges Ziel dieser Kombinationsbehandlungen ist die Heilung des Multiplen Myeloms.

15.4. Literatur

Baeuerle PA, Reinhardt C. (2009) Bispecific T-cell engaging antibodies for cancer therapy. Cancer Research, 69, 4941-4944.

Berdeja JG, Madduri D, Usmani SZ et al. (2021) Ciltacabtagene autoleucel, a B-cell maturation antigen-directed chimeric antigen receptor T-cell therapy in patients with relapsed or refractory multiple myeloma (CARTITUDE-1): a phase 1b/2 open-label study. Lancet, 398(10297), 314-324.

Broschüre Stammzelltransplantation und Zelltherapie, Universitätsklinikum Heidelberg, https://www.klinikum.uni-heidelberg.de/fileadmin/medizinische_klinik/Abteilung_5/docs/PDF/UKH_MK-V_Broschur.pdf

Bücklein VL, Bader P, Bargou RC et al. (2020) CAR-T Zellen: Management von Nebenwirkungen, onkopedia.com/de/onkopedia/guidelines/car-t-zellen-management-von-nebenwirkungen/@@guideline/html/index.html

Cipkar C, Chen C, Trudel S. (2022) Antibodies and bispecifics for multiple myeloma: Effective effector therapy. ASH Education Program 2022, 163-172.

Cohen AD, Garfall AL, Susanibar-Adaniya SP et al. (2016) Phase 2 study of belantamab mafodotin as pre- and post-stem cell transplant consolidation and maintenance (BLAST study) for multiple myeloma patients in first remission. Blood, 140(1), 12628-12629.

Cho SF, Anderson KC, Tai YT. (2018) Targeting B Cell Maturation Antigen (BCMA) in Multiple Myeloma: Potential uses of BCMA-based immunotherapy. Front Immunol, 9, 1821.

Dillman RO. (2011) Cancer immunotherapy. Cancer biotherapy & Radiopharmaceuticals, 26, 1-64.

Guedan S, Ruella M, June CH. (2018) Emerging Cellular Therapies for Cancer. Annual Review of Immunology, 37, 145-171.

Jäck HM, Chang HD, Radbruch A. (2018) Von Ehrlichs Seitenkette bis zur Entdeckung der Plasmazelle, Trillium DGfI Immunologie, 1, 14-7.

Jakubowiak AJ, Bahlis NJ, Noopur SR et al. (2022) Elranatamab, a BCMA-targeted T-cell redirecting immunotherapy, for patients with relapsed or refractory multiple myeloma: Updated results from MagnetisMM-1. ASCO Education Program 2022, Abstr. 8014.

June CH, O'Connor RS, Kawalekar OU et al. (2018) CAR T cell immunotherapy for human cancer. Science, 359, 1361-1365.

Krishnan A, Minnema MC, Berdeja JG et al. (2021) Updated phase 1 results from MonumenTAL-1: First-in-human study of talquetamab, a g protein-coupled receptor family C group 5 member D x CD3 bispecific antibody, in patients with relapsed/refractory multiple myeloma. ASH Education Program 2021. Abstract 158

Ledford H, Else H, Warren M. (2018) Cancer immunologists scoop medicine Nobel prize. Nature, 562, 20-21.

Lee DW, Santomasso BD, Locke FL et al. (2018) ASTCT consensus grading for cytokine release syndrome and neurologic toxicity associated with immune effector cells. Biol Blood Marrow Transplant, 4, 625-638.

Mateos MV, Blacklock H, Schjesvold F et al.; KEYNOTE-183 Investigators. (2019)Pembrolizumab plus pomalidomide and dexamethasone for patients with relapsed or refractory multiple myeloma (KEYNOTE-183): a randomised, open-label, phase 3 trial. Lancet Haematol, 9, e459-e469.

Moreau P, Garfall AL, van de Donk NWCJ et al. (2022) Teclistamab in relapsed or refractory multiple myeloma. N Engl J Med, 387(6), 495-505.

Munshi NC, Anderson LD Jr., Shah N et al. (2021) Idecabtagene Vicleucel in relapsed and refractory multiple myeloma. N Engl J Med, 384(8), 705-716.

Rasche L, Wäsch R, Munder M, Goldschmidt H, Raab MS.(2021) Novel immunotherapies in multiple myeloma - chances and challenges. Haematologica, 106(10), 2555-2565.

Rodriguez-Otero P, San-Miguel JF. (2022) Cellular therapy for multiple myeloma: what's now and what's next. Hematology Am Soc Education Program, 2022(1), 180-189.

Tai YT, Mayes PA, Acharya C et al.(2014) Novel anti-B-cell maturation antigen antibody-drug conjugate (GSK2857916) selectively induces killing of multiple myeloma. Blood, 123(20), 3128-38.

Trudel S, Cohen AD, Krishnan AY et al. (2021) Cevostamab monotherapy continues to show clinically meaningful activity and manageable safety in patients with heavily pre-treated Relapsed/Refractory Multiple Myeloma (RRMM): Updated results from an ongoing phase I study. ASH Education Program 2021. Abstract 157.

Usmani SZ, Schjesvold F, Oriol A et al.; KEYNOTE-185 Investigators. (2019) Pembrolizumab plus lenalidomide and dexamethasone for patients with treatment-naive multiple myeloma (KEYNOTE-185): a randomised, open-label, phase 3 trial. Lancet Haematol, (9), e448-e458.

van de Donk NWCJ, Usmani SZ, Yong K. (2021) CAR T-cell therapy for multiple myeloma: state of the art and prospects. Lancet Haematol, (6), e446-e461.

Zhou X, Einsele H, Danhof S. (2021) CAR-T-Zell-Therapie beim multiplen Myelom. Der Internist 2021, 62, 605-610.

16. Neue Entwicklungen, klinische Studien und Patientensupport

16.1. Neue Entwicklungen

Die noch vor wenigen Jahren als "neue" Substanzen in der Myelomtherapie bezeichneten Therapeutika Thalidomid, Lenalidomid und Bortezomib sind inzwischen zur Behandlung des neu diagnostizierten MM zugelassen und in verschiedene Therapieschemata integriert (☞ Kap. 9., 10. und 12.). Eine Übersicht über Therapeutika und häufig angewendete Behandlungen gibt Abb. 16.1. Die zugelassenen Indikationen der Medikamente findet man unter Onkopedia (www.onkopedia.arzneimittel.de). Zusätzlich sind unter dieser Webadresse der Deutschen Gesellschaft für Hämatologie und Onkologie Wechselwirkungen und Stellungnahmen des deutschen Hämatologen/Onkologenverbandes abrufbar.

16.2. Langzeitüberleben versus Heilung

Das Multiple Myelom wurde viele Jahrzehnte als unheilbare Krankheit klassifiziert. Durch neue Medikamente und Behandlungsformen hat sich die Langzeitprognose der Myelomerkrankung signifikant verbessert. Insbesondere junge Patienten, welche sehr intensiv behandelt werden, können mehr als 10 Jahre die Krankheit überleben. Bei den Langzeitüberlebern gibt es Patienten in kompletter Remission und mit einem MGUS-Typ. Beim MGUS-Typ persistiert ein Klon der mit der monoklonalen Gammopathie unbestimmter Signifikanz identisch ist. Vermutlich ist dieser Klon aufgrund der geringen Proliferation relativ therapieresistent. In einer Heidelberger Untersuchung konnten in einem Patientenkollektiv solche Langzeitüberleben identifiziert werden (Hillengass *et al.*, 2012; Lehners *et al.*, 2018). Prognostisch

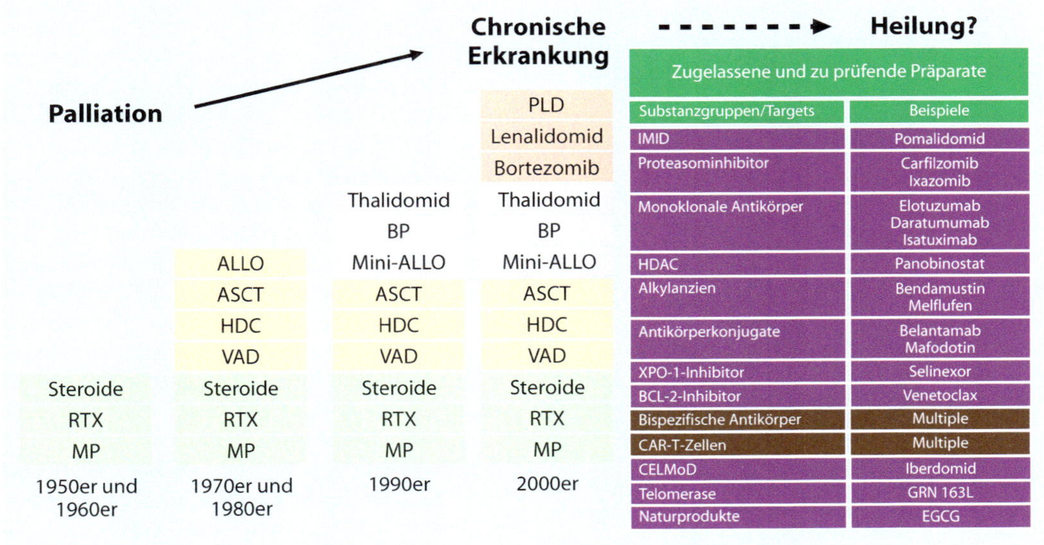

Abb. 16.1: Therapieoptionen beim multiplen Myelom. Die rasante Zunahme der Therapeutika führt auch zu einer Vielzahl an Kombinationsmöglichkeiten. In braun bispezifische Antikörper und CAR-T Zellen – hier sind viele prospektive Studien aktiviert.
ALLO = allogene Transplantation, ASCT = autologe Stammzelltransplantation, BP = Bisphosphonate, CELMoD = Cereblon-E3-Ligase-Modulator, EGCG = Epigallocatechingallat, HDAC = Histondeacetylasehemmer, HDC = Hochdosischemotherapie, IMiD = "*immunomodulatory drugs*", MP = Melphalan-Prednison, PLD = pegyliertes liposomales Doxorubicin, RTX = Radiotherapie, VAD = Vincristin, Doxorubicin, Dexamethason.

günstige Faktoren für ein Langzeitüberleben sind ISS-I und ISS-II, günstige Zytogenetik, das Erreichen und Persistieren einer kompletten Remission. In einer Publikation der *International Myeloma Foundation* (IMF) (Usmani *et al.*, 2018) wurde eine "*Cure Fraction*" von 14,3 % beschrieben. Bei dieser Arbeit ist zu beachten, dass nur Studienpatienten, welche für eine autologe Transplantation geeignet waren, eingeschlossen wurden. Das mediane Alter zum Studieneinschluss betrug in dieser Kohorte 55 Jahre. Das *Follow-up* ist mit 20 Jahren (☞ Abb. 16.2) angegeben. Von den "neuen Substanzen" wurde in dieser Auswertung bei einem Teil der Patienten nur Thalidomid verwendet. Welchen Einfluss neue Substanzen zur Prognoseverbesserung von für die Transplantation geeigneten Patienten haben, ist in Abb. 16.3 dargestellt.

Durch die neuen Medikamente kann eine bessere und tiefere Qualität der Remission indiziert werden. Die Negativität der Myelomresterkrankung (MRD bei einer Sensitivität von 10^{-5}) im Knochenmark kann durch intensive Therapien auf über 50 % gesteigert werden. Die Tiefe der Remission korreliert mit der Prognose. Gelingt es, die Remissionstiefe (Sensitivität bis 10^{-6}) über viele Monate konstant zu halten, dann ist die Prognose besonders gut. In die moderne Remissionsbeurteilung sollte auch die Schnittbilddiagnostik eingehen.

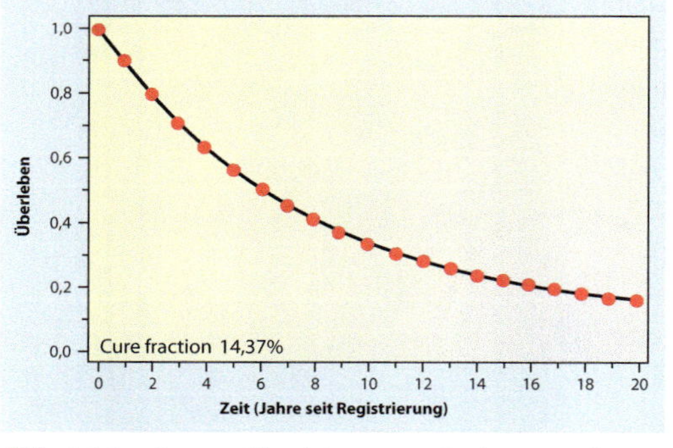

Abb. 16.2: Gesamtüberleben von Patienten mit neu diagnostiziertem Myelom; n=7291 Patienten (mod. n. Usmani *et al.*, 2018). Alle Patienten waren in prospektiven Therapiestudien mit der Intention einer Hochdosistherapie gefolgt von autologer Blutstammzelltransplantation behandelt. Der Beobachtungszeitraum beträgt 20 Jahre. Auch ohne Plateau wurde eine "*Cure Fraction*" von 14,37 % ermittelt.

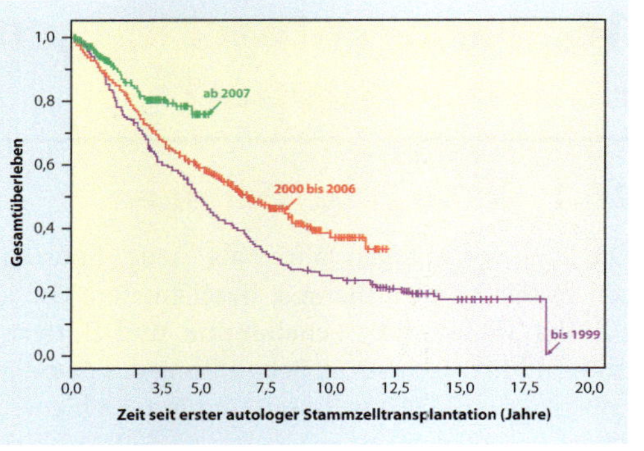

Abb. 16.3: Gesamtüberleben der Patienten mit Myelom, die in Heidelberg mit einer Hochdosistherapie gefolgt von einer autologen Transplantation behandelt wurden; n=1486 Patienten. Violett: Patienten ohne moderne Induktionstherapie sowie ohne Erhaltungstherapie oder α-Interferon-Erhaltung. Rot: Patienten mit der Option einer Rezidivtherapie mit Thalidomid. Grün: Patienten mit drei Medikamenten zur Induktion und mit Lenalidomid oder Bortezomib zur Erhaltung. Signifikante Verbesserung des Gesamtüberlebens (Hillengass *et al.*, 2012).

16.3. Klinische Studien

Die Zahl der klinischen Studien zur Therapie des Multiplen Myeloms hat in den letzten Jahren sowohl weltweit als auch in den deutschsprachigen Ländern zugenommen. Möglichst viele Myelompatienten sollen in Studien behandelt werden. Nur durch die konsequente Dokumentation der Krankheitsverläufe in Abhängigkeit von den unterschiedlichen Behandlungen wird die Voraussetzung für die Erarbeitung von statistisch belegten Empfehlungen für die zukünftige Patientenbetreuung geschaffen. Neben diesem Erkenntnisgewinn hinsichtlich Behandlung und Prognose wird oft durch eine zentrale Diagnostik innerhalb einer Studie die diagnostische Präzision erhöht. Die standardisierte Analyse von Myelomzellen und Seren in Referenz-Laboren hat zu neuen Prognosefaktoren geführt. Beispielhaft sollen hier die Ergebnisse der Zytogenetik und der R2-ISS-Prognose-Score (D'Agostino *et al.*, 2022) genannt werden. Patienten mit einer prognostisch ungünstiger Zytogenetik werden aufgrund der unbefriedigenden Resultate der konventionellen Therapie als auch der Hochdosistherapie zukünftig frühzeitig in neue Therapiestudien eingeschlossen.

Patienten können durch den Vorschlag ihres Arztes, an einer Studie teilzunehmen, primär verunsichert werden. Eine geduldige Aufklärung führt bei den meisten Patienten zur Einsicht, dass eine Studie auf der Basis der aktuellen wissenschaftlichen Erkenntnisse aufbaut und nach Einschluss in eine Studie keine Über- oder Unterbehandlung erfolgt.

Sowohl den niedergelassenen Hämato-Onkologen als auch den Fachkollegen in den Kliniken sind diese Studien in der Regel bekannt.

Auf den folgenden Internetseiten sind laufende und geplante Studien aufgeführt:

- **ClinicalTrials.gov (ein Service des "*National Institute of Health*", USA)**

http://clinicaltrials.gov/ bzw. https://www.clinicaltrials.gov/ct2/search

- ***European Clinical Trials Register***

https://www.clinicaltrialsregister.eu

- **Kompetenznetz Maligne Lymphome e.V.**

http://www.lymphome.de

- **Arbeitsgemeinschaft Multiples Myelom (AMM)**

https://www.myelom.org/

16.4. Patientensupport

Selbsthilfeorganisationen bieten oft eine wesentliche Unterstützung der Patienten bei der Verarbeitung der Diagnose, dem Verständnis der Erkrankung und wichtigen Therapieentscheidungen. Der Austausch mit anderen Betroffenen, die von ihren Erfahrungen berichten, kann Ängste abbauen und den Patienten bei einem aktiven Umgang mit seiner Erkrankung unterstützen. Auch für den behandelnden Arzt ist es vorteilhaft, wenn der Patient gut informiert ist. Häufig arbeiten zu beiderseitigem Vorteil Ärzte und Patientenorganisationen eng zusammen.

Die folgenden Organisationen bieten sich als Ansprechpartner für Myelompatienten an:

- Arbeitsgemeinschaft Multiples Myelom (AMM)
  Hulterkamp 60
  47807 Krefeld
  E-Mail: vorstand@myelom.org
  Homepage: https://www.myelom.org
- Die Deutsche Leukämie- & Lymphom-Hilfe e.V. (DLH), Bundesverband der Selbsthilfeorganisationen zur Unterstützung von Erwachsenen mit Leukämien und Lymphomen e.V.
  Thomas-Mann-Str. 40
  53111 Bonn
  Tel. 0228 33889200
  E-Mail: info@leukaemie-hilfe.de
  Homepage: http://www.leukaemie-hilfe.de
- Deutsche Krebshilfe e.V.
  Buschstr. 32
  53113 Bonn
  Tel. 0228 729900
  E-Mail: deutsche@krebshilfe.de
  Homepage: http://www.krebshilfe.de
- Krebsinformationsdienst (KID)
  Im Neuenheimer Feld 280
  69120 Heidelberg
  Tel. 0800 4203040
  E-Mail: krebsinformationsdienst@dkfz.de
  Homepage: http://www.krebsinformationsdienst.de
- Myeloma Patients Europe (MPE)
  Myeloma Patients Europe AISBL
  Avenue Louise 143/4 | 1050 Brussels
  Belgium
  Homepage: https://www.mpeurope.org/
- International Myeloma Foundation (IMF)
  Homepage: http://www.myeloma.org/de
- Selbsthilfegruppe Multiples Myelom Kurpfalz (gem. Verein)
  c/o Brigitte Reimann
  Robert-Stolz-Str. 19
  67433 Neustadt/Weinstraße
  https://www.myelom-kurpfalz.de
  E-Mail: Multiples.Myelom.kurpfalz@gmail.com

16.5. Literatur

D'Agostino M, Cairns DA, Lahuerta JJ, Wester R, Bertsch U, Waage A, Zamagni E, Mateos MV, Dall'Olio D, van de Donk NWCJ, Jackson G, Rocchi S, Salwender H, Bladé Creixenti J, van der Holt B, Castellani G, Bonello F, Capra A, Mai EK, Dürig J, Gay F, Zweegman S, Cavo M, Kaiser MF, Goldschmidt H, Hernández Rivas JM, Larocca A, Cook G, San-Miguel JF, Boccadoro M, Sonneveld P. (2022) Second Revision of the International Staging System (R2-ISS) for Overall Survival in Multiple Myeloma: A European Myeloma Network (EMN) Report Within the HARMONY Project. J Clin Oncol, 40(29),3406-3418.

Hillengass J, Neben K, Goldschmidt H. (2012) Meeting report of the third Heidelberg myeloma workshop: current status and developments in diagnosis and therapy of multiple myeloma. J Cancer Res Clin Oncol, 138(1),173-8.

Lehners N, Becker N, Benner A, Pritsch M, Löpprich M, Mai EK, Hillengass J, Goldschmidt H, Raab MS. (2018) Analysis of long-term survival in multiple myeloma after first-line autologous stem cell transplantation: impact of clinical risk factors and sustained response. Cancer Med, (2), 307-316.

Usmani SZ, Hoering A, Cavo M, Miguel JS, Goldschmidt H, Hajek R, Turesson I, Lahuerta JJ, Attal M, Barlogie B, Lee JH, Kumar S, Lenhoff S, Morgan G, Rajkumar SV, Durie BGM, Moreau P. (2018) Clinical predictors of long-term survival in newly diagnosed transplant eligible multiple myeloma - an IMWG Research Project. Blood Cancer J, 8(12), 123

Index

T

U

V

W

Z